中医也可以不吃药

敷敷肚脐百病消

极简中医外治法系列

王栋 常虹 著

科学技术文献出版社

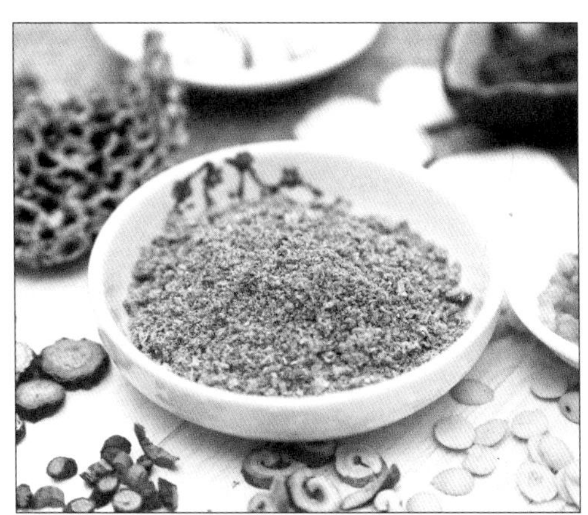

极简中医外治法

连建伟题

连建伟

连建伟

教授，博士生导师，原浙江中医药大学副校长。长期坚持临床工作，医术精湛，2001 年被授予“浙江省名中医”称号，2002 年被国家人事部、卫生部、国家中医药管理局确定为“全国老中医药专家学术经验继承工作指导老师”。

极简中医外治法系列

中医也可以不吃药
敷敷肚脐百病消

王栋 常虹 著

科学技术文献出版社
SCIENTIFIC AND TECHNICAL DOCUMENTATION PRESS
·北京·

图书在版编目 (CIP) 数据

中医也可以不吃药：敷敷肚脐百病消 / 王栋，常虹著 . — 北京：科学技术文献出版社，2021.7

ISBN 978-7-5189-7786-4

Ⅰ . ①中… Ⅱ . ①王… ②常… Ⅲ . ①脐 — 中药外敷疗法 Ⅳ . ① R244.9

中国版本图书馆 CIP 数据核字（2021）第 061821 号

中医也可以不吃药：敷敷肚脐百病消

策划编辑：王黛君　责任编辑：王黛君　宋嘉婧　责任校对：张吲哚
责任出版：张志平

出 版 者　科学技术文献出版社
地　　址　北京市复兴路 15 号　邮编 100038
编 务 部　（010）58882938，58882087（传真）
发 行 部　（010）58882868，58882870（传真）
邮 购 部　（010）58882873
官方网址　www.stdp.com.cn
发 行 者　科学技术文献出版社发行　全国各地新华书店经销
印 刷 者　天津联城印刷有限公司
版　　次　2021 年 7 月第 1 版　2021 年 7 月第 1 次印刷
开　　本　710 × 1000　1/16
字　　数　160 千
印　　张　17
书　　号　ISBN 978-7-5189-7786-4
定　　价　89.90 元

Preface

作者序

外治法里藏着大量的中医养生祛病绝招

可能很多人听到中医外治法会觉得比较陌生，中医给大家一个什么印象？很多人认为中医是慢郎中。其实中医有两个流派，第一大流派就是坐堂医——我们观念中的慢郎中；还有一派叫走方医，走方医的祖师爷是扁鹊和华佗，其优势就是治病绝招很多，效果特别迅速，而且走方医的绝招大部分都是外治法。

什么是中医外治法？它有两个概念，广义的外治法是指除了口服和注射以外，所有作用在人体皮肤和黏膜上的疗法，甚至包括一些体育疗法和音乐疗法；而狭义的外治法是只用药物和手法，只作用在我们的皮肤和黏膜上的一些疗法。

清朝的大医吴师机说外治法“上可以发泄造化五行之奥蕴，下亦扶危救急层见叠出而不穷……世有博通之医，当于此见其才”，意思就是如果一个人真的有高超的医术，大多会表现在中医外治法上。

那中医外治法有什么特点呢？大家记住四个字：简、便、廉、验。中医外治法的第一个特点是简单，一学就会；第二个特点是方便，用到的药材、工具都比较容易获得，随手就能用；第三个特点是廉，也就是用材特别的廉价，不会花费很高的价钱；第四个特点是验，也就是在临床上应用，往往有非常神奇的效验。

中医外治法包括了针灸、按摩、熏洗、贴敷、膏药、脐疗、足疗、耳穴疗法等上百种疗法，涉及内科、外科、妇科、儿科、皮肤科、五官科、肛肠科等。跟内治法相比，面对一些老、弱、幼，甚至是不能服药的危重病人，这时候外治法就彰显了强大的生命力。

因此，中医上有一句话叫作“自古名医不废外治”，在我国历史上有名的中医、大医，没有一个不擅长外治的。

1973 年从长沙马王堆汉墓中出土了一本古书，这本古书中记载了五十二种疾病的治疗方法，其中大多数都是外治法。到现在为止，这本《五十二病方》仍是我国中医当中最早的一本古籍。

扁鹊行医的时候，有一次他到了虢国，正好碰上虢国太子突然尸厥，就像死了一样。扁鹊了解情况后，立刻让他的弟子子阳灸其三阳五会，子豹熨两胁下，没一会儿虢国太子就苏醒了。扁鹊治疗虢国太子尸厥用的就是中医外治法。

艾灸三阳五会（百会穴），也就是通过刺激百会穴让人醒过来。熨两胁下是通过温热疗法维持病人的心肺功能。扁鹊通过艾灸与热熨两个外治法救活了虢国太子。

在中医最重要的一本著作《黄帝内经》中，也记载了大量的外治法，可以说，《黄帝内经》为外治法的开创奠定了理论基础。比如，《黄帝内经·素问·至真要大论》中说：“内者内治，外者外治。”外治法中的黑膏药，就源于《黄帝内经·灵枢》中的熨法。《黄帝内经·灵枢》中说治疗关节疼用什么办法呢？用桂皮泡酒，再用这个酒去浸泡棉布，把棉布晒干之后热敷关节，就可以治疗各种关节疼。

到了汉朝，有个人叫淳于意，被尊称为仓公。《史记》只为两个大夫立过传，一个是扁鹊，一个就是淳于意，这两个人都是山东人。淳于意是世界上最早写医案的大夫。

淳于意的医案中就记载了治疗龋齿的一个外治法，就是用苦参来漱口。还有他治疗高热会用冷水敷额头，这是不是我们物理降温的先河呢？

到了《后汉书》中记载的华佗，大家熟悉华佗的一个主要原因是他发明了麻沸散。麻沸散是一个常用的外治方，方中有味药叫闹羊花，内服可以起到麻痹的作用，外敷照样可以止疼，所以把它捣成泥敷在病痛局部，可以治疗、缓解各种疼痛。

东汉末年，张仲景的《伤寒杂病论》为中医学的成立奠定了理论基础。《伤寒杂病论》中就记载了大量的外治法。

比如，张仲景做出了世界上最早的“开塞露”，当然他不是用甘油来灌肠，而是用猪胆汁或蜂蜜灌到我们的结肠中治疗便秘。

人休克之后，我们的第一个反应往往是做人工呼吸，那人工呼吸是谁发明的呢？是张仲景，他发明了世界上最早的人工呼吸术，跟现在的人工呼吸法基本没有差别。

到了魏晋南北朝时期，在葛洪等人的影响下，中医外治法慢慢壮大了。其中，诺贝尔生理学或医学奖获得者屠呦呦发现青蒿素，就受到了葛洪的启发——有关青蒿的最早记载就出现在葛洪的《肘后备急方》中。

《肘后备急方》中还记载了将栝楼根（又叫天花粉）捣碎之后外敷关节，可以治疗急性扭伤。直到现在，这仍然是治疗急性扭伤行之有效的方法。中医治疗伤科的第一方——复元活血汤中就用到了栝楼根。葛洪还发明了掐人中的急救法，直到现在，如果见到一个人晕厥了，您想到的第一个急救办法是不是还是掐人中呢？

南朝的陶弘景写过一本书叫《辅行诀》。这本书是以商朝的第一任宰相伊尹的《汤液经》为蓝本写成的。您可能经常听到这样一句话："你葫芦里卖的什么药？"想知道中医的葫芦里卖的是什么药吗？这个药就是《辅行诀》中的皂荚，也就是猪牙皂。

猪牙皂以前是妇女洗衣服用的一个去污的中药材，具有刺激鼻黏膜打喷嚏的作用。以前的很多中医，外出行医时会在腰上挂一个葫芦，葫芦里就装满了猪牙皂，当碰到突然晕倒或休克的病人时，他就把葫芦打开，让病人嗅一嗅，这时候病人就会打几个喷嚏，然后就慢慢苏醒了，这是世界上最早的急救术。

鼻黏膜中的嗅神经是人体的一对脑神经，通过刺激嗅神经就可以起到醒脑开窍、促苏醒的作用。

到了唐朝，《千金方》问世了，他的作者就是药王孙思邈。我比较常用的一张外治方，就是孙思邈治疗小儿夜啼的方子。方子非常简单：将川芎、白术、防己这三味药打成细粉，晚上睡觉之前贴到孩子的肚脐上，就可以治疗小儿夜啼，一般一到两次就可以见效。而且，孙思邈还用葱茎做了世界上第一例导尿术。

唐朝还有一个大医叫王焘，他写了一本书叫《外台秘要》，书中记载了大量的外治法。他治疗身热，这个身热不是发热，是病人自己感觉浑身燥热，常见于更年期的女性。可能您家里有五十岁左右的女性亲人，她会觉得身上总是燥热，这时候用什么办法来减轻这种燥热呢？《外台秘要》中记载用苦参煎汤来泡浴，就可以治疗更年期的发热。

到了明朝，李时珍写了一本医学巨著叫《本草纲目》，里面记载了大量民间大夫治疗疾病的外治法。给您举个例子，《本草纲目》中记载的地骨皮红花散，一共就两味药，分别是地骨皮和红花。它能治什么病呢？可以治扁平疣。

有一次我收治了一个病人，是一个小姑娘，只有四五岁，脚底长满了扁平疣。按照现代医学的治法是用激光把扁平疣打掉，或者用液氮把它冷冻一下都能治好。可是小姑娘怕疼，不治的话又特别痒，妨碍她走路，所以她的妈妈就带着她来看中医了。当时我也是第一次接触这样的病人，我就想起了《本草纲目》中记载的地骨皮红花散这个方子。然后就让小姑娘的妈妈把地骨皮和红花打成细粉，用酒精调成糊状，给她女儿外敷。过了一个月，小姑娘的妈妈非常高兴地给我发了一个信息，说她女儿的扁平疣已经完全康复了。

再比如，头皮屑是一个非常顽固的皮肤病，很多人用了各种洗护用品都不管用。我自己也得过这个病，后来发现《本草纲目》中记载，用白芷、藁本、蛇床子外洗可以治疗头皮屑。我用了两次就彻底好了。后来再去研究才发现这三味药中均含有蛇床子甙，它们具有很强的抗真菌作用。

清朝有一位非常了不起的大夫叫吴师机，他写了本书叫《理瀹骈文》。可以说，《理瀹骈文》的问世标志着中医外治学学科的形成，它告诉你为什么外治法可以治病，外治法用什么样的理论可以指导你组方用药。

吴师机非常有名的三句话，其中第一句是："上焦之病，以药研细末，搐鼻取嚏发汗为第一捷法。"也就是治疗膈肌以上上焦的病，通过鼻腔给药是最快的方法。

第二句是："中焦之病，以药切粗末炒香，布包缚脐上为第一捷法。"治疗中焦之病——膈肌跟肚脐之间的消化系统疾病，可以把炒热之后的药物敷到肚脐上。

我 2015 年博士毕业后去大学当老师，有一天一个学生来找我，他说："老师您能不能给我父亲治治病，我们家经济条件不好，父亲还经常吃药打针。”这个学生说他父亲其实也没什么大病，就是常年慢性腹泻。

当时我给他开了干姜、小茴香、肉桂、花椒、辣椒面这几味药，让他去药房抓药。结果他回来后，非常失落地跟我说，药房里的人说他抓的这些药不是治病的，是做饭的。确实，这些药材都是做饭用的调料。最后我这个学生还是给他父亲用了这个方子——把这些药材打成细粉包好，敷到肚脐上。

结果没用三五天，他父亲就跟他说腹泻好了。

第三句是:“下焦之病，以药或研或炒，或随症而制，布包坐于身下为第一捷法。”下焦之病就是肚脐以下的病，包括盆腔、生殖系统、泌尿系统的疾病，以布包坐于身下为第一捷法。

我们可以做一些中药布垫，放在车的坐垫上和办公室座位的坐垫上，来治疗很多妇科病、男科病，甚至痔疮。比如说十人九痔，那痔疮怎么治？您可以去药房买一些槐花，把槐花缝到一个布垫里，放到自己的车子或办公室的坐垫上，长期使用就可以起到治痔疮的作用。

现在有很多中成药都是采取外治法，比如，荣昌肛泰可以治痔疮出血；再比如，很多女生在每次来月经的时候都会腹痛，这时候就可以把痛经一贴灵贴到肚脐上来缓解、治疗痛经。

我 2008 年研究生毕业，刚踏上工作岗位的时候，对中医外治法是持怀疑态度的。药物贴到皮肤上、贴到肚脐上就能治病吗？可在临床上，当我面对很多疾病束手无策的时候，是中医外治法给了我信心，给了我解决病人病痛问题的力量。

作为一名中医人，我有责任和义务将优秀的中医文化传承下去，让中医深入到中国人的生活中。中医理论枯涩难懂，中医典籍浩如烟海，如何让中医深入到生活当中，如何让人人都学会中医，中医外治法无疑是不二之选。

感谢中医前辈、圣贤给中华民族留下这么优秀的文化和那么多的验方秘方，同时也感谢我的老师高树中教授对中医外治学的传承，中医外治学是高树中教授在山东中医药大学开设的一门选修课。

希望您学了中医外治法后可以解决自身、家人以及朋友的一些健康问题，甚至通过医术体悟人生，最后达到和谐自己、和谐家人、和谐社会的目的，甚至达到孔圣人追求的大同社会。

本书编纂过程中得到了山西长治医学院附属和平医院史鸿兵同志，中国中医科学院针灸研究所硕士生导师刘兵副研究员，山东财经大学校医院刘学莲副主任医师，山西长治医学院徐彩霞老师、王莉老师、韩鹏勇副教授的大力支持与帮助，在此一并感谢。

王栋

2021 年 3 月 22 日

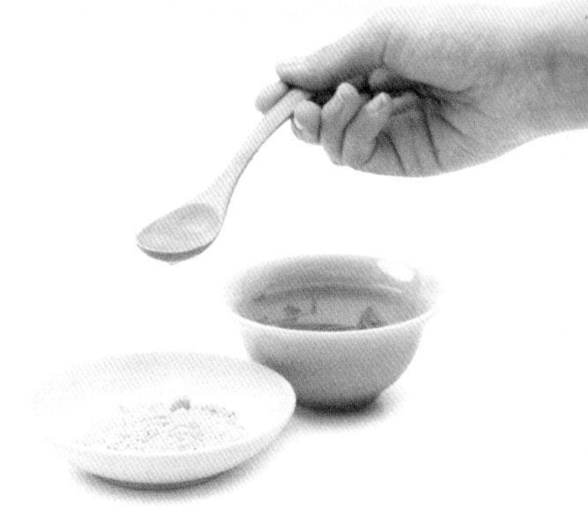

目录 Contents

工具篇

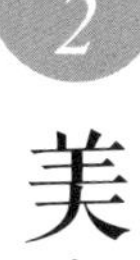

美容篇

儿科篇

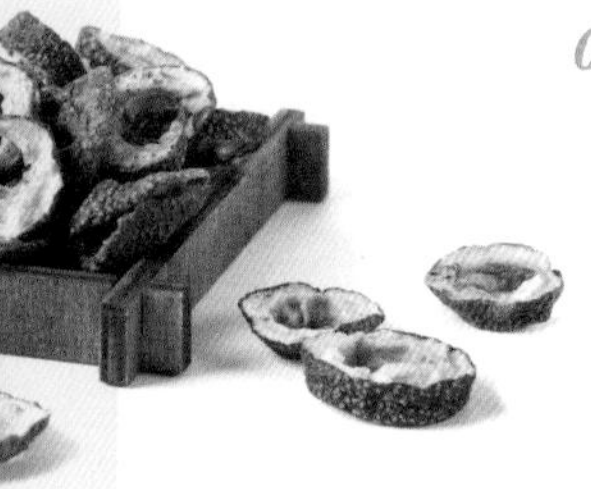

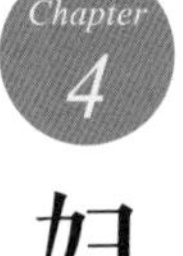

妇科篇

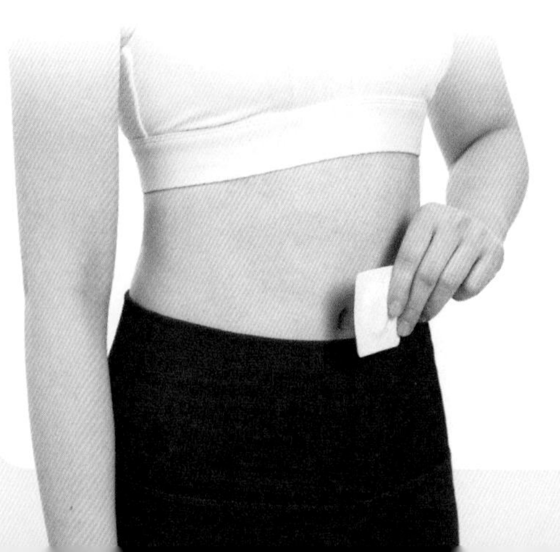

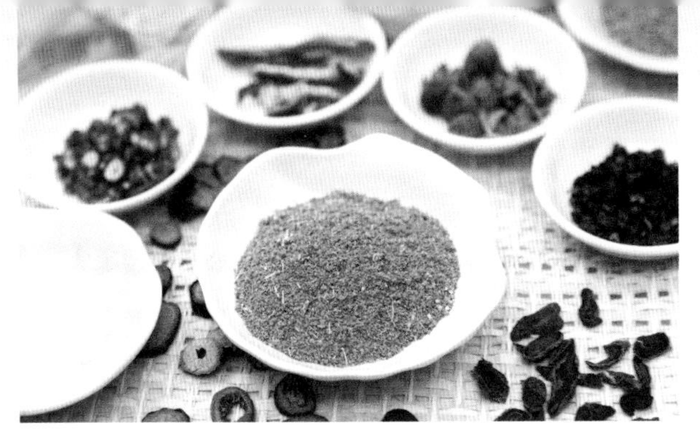

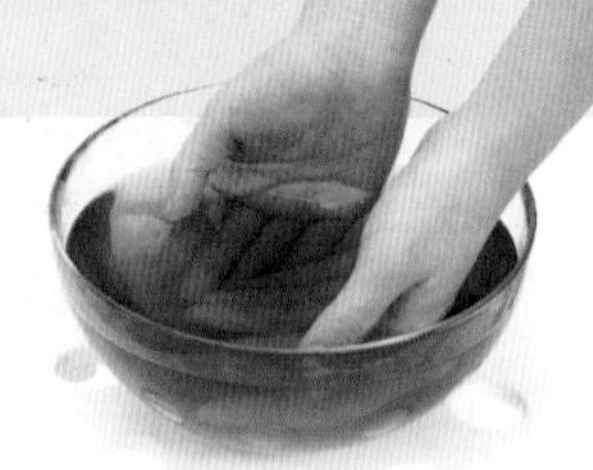

Chapter 5

皮肤科篇

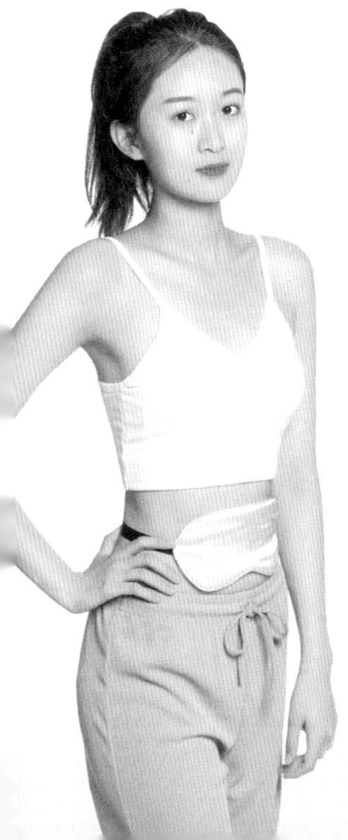

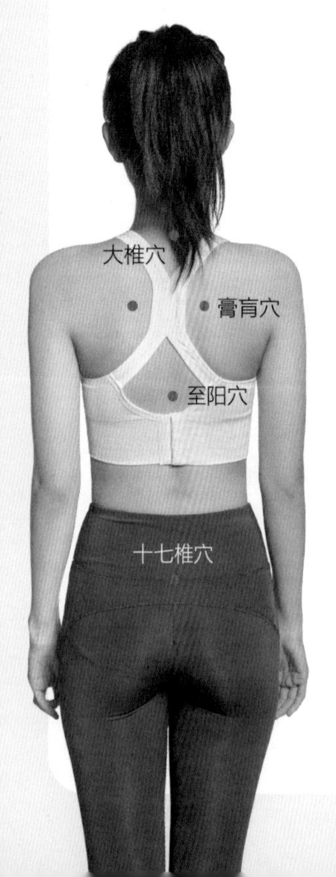
大椎穴
膏肓穴
至阳穴
十七椎穴

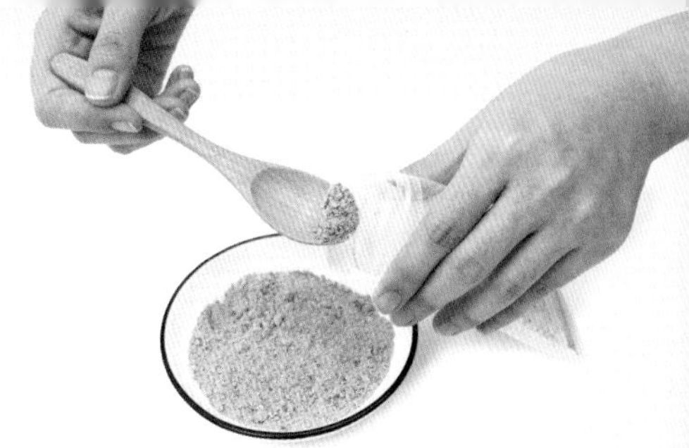

五官科篇

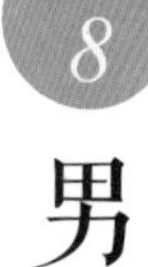

男科篇

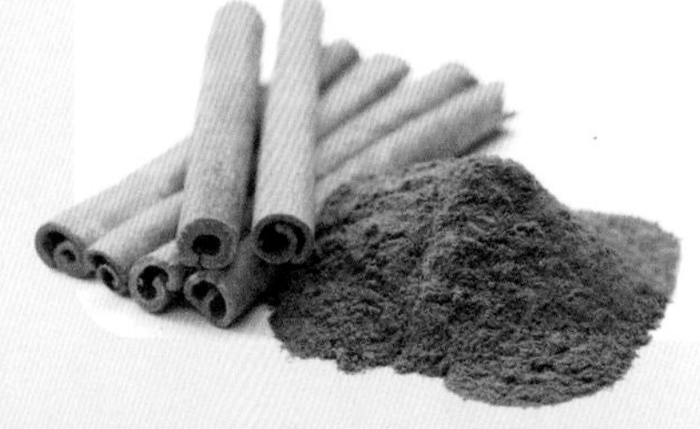

Chapter 1

工具篇

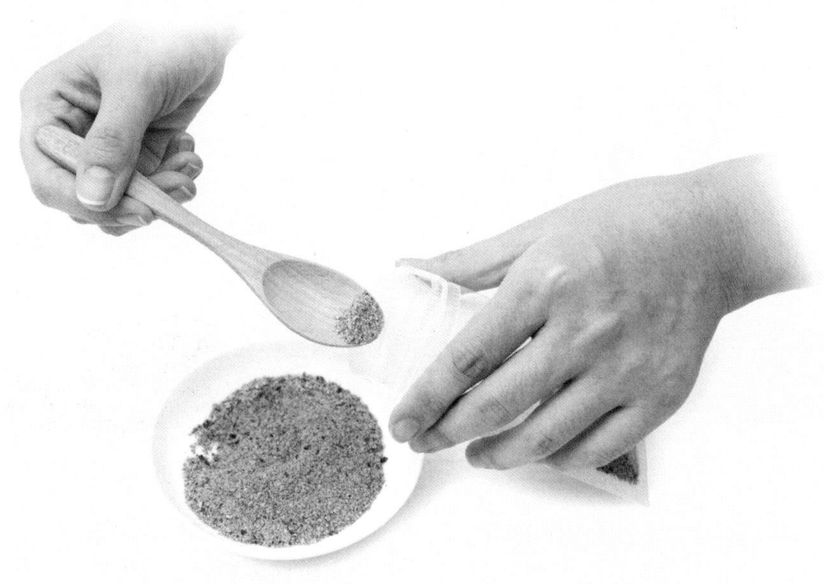

01 中药外敷法必用工具使用说明

打粉机的使用方法

您可以购买不同类型的粉碎料理机、中药打粉机，按照不同打粉机的使用说明进行打粉，大体步骤如下：

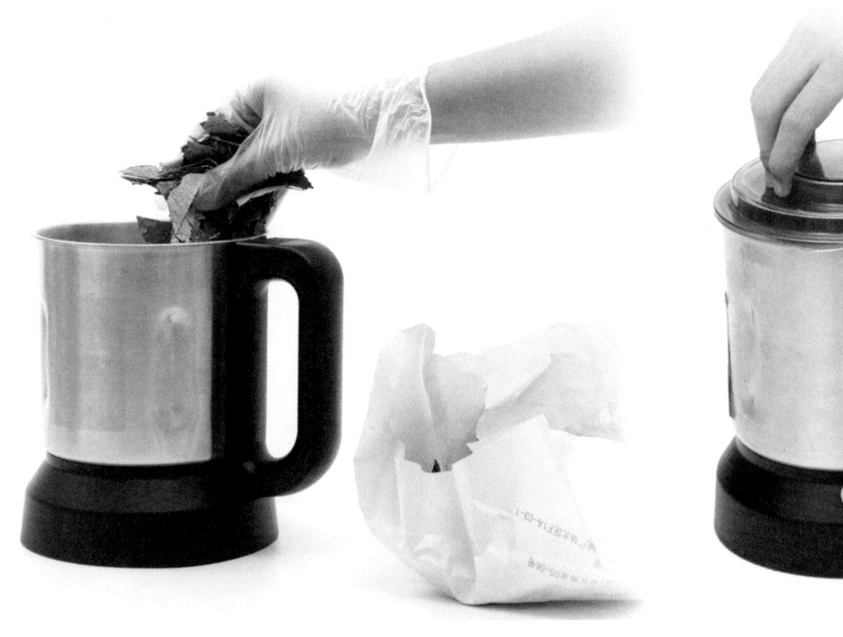

① 将需要研磨的药材放入研磨杯内。

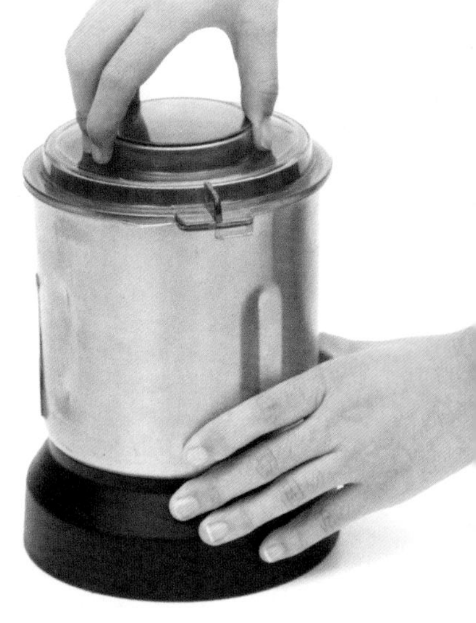

② 盖上杯盖并沿顺时针方向旋紧（杯盖尾部卡扣完全卡入杯柄中）。

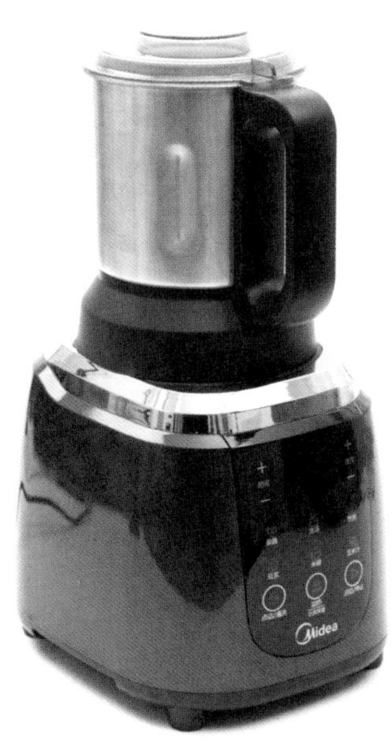

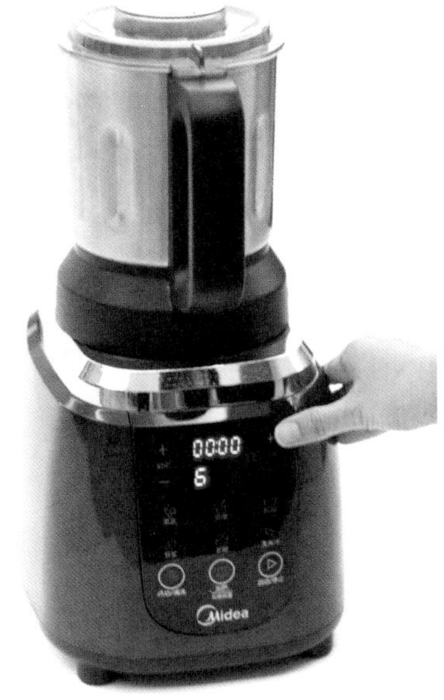

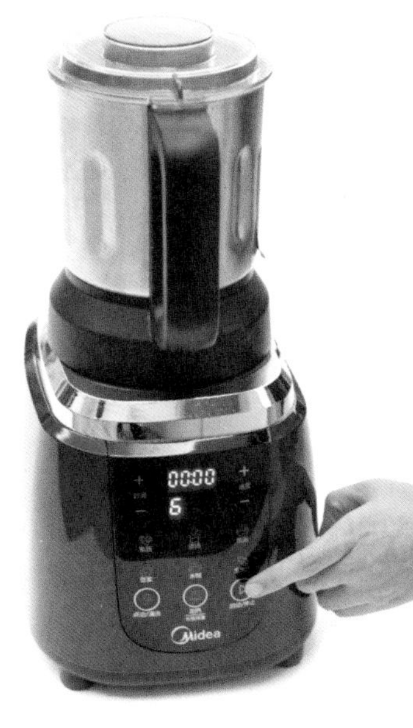

③ 将装好药材的研磨杯放置于机座上，注意检查研磨杯是否放平。

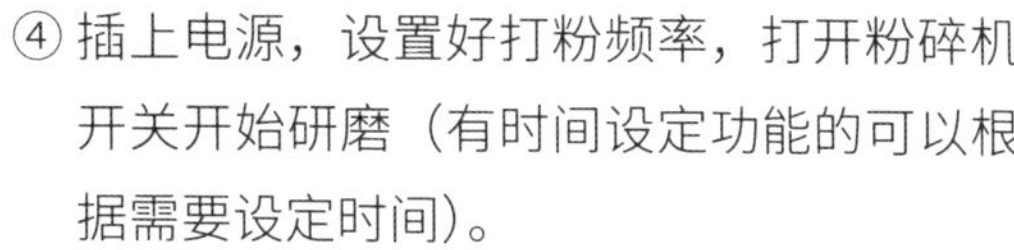

④ 插上电源，设置好打粉频率，打开粉碎机开关开始研磨（有时间设定功能的可以根据需要设定时间）。

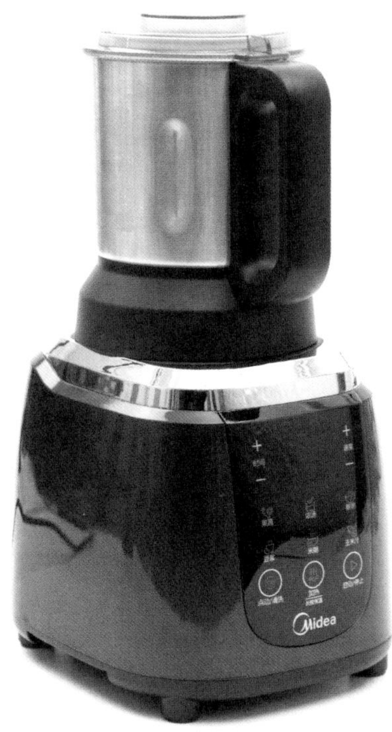

⑤ 打粉机转动的声音比较均匀时，说明粉碎已完成，到所定的时间自动关机，没有定时功能的需要自己掌控时间，关停打粉机。

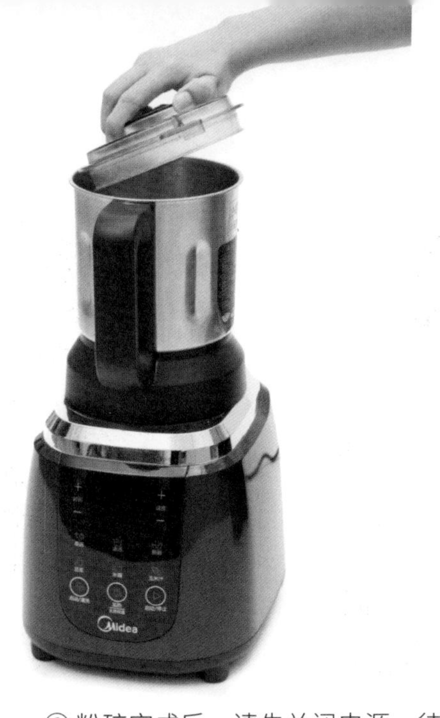
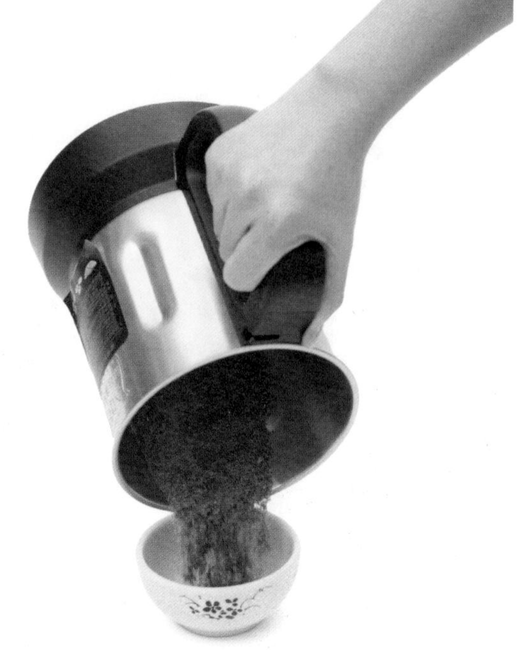

⑥ 粉碎完成后，请先关闭电源，待机器转动停止后方可打开舱盖，再倒出药粉，粘在研磨杯内的药粉用毛刷清理干净即可。

温馨提示 以上步骤是使用粉碎机打粉的通用步骤，具体到不同粉碎机，因为品牌、型号不同，使用方法会有差别，请严格按照具体的使用说明使用。另外，现在很多药房都提供中药打粉服务，如果您不方便自己打粉，可以请药房工作人员帮忙打粉。

电子秤的使用方法

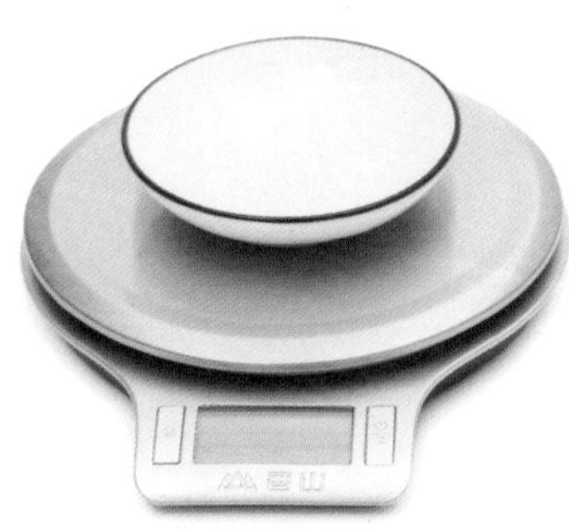

① 将载物盘放到秤体上。

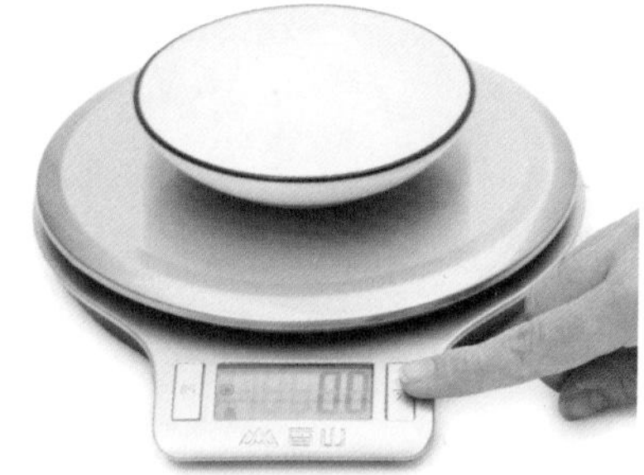

② 按开机键开机，待电子秤去皮显示“0”后才可以开始称重。

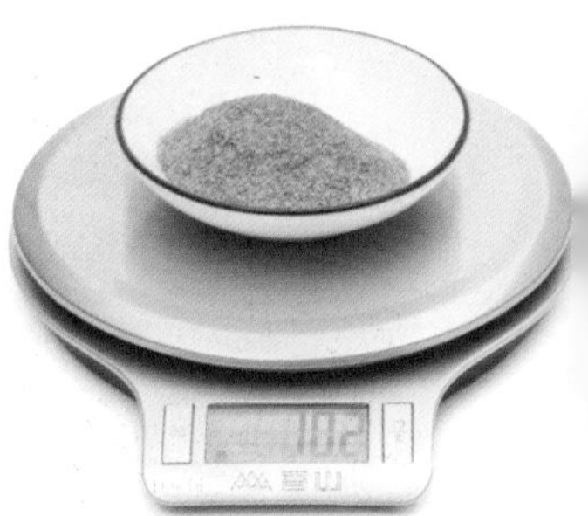

③ 把需要称重的物品放到载物盘中进行称重即可。

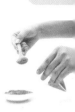

温馨提示

以上步骤是具有去皮功能电子秤称重的通用步骤，具体到不同电子秤，因为品牌、型号不同，使用方法会有差别，请严格按照使用说明使用。

中药敷肚脐的制作、使用方法

中药眼罩敷肚脐的使用方法

将中药材打成细粉敷到肚脐上有不同的方法，这里重点介绍如何将药粉放到中空的眼罩中，然后戴到肚脐上进行中医外治的方法。

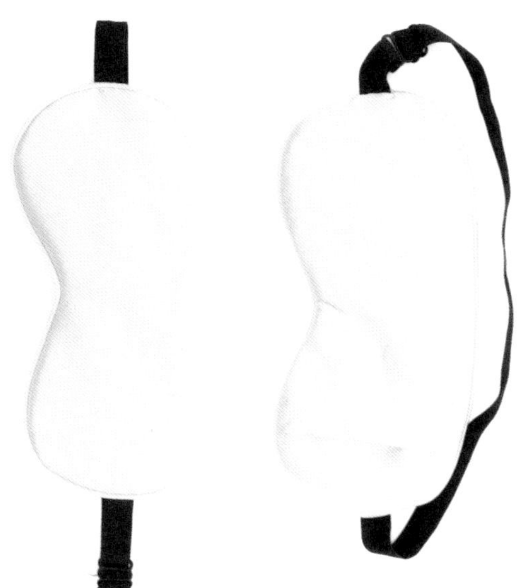

① 首先您可以从网上买一个类似这样的中空眼罩，或者做一个类似的爱心眼罩（眼罩的面料尽量轻薄、透气、柔软）。

② 将眼罩背面原来的松紧带拆下，最好把眼罩翻过来拆，这样缝合后看不到缝合的痕迹，更美观。

先用剪刀把松紧带边缘的一根线剪开。

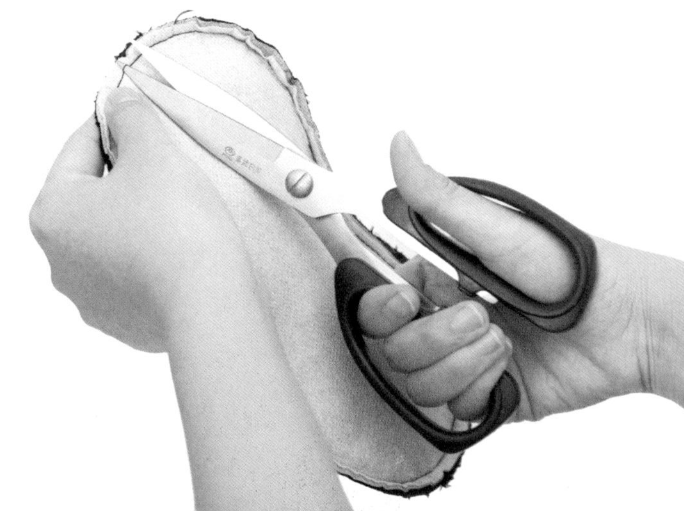

把缝住松紧带的线拆下来。

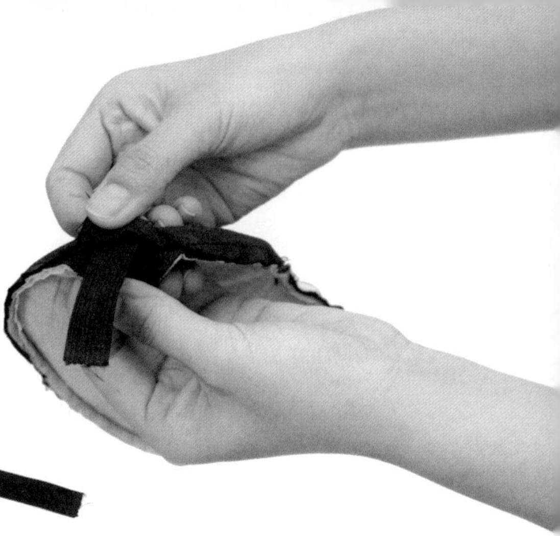

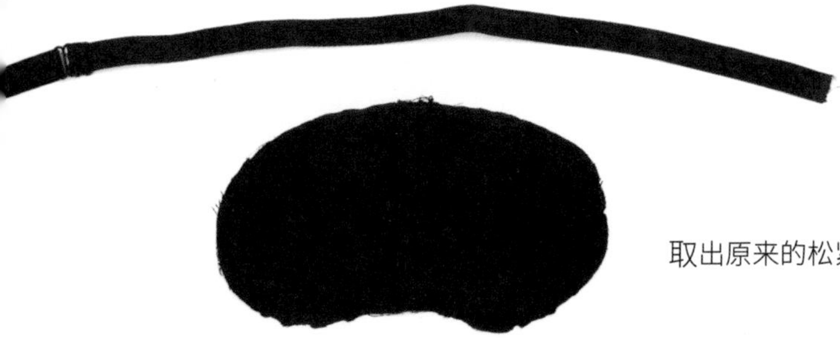

取出原来的松紧带。

③ 换上适合佩戴者腰围尺寸的松紧带，这样戴到腰上不会感到紧勒。松紧带的长度要根据佩戴者的腰围尺寸来确定（一般松紧带的长度用佩戴者的腰围尺寸减去 30 厘米就可以了）。

测量佩戴者腰围尺寸。

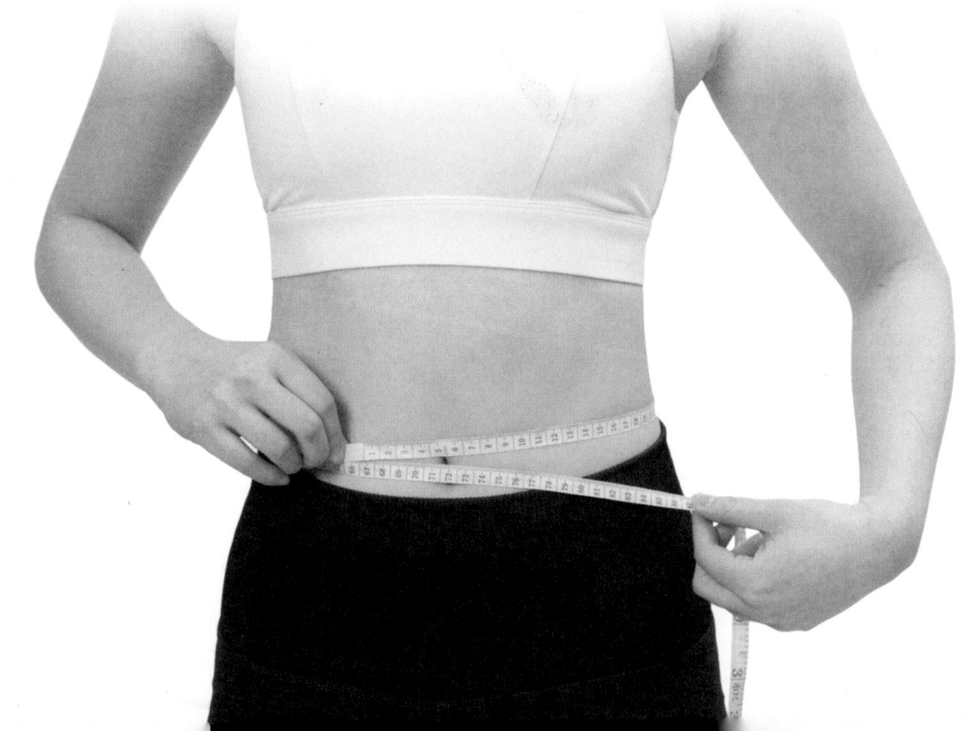

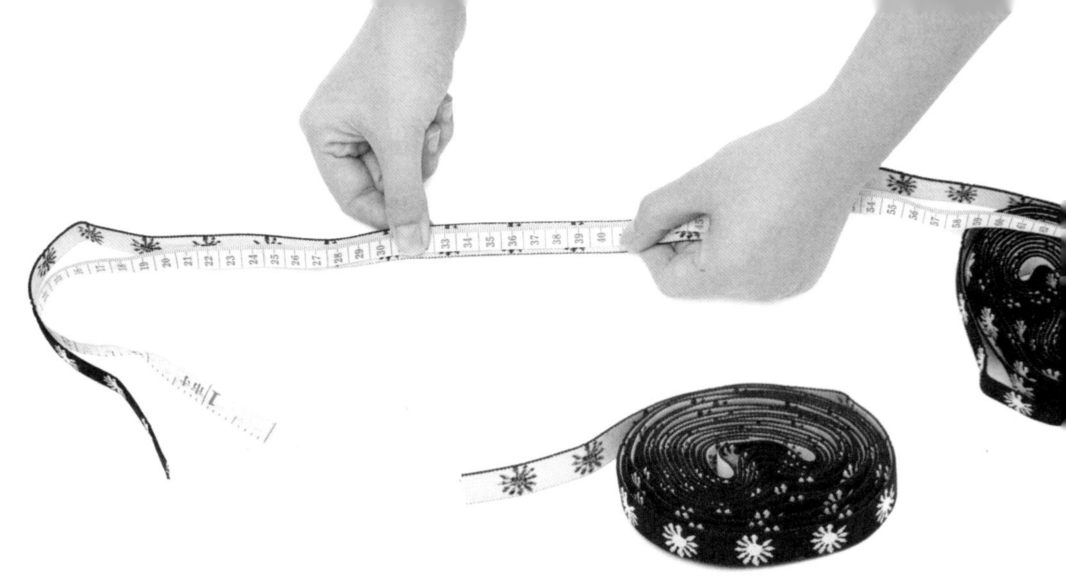

测量眼罩佩戴者的腰围尺寸后，用佩戴者的腰围尺寸减去 30 厘米就是需要的松紧带的大致长度。

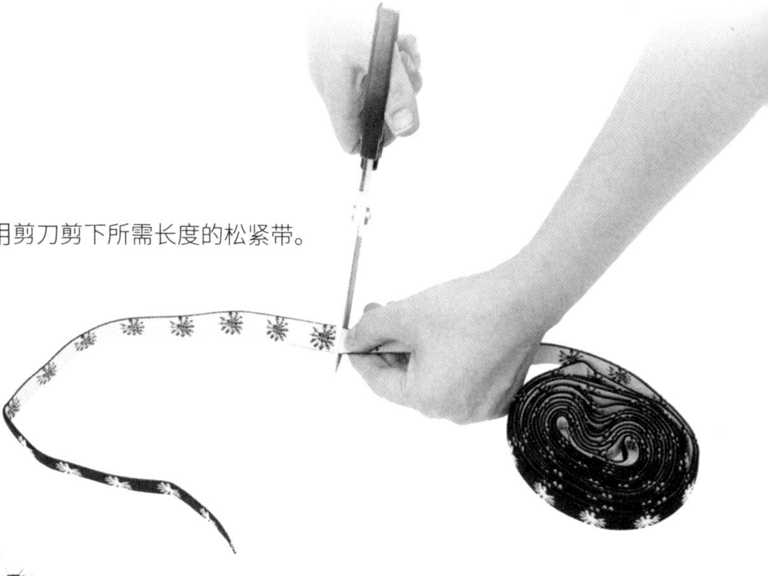

用剪刀剪下所需长度的松紧带。

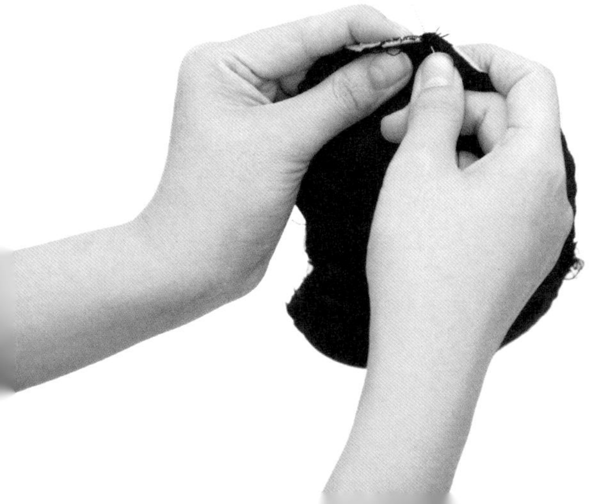

将剪下的松紧带缝到眼罩里面原松紧带的位置。

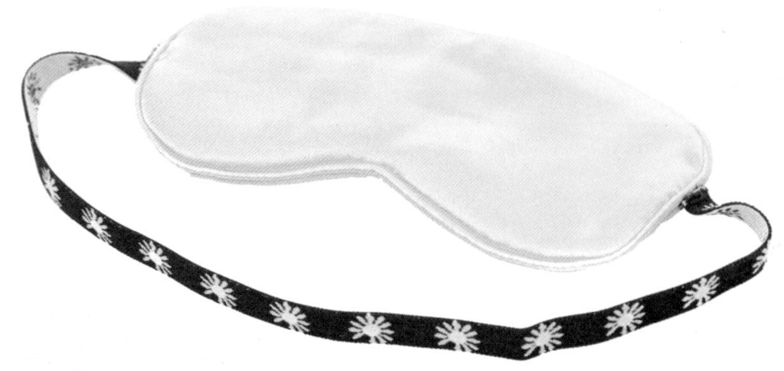

一个中药敷肚脐眼罩就做好啦。

④ 准备一个中药外敷袋（中药外敷袋您可以从网上购买，最好购买一面为透气无纺布，一面为塑料薄膜，带自封口的外敷袋，建议尺寸 8cm×12cm，您也可以根据眼罩的尺寸自己制作，面料一定要轻薄透气）。

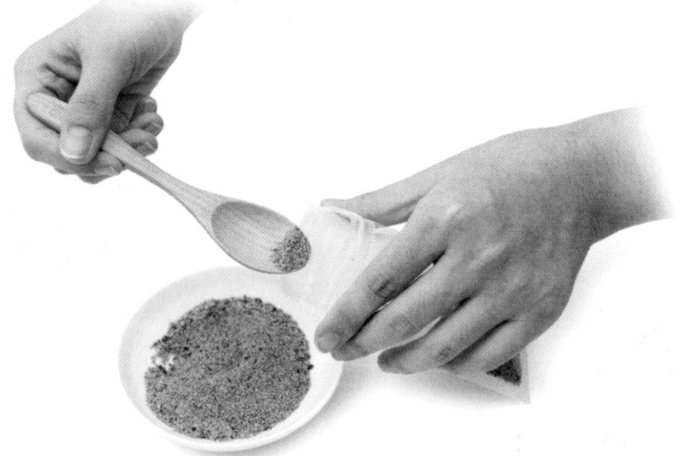

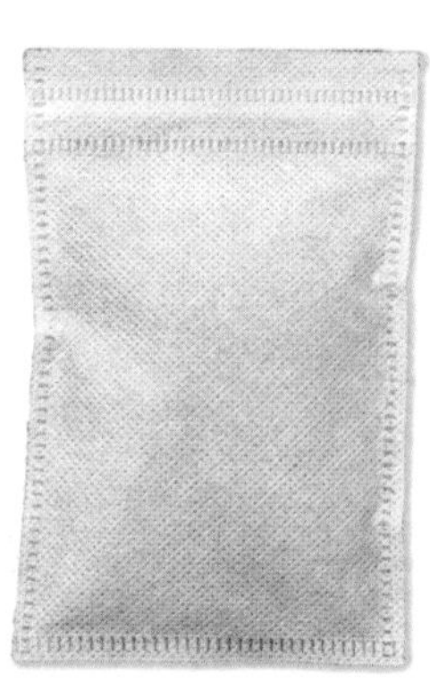

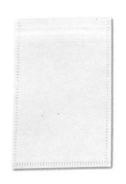

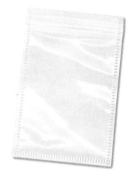

⑤ 将药粉放到中药外敷袋内，不要放太多以免药粉撒出，以药袋装满但不紧绷为宜。

⑥ 将装好药粉的中药外敷袋放入眼罩中（透气无纺布一面放到眼罩中贴近肚脐的一面）。

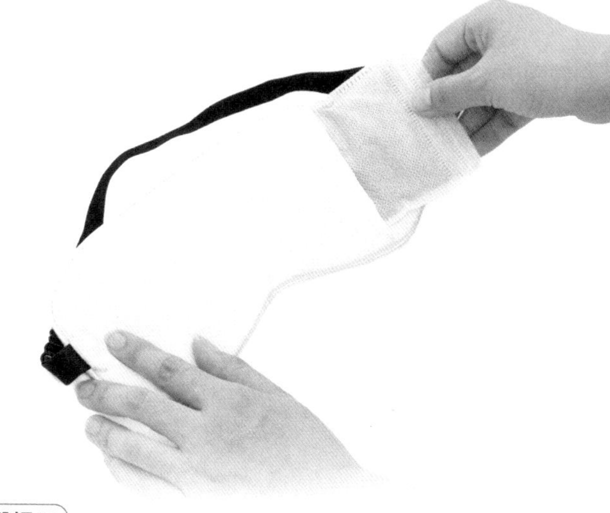

⑦ 将眼罩戴到腰上，将放有药粉的部位贴合在肚脐部位就可以了。

温馨提示

眼罩中的药粉一般半个月更换一次，如果药粉太多，一次用不完可以密封保存，下次再用。

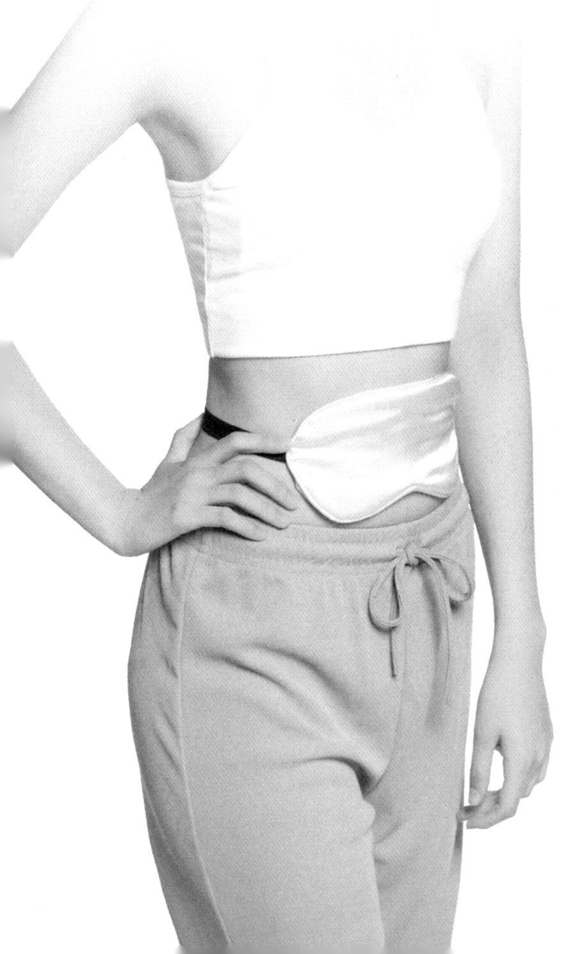

中药肚脐贴敷肚脐的使用方法

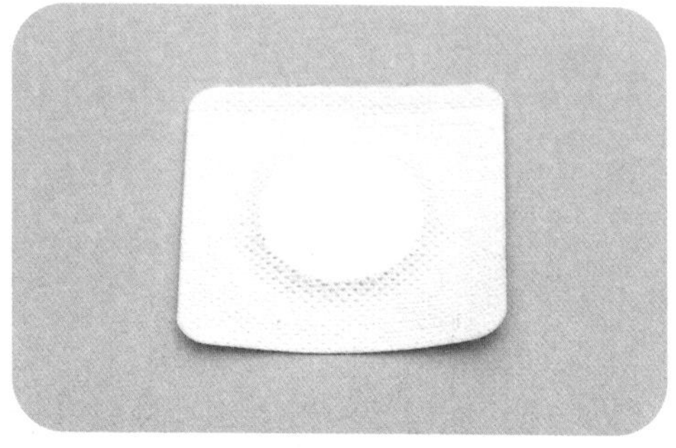

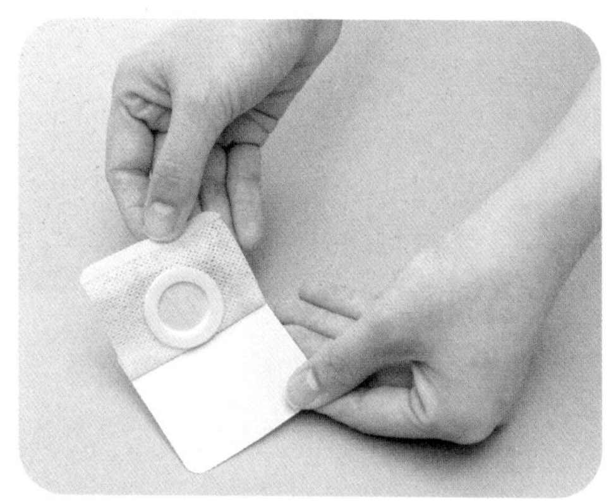

① 首先您可以从网上或者药店购买空白的三伏贴或肚脐贴。

② 打开空白贴，将药粉放入空白凹槽内。

温馨提示

这个方法适合用药量比较小的方子，另外长期在一个部位贴敷，容易损伤皮肤，造成皮肤红肿、破损，不建议长期使用。在空白贴凹槽内放好药粉后，可以在凹槽上面贴一层纱布来固定药粉。

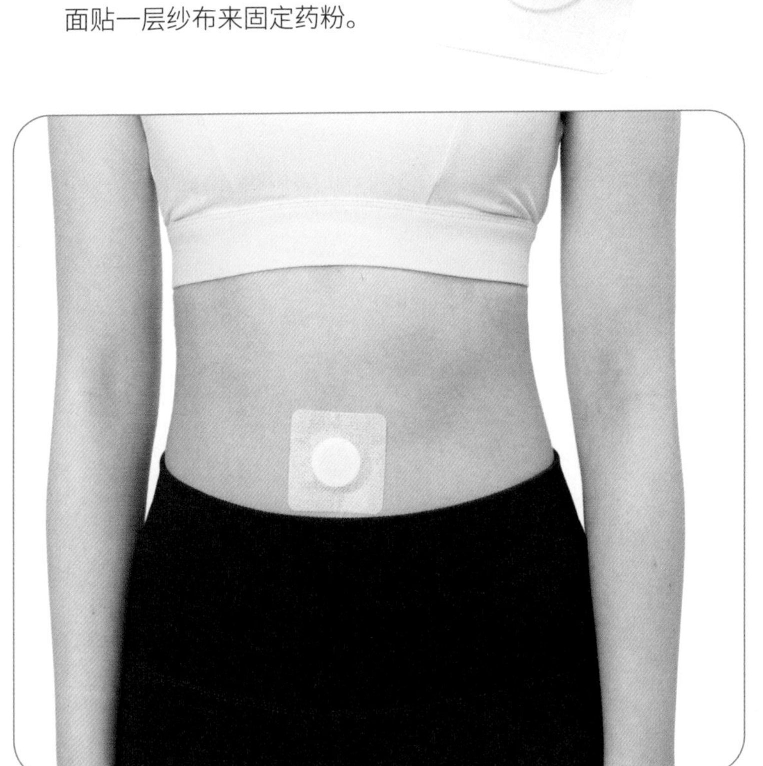

③ 将肚脐贴装有药粉的凹槽对准肚脐，贴到肚脐上或需要贴敷的部位就可以了。

特别提醒 本书中给出的方子基本是通过中医外治法来祛病养生，在药材的用量上要求不是特别严格，如果您需要内服用药，还是需要请专业的大夫给出具体的用法和用量，请勿按照书中方子给出的用量内服用药。

Chapter

2

美容篇

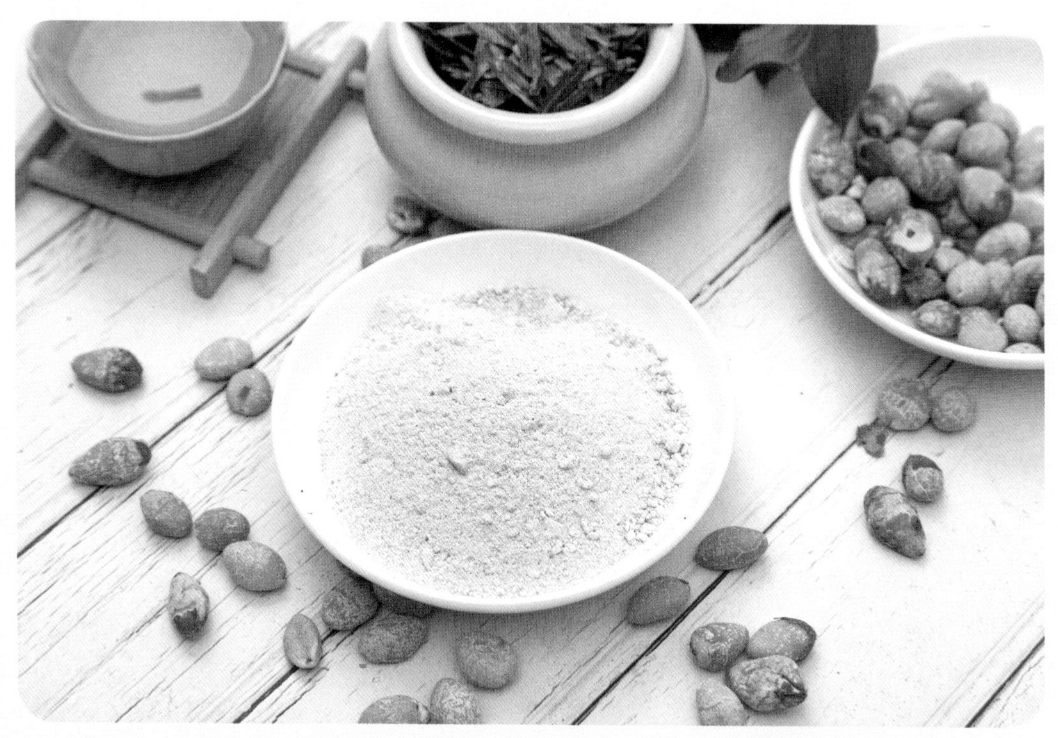

02 不同的荷叶粉敷肚脐组合方，哪里胖减哪里

很多病人来找我看病，除了要求治疗相应的疾病外，经常还有别的要求，比如，很多人会说："王大夫，能不能让我变得更漂亮点……"

爱美之心人皆有之，每个人都希望自己变得更美。而减肥是人们，尤其是大部分女性最关注的美容瘦身话题之一。

那么，怎样通过中医外治法来减肥呢？

运动健身减肥要在白天，晚上做是不健康的

现在，有很多人在健身房里运动，运动减肥其实也是比较健康的，但是您要选择好时间。因为白天大家要去工作，所以很多人会在晚上下班后去健身。然而到了晚上，您的激素水平已经降低了，身体要进入一个休息、睡眠的状态，所以晚上健身减肥是不健康的。

如果您问我可不可以运动减肥？可以，但建议您白天去。**在太阳落山之前去，太阳一旦落山之后，就不建议您运动减肥了，因为这是违反自然规律的。**正如《黄帝内经·素问·生气通天论》中所说的："是故暮而收拒，无扰筋骨，无见雾露，反此三时，形乃困薄。"

在给您推出减肥小妙方之前，您先要知道自己属于肥胖人群呢，还是该增肥的人群呢？按什么标准来计算呢？

关于标准体重的测算，国际上有一个公式，很简单，就是用您的身高减去105，就是您的标准体重（以千克为单位）。比方说您现在身高175厘米，减去105，就是70千克，也就是140斤是您的标准体重，超过这个标准体重就需要减肥了。

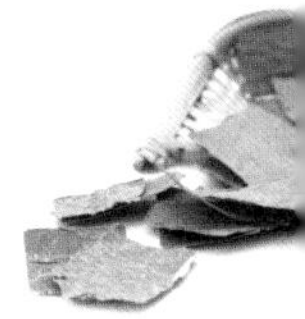

中医减肥名方：荷叶粉敷肚脐

那么减肥最好的中医外治法是什么呢？首先您要选择一种药物，它既要安全，又要有效。有这么一味药，它的价格非常低廉，但减肥效果特别突出，是什么呢？就是荷叶。

《本草纲目》中记载："荷叶久服，令人瘦劣。"意思就是如果天天口服荷叶的话，您会变得很瘦。

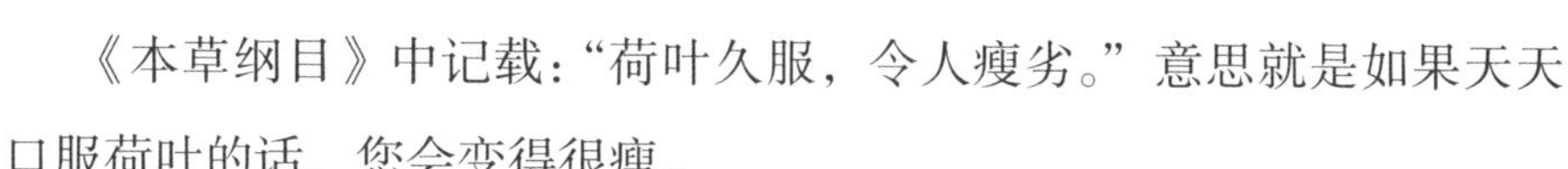

荷叶粉敷肚脐（减肥基础方）

配方 干荷叶100克。

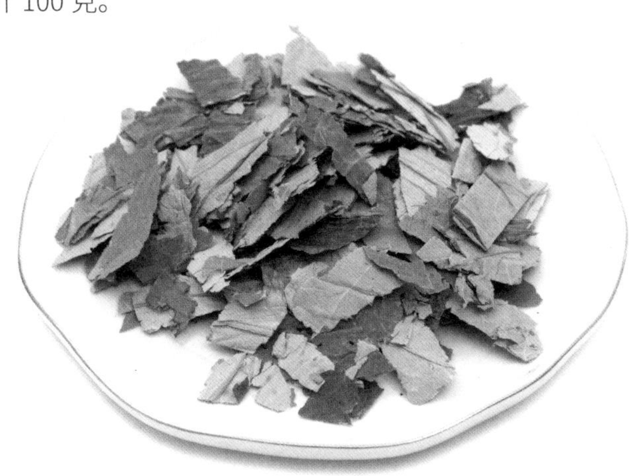

做法

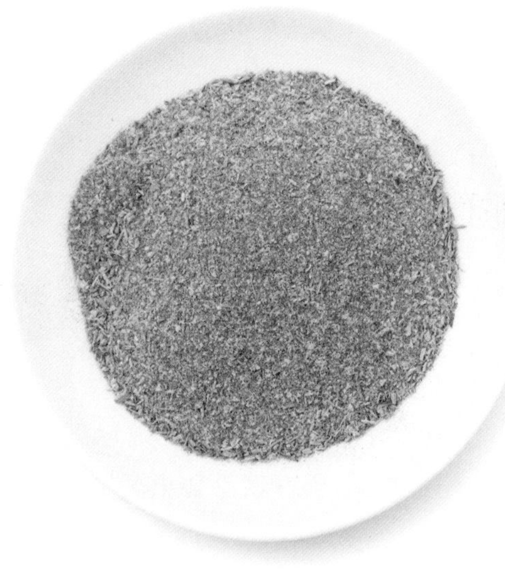

① 将干荷叶打成细粉。

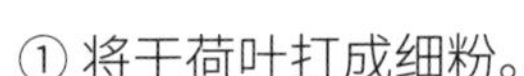

② 将一元硬币大小的药粉放入空白肚脐贴的凹槽内，然后将肚脐贴贴到肚脐上，就可以了。每天更换一次药粉。

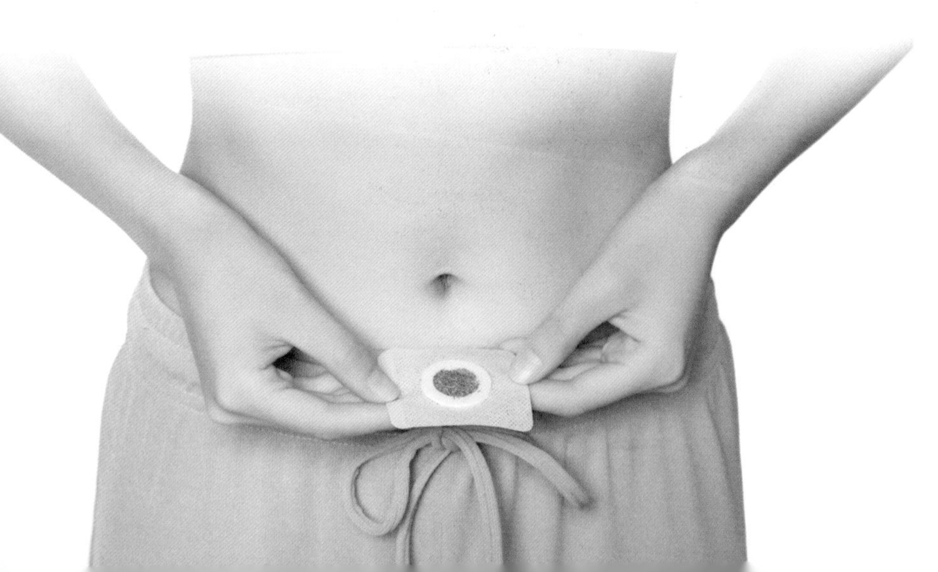

叮嘱

① 这种方法虽然简单，但不能长期使用。因为长期敷用，皮肤会对荷叶粉，以及肚脐贴过敏，导致皮肤红肿发痒。

② 另一种方法是将药粉装入中药眼罩中，将眼罩戴到肚脐上。眼罩的佩戴没有时间限制，什么时候方便就可以什么时候戴。

③ 一般半个月更换一次药粉。

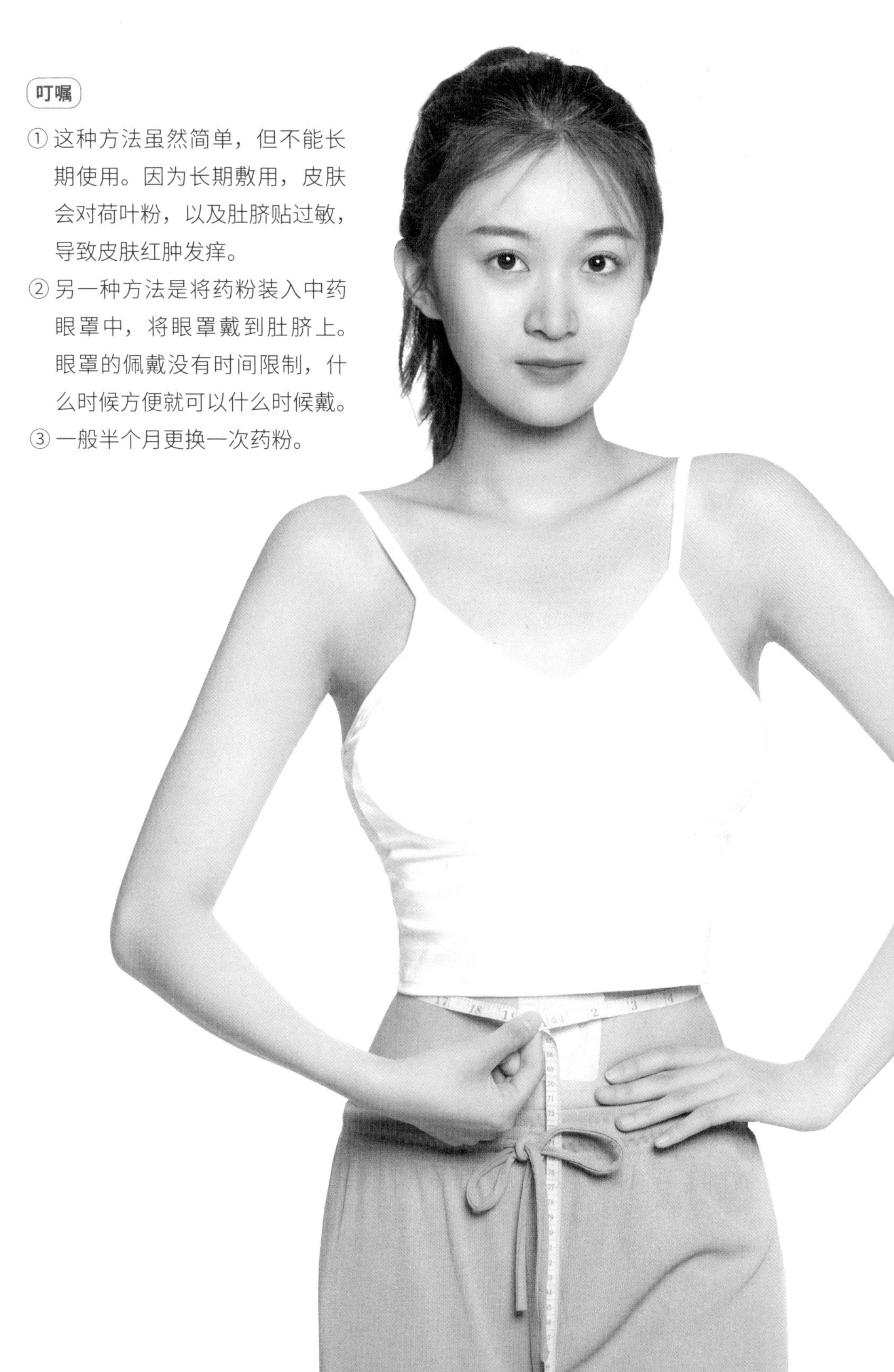

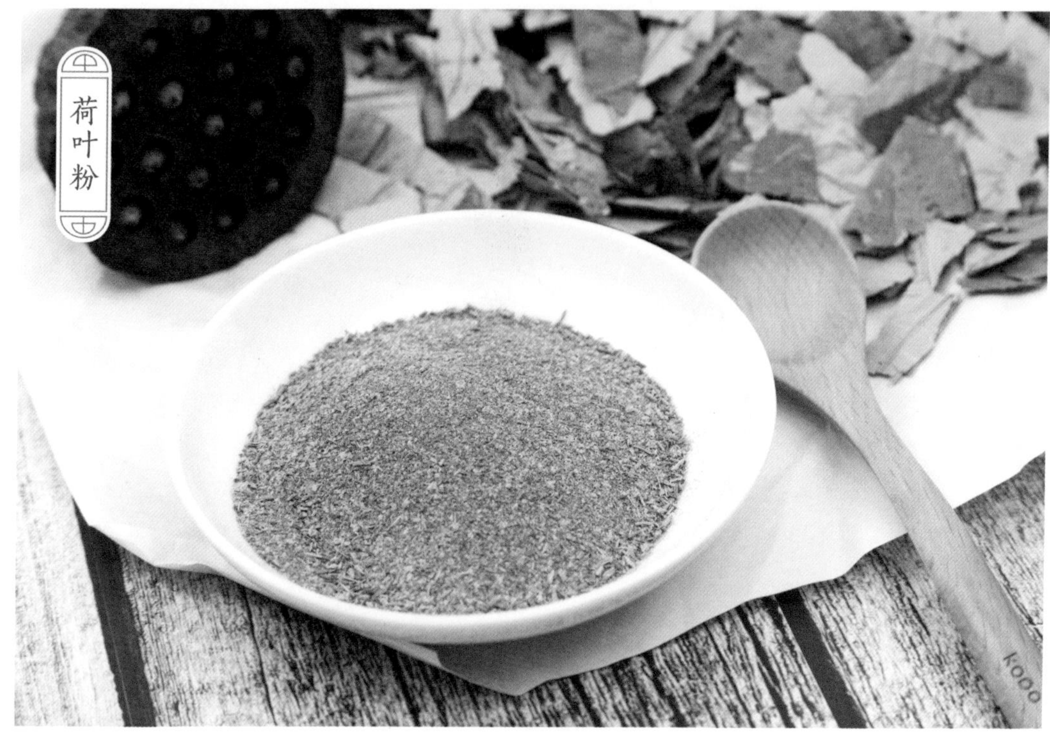

现代医学研究发现，荷叶里面含有很多生物碱，当您吃下这些生物碱之后，第一，它会附着在您的消化道里，抑制身体对脂类的吸收；第二，它能促进您体内的一些垃圾，尤其是脂类垃圾的代谢；第三，它可以直接影响大脑的食欲中枢，就是您服用了荷叶之后就不容易感到饿，从而产生减肥的效果。

荷叶既可以泡水，或者熬汤当茶喝，又可以采用中医外治的方法进行减肥。

您可以把荷叶打成细粉敷到肚脐上，这是一个基础方。现实中碰到很多个体差异，可以根据具体情况酌情加减其他药物。如果您便秘，就可以在荷叶里面加上等量的决明子来通便。

因为荷叶本身性微寒，个别体质虚寒的人，用了荷叶会腹泻，那怎么办呢？这时候可以加上等量的苍术来健脾止泻。

更简单便捷的减肥法：正反摩腹

有人问，有没有更简便一些的方法，比方说通过按摩的方法，能够起到减肥的效果呢？接下来给您推荐一个更简单便捷的减肥方法，就是摩腹。

↓ 把双手放到您的小腹上，以肚脐为中心画圆，顺时针摩腹36圈，逆时针摩腹36圈为一组，每天坚持做一到两组。

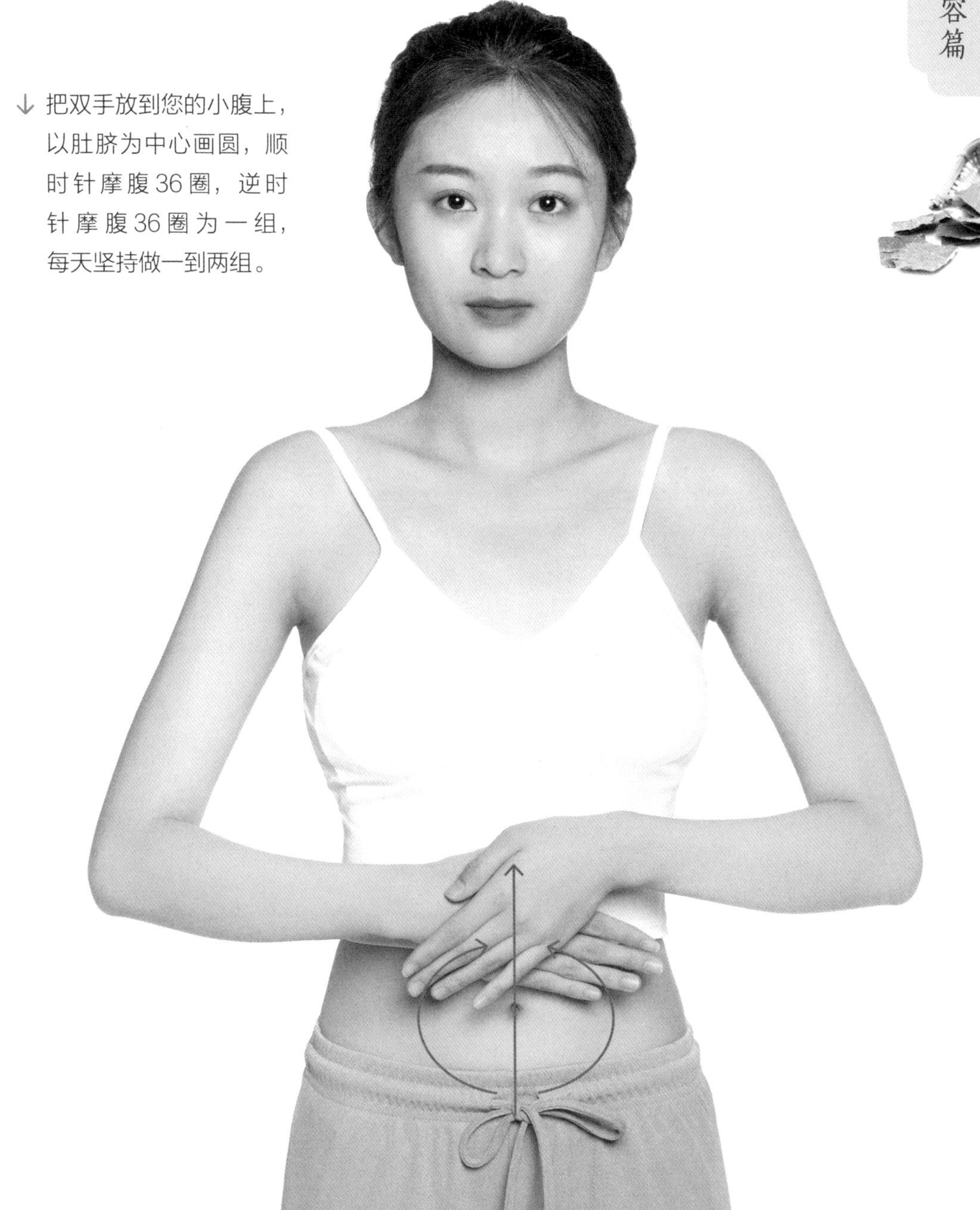

所谓摩腹就是把您的双手放到小腹上，一般是男性左手在内，女性右手在内。其实左手在内和右手在内区别不大，只是中医上有一个阴阳的说法，因为男属阳，所以为左，女属阴为右，因而有这么个讲究。然后以肚脐为中心画圆，正转36圈，逆转36圈，每天坚持一到两组，一组是36次。

摩腹没有具体的时间限制，您什么时候方便，就可以什么时候做。

为什么可以通过摩腹来减肥呢？因为腹部分布有丰富的神经感受器，这些感受器的神经反馈正好起到了中医所说的健脾化湿的功效，而肥胖恰恰属于中医湿邪的范畴。

哪里胖，减哪里

有很多朋友经常问我，有没有具体针对身体某个部位的减肥方法呢？比如说有没有哪个减肥方法是针对肚子这一块的，或者我的脸比较胖，该怎么办？

针对这种情况，中医有一种用药的方法叫引经药，就是把药物的有效成分，让它分布在某个地方更多一些。

瘦脸的中医外治方

如果脸比较胖，想要瘦脸，可以把川芎、羌活之类的能够上达头面的药物磨成粉，加入到荷叶粉中来敷肚脐。如果您一下记不住两味药，记住一味川芎就可以了，它可以把药物引到您的头面上。川芎的用量和荷叶一样就可以。

瘦肚子的中医外治方

很多人说自己肚子大，有一个特别的药物大腹皮，听名字就知道，它可以消除腹部的脂肪。您可以把大腹皮打粉等量加入荷叶粉中敷肚脐，就可以减腹部的脂肪。

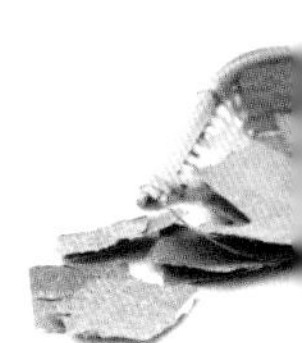

瘦胳膊的中医外治方

如果是上肢脂肪比较多，可以用桑枝跟荷叶一起打成粉敷在肚脐上，就可以减上肢的脂肪。桑枝和荷叶的用量也是相同的。

瘦腿的中医外治方

如果是下肢比较胖，就可以把牛膝打成粉，等量加入荷叶粉中敷在肚脐上来减肥。

如果没有特别要减某个地方，就是想全身均匀地减，那只用荷叶就可以了。

03 用白果粉敷面，痤疮没了

为什么你会长痤疮？

很多人脸上会长一些疙疙瘩瘩的东西，人们一般把它叫作青春痘，在医学上叫痤疮。对于痤疮，中医有很好的外治方法，甚至比内服的方子还有效。

治疗痤疮，第一，要拮抗（就是用一种物质对抗另一种物质）雄性激素；第二，要改善面部皮脂代谢；第三，要消除局部的炎症。这三个方面解决了，痤疮就能治好。

但如果直接用激素来治疗，对正处在青春期，正在长身体的孩子来说，会影响他的生长发育。而中医上的治法比较平和，不含激素，但同样能起到类似激素的作用。比如，您平时吃的豆浆、枇杷，它们都含有植物的黄酮类物质，在体内能起到拟雌激素的作用，可以平衡您的激素分泌节律，起到治疗痤疮、调节激素水平的作用，但是它们没有使用激素的不良反应。

白果粉调成糊状外敷局部，不仅祛痤疮，还能美白

下面介绍祛除痤疮的第一个方子，是大夫在临床上常用的，非常

简单，就一味中药白果。白果，就是银杏的果实。因为白果可以止咳、止带，一般是口服治疗咳喘和女性带下的，很少有人知道白果外用可以祛痤疮。

那白果怎么用呢？您可以去药房买一些白果，取 90 克打成细粉，可以用很长时间。然后用豆浆或者隔夜的绿茶水把白果粉调成糊状，涂抹到长有痤疮的部位就可以了。而且什么时候涂抹没有时间的限制，只要您方便就可以。

为什么要用豆浆、白果呢？前面我说了，引发痤疮的根本原因是雄性激素过多。而大豆中含有大豆异黄酮，白果中含有银杏黄酮，它们都可以起到拮抗雄性激素的作用。

相信很多人都听说过银杏片，银杏片具有软化血管的作用。为什么银杏片可以软化血管抗衰老？就是因为银杏叶里含有银杏黄酮，白果里也含有银杏黄酮，它是具有提升雌性激素作用的一个药物，可以

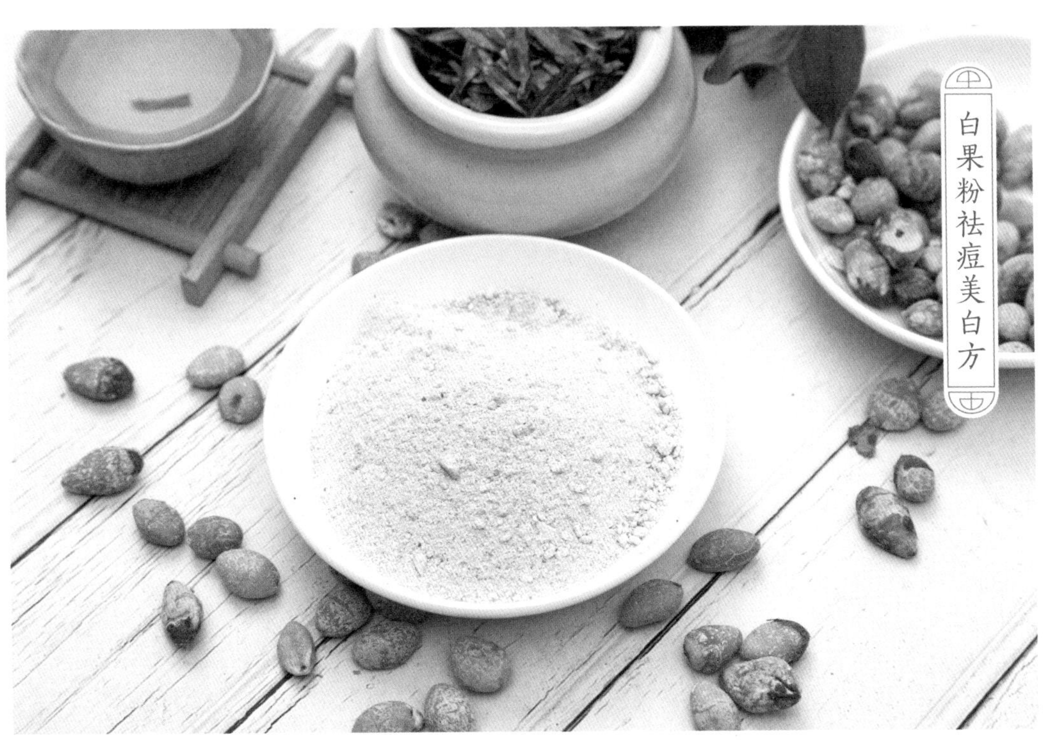

祛痤疮外治名方：白果粉敷面

配方 白果 90 克，豆浆或绿茶水适量。

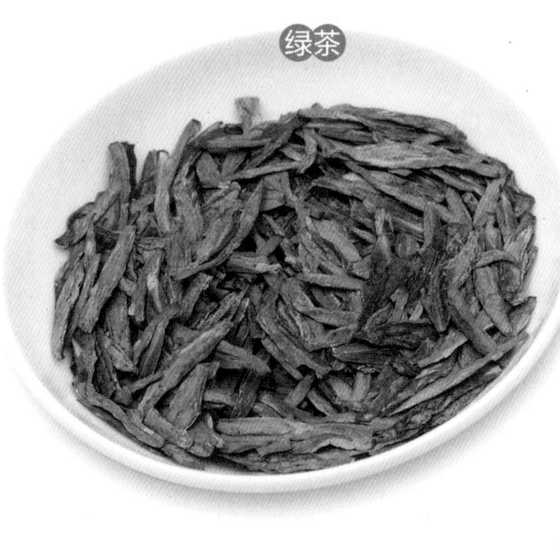

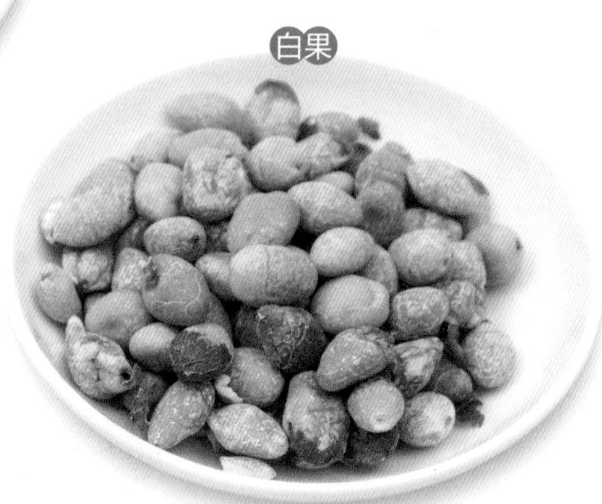

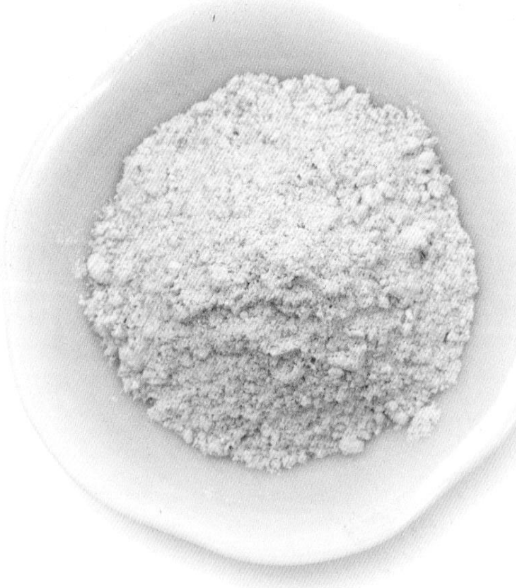

做法

① 将白果打成细粉，取出适量白果粉。

② 用豆浆或绿茶水将其调成糊状，涂抹到长有痤疮的部位。

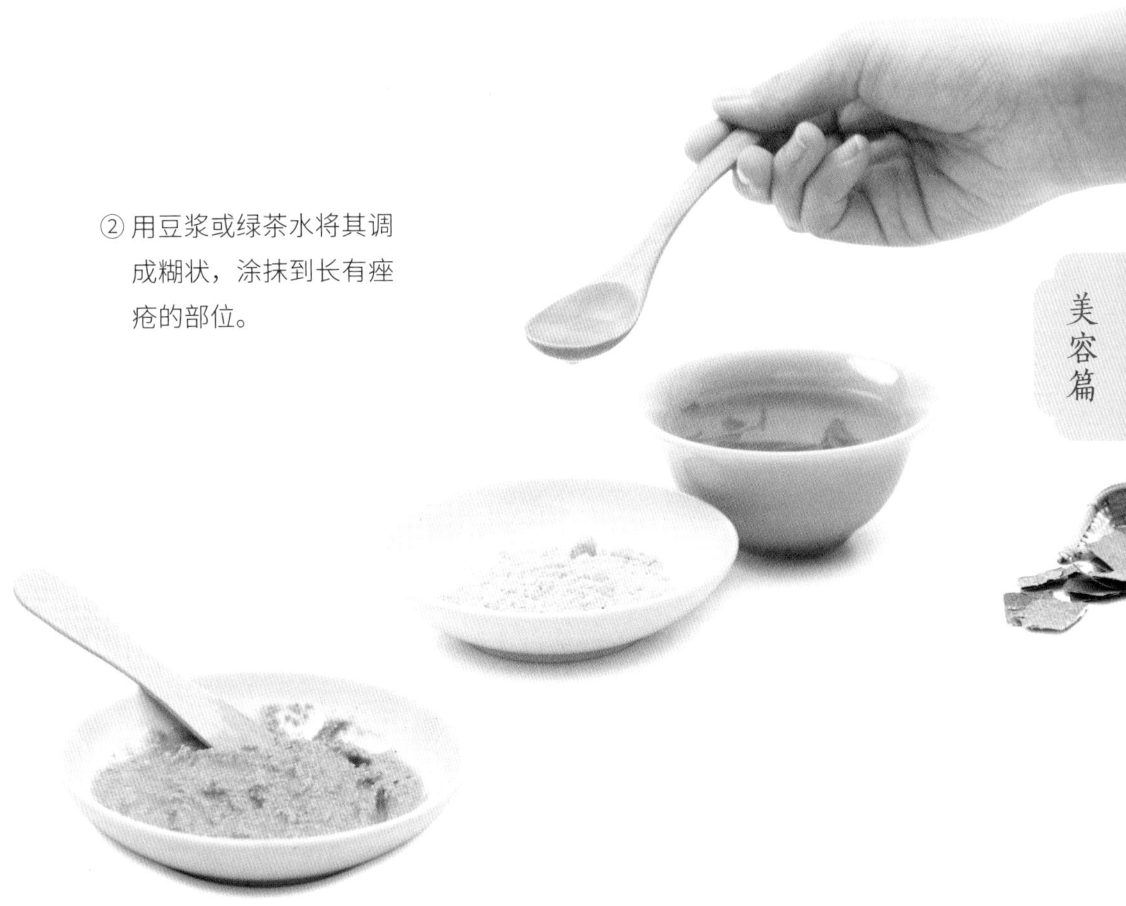

叮嘱 ① 第一次敷的时候，先取一元硬币大小的白果粉，涂在皮肤上试敷 5 分钟，如果出现皮肤红痒等过敏现象，则停用此法；如无过敏现象，逐渐在患处延长贴敷时间至 1 小时左右，然后将患处清洗干净。

② 白果粉在患处涂抹一层就可以了，厚度以能覆盖住痤疮为宜。

起到降低雄性激素水平、保护血管、延缓衰老、美白皮肤的作用。

为什么用绿茶水呢？因为痤疮是局部的毛囊炎引起的，绿茶具有清热解毒的作用，能够解决痤疮造成的局部炎症。

绿茶水、豆浆、白果粉可以一起使用。

请注意，白果粉敷面，除了可以治痤疮，还可以美白皮肤。

硫磺皂洗脸，不仅治痤疮，还能治脚气、防脚臭

其实我年轻的时候，也是一脸青春美丽疙瘩痘，当时我用的一个方法，就是用上海硫磺皂洗脸。把上海硫磺皂打出丰富的泡沫洗脸，就可以治疗痤疮。

硫磺皂里面只有一味硫磺，同样可以治疗皮肤病。在中医外治法中，硫磺是经常用到的一味外治药，因为硫磺可以杀菌、抗真菌、抗病毒、消炎，还可以美白，所以用硫磺皂洗脚、洗袜子，还可以治疗脚气、预防脚臭。

另外，对于脸部油脂分泌旺盛的人，尤其是男性，也可以用硫磺皂解决局部油脂分泌旺盛的问题。

痤疮引起的痘印、局部红肿，用山慈菇粉敷面都能解决

祛痘印，用山慈菇粉敷脸

很多人痤疮好了以后都会跟我说："王大夫，我的痤疮已经下去了，但您看我脸上还有痘印，能不能帮我解决一下？"

其实，对于痤疮留下的痘印、疤痕，中医外治法照样可以祛除。而祛疤非常有效的一种药叫山慈菇，中医经常用它来治疗食道癌，外用可以祛疤痕。

怎么用山慈菇祛痘印呢？

山慈菇粉敷面祛痘印

配方 山慈菇 100 克，豆浆或绿茶水适量。

做法 将山慈菇打成细粉，取出适量山慈菇粉用豆浆或隔夜的绿茶水调成糊状，涂抹到痘印上，半小时左右清洗干净即可。

叮嘱 第一次用时先取一元硬币大小的山慈菇粉，涂在皮肤上试敷 5 分钟，如果出现皮肤红痒等过敏现象则停用此法；如果没有出现过敏的现象，则逐渐在患处延长贴敷时间至 1 小时左右，然后将患处清洗干净。

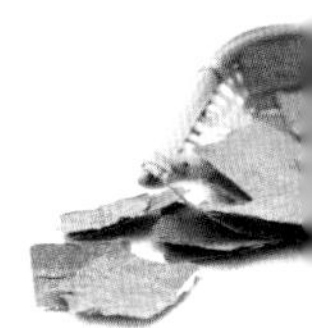

祛痘印、美白、去油脂，白附子粉外敷效果也很好

再给您推荐一个具有去油脂、祛痘印、美白多重功效的中药——白附子。

如果长痤疮后出现了局部油脂分泌比较旺盛的情况，可以把白附子打成粉，用豆浆或绿茶水调和成糊状，敷在局部油脂分泌旺盛的地方，这样对祛痘印、美白、去油脂都有不错的效果。白附子粉的用量根据患处面积大小适当增减，薄薄地涂一层在患处就可以了。

痤疮引起的局部红肿，把栀子或苦参打成粉，用绿茶水调成糊状外敷

对于痤疮引起的局部红肿，绿茶水能起到一定的抗炎消肿作用，但是它的作用还不够强。这时候可以用栀子或苦参来消炎去肿。栀子

可以用来祛除红血丝，也可以治疗痤疮。但因为栀子是红橙色的，抹到脸上会发黄，虽然被脸部吸收后就没有了，但有些人还是会在意。在意的朋友可以把栀子换成苦参，苦参外用不会着色，同样能起到去红肿的作用。

用法也很简单，就是把栀子或苦参打成粉，用绿茶水调成糊状，敷到红肿的部位就可以了。栀子粉或苦参粉的用量根据患处面积大小适当增减，薄薄地涂一层在患处就可以了。

要想痤疮断根，这些禁忌你一定要知道

经常有人问我，在治疗痤疮的过程中有没有什么禁忌。首先，治疗痤疮的这些方子是没有禁忌的，但是长痤疮本身有禁忌。

曾经有一个人找我治疗痤疮，我认为我的辨证是没有问题的，然后给他开了外用的方子，但是他用了以后跟我说，痤疮不但没减轻，反而一天比一天重。后来有一次他又来找我看病，我看到他拿的水杯里泡了满满一杯枸杞，这下我终于知道他为什么越治越重了。

中医有句话叫作“离家千里，勿食枸杞”。为什么呢？因为枸杞可以升高人的雄性激素。对成年人来说，它可以催性；对青春期的孩子来说，它也可以升高孩子的雄性激素，让痤疮越来越严重。而我这个病人就是每天用枸杞泡水喝，所以他脸上的痤疮越来越严重。针对这种情况，我的处方没有变，只是让他把枸杞停掉，痤疮很快就好了。

有痤疮的朋友们一定要记住，在治疗时间内，暂时先不要吃枸杞了。还有就是羊肉、牛肉、狗肉、鸡肉，这些热量比较高的食物，同样具有升高雄性激素的作用，这些食物也要尽量忌食。

Chapter 3

儿科篇

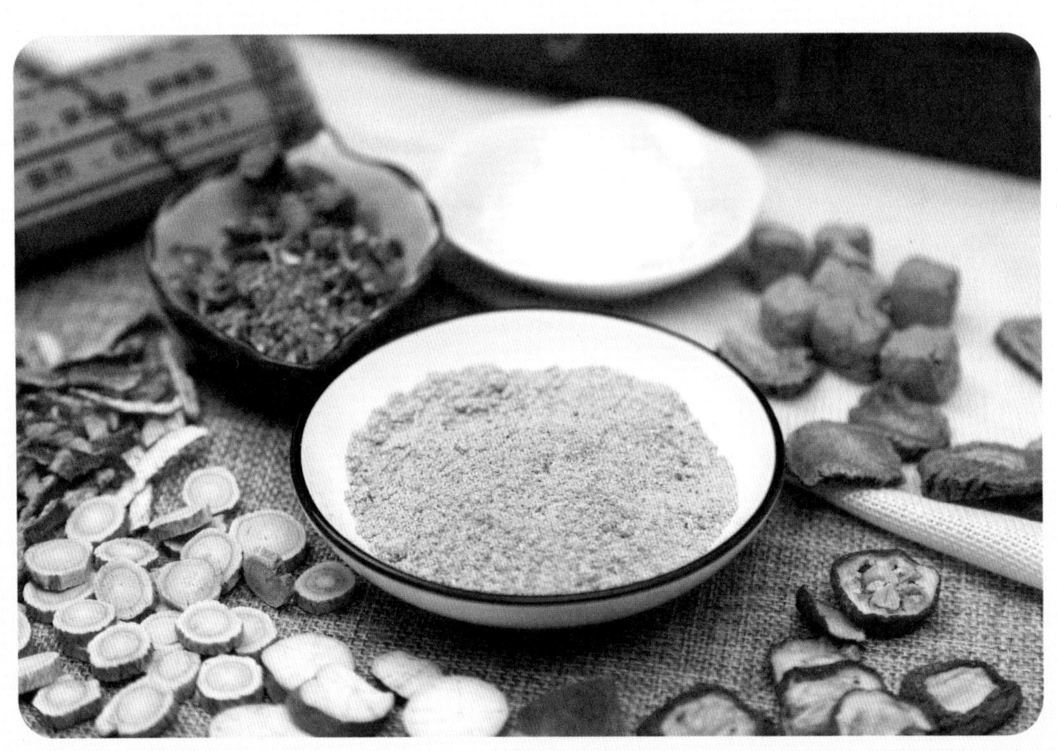

04 大多数孩子的病，都可以通过捏脊来调理

孩子不管有没有病，有什么病，都可以用捏脊来调理

孩子的很多病都可以通过捏脊来调理。捏脊是小儿养生的一个统治方，孩子不管有没有病，有什么病，都可以采用捏脊作为养生、保健或者治疗的辅助手段。

捏脊非常简单，家长在家就可以给小朋友做。

捏脊手法：

沿着脊柱及脊柱的两侧，用食指和拇指提起背部的皮肤由下依次往上搬，所以捏脊在民间又叫搬皮。力度由轻到重，以孩子可以配合为度。随时都可以捏，睡前或起床后为宜。

需要注意的是，捏脊应每天至少一次，因为只有坚持才有效果，“三天打鱼，两天晒网”是没有效果的。

不光捏脊，所有养生的功法都要坚持做。

不管从下往上捏，还是从上往下捏，都是一样的

从下往上捏，是根据多数人的习惯来做的。其实捏脊从下往上捏或从上往下捏都是可以的。

很多朋友认为从下往上捏是升发阳气的、是补的，从上往下捏是泻的。其实，我们的身体非常聪明，甚至比智商、思维还要高明很多，比如，拔罐、针灸、艾灸、捏脊、推拿这些，对身体都是双向调节的，既能补虚，又能泻火。您可能听过这样一种说法，就是拔罐不能经常拔，会把人拔虚的，但在中医临床上，只要是正确的拔罐从来没有出现过把人拔虚的情况。

拔罐是双向调节的，捏脊也是这样，从下往上捏和从上往下捏是

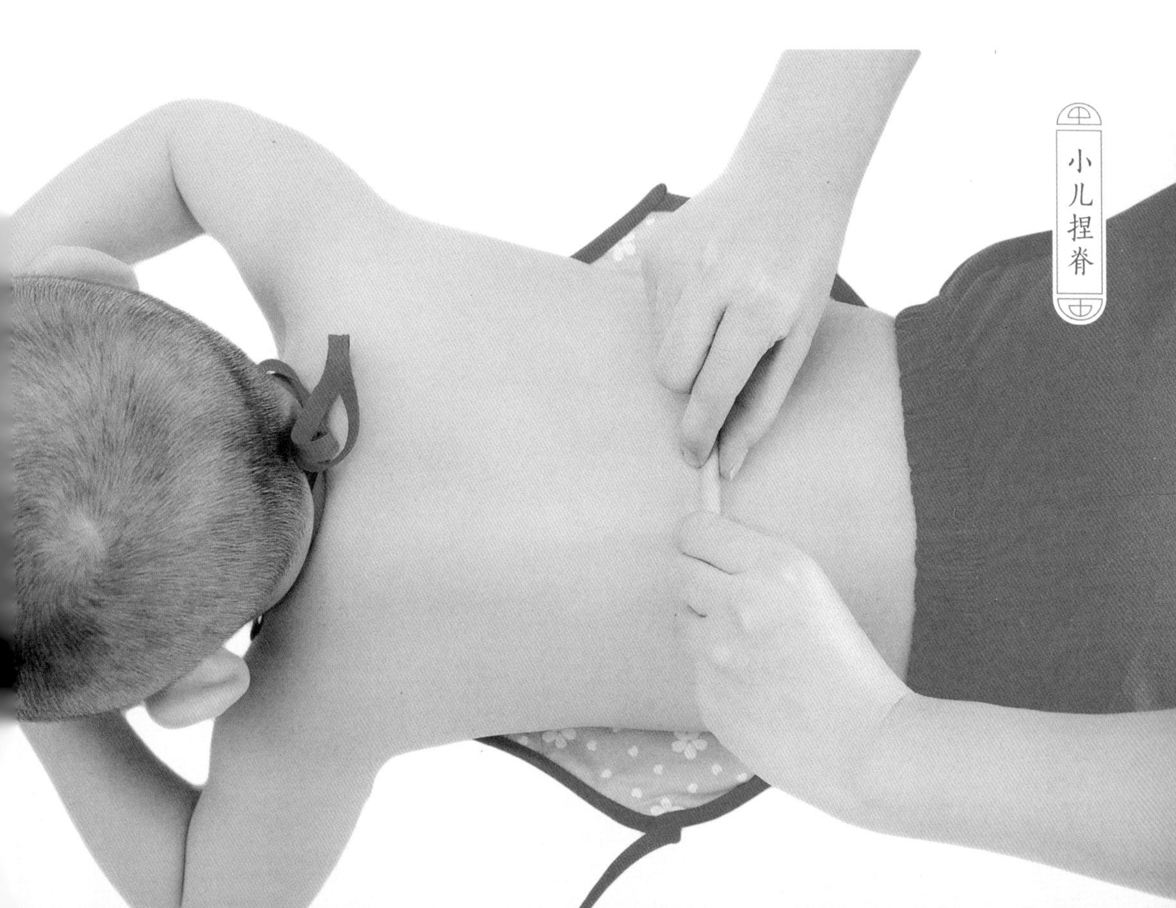

一样的。道理很简单，您为什么捏脊？捏脊就是为了刺激您的脊神经，而从下往上捏和从上往下捏，都是在刺激脊神经。

不管早上还是晚上，都可以捏脊

那么是早上捏好，还是晚上捏好呢？有人认为捏脊是升发阳气的，所以最好在早上捏，但是晚上捏脊照样可以潜藏阳气。

这点我深有体会，因为我太太有时候会给我捏脊，她是从下往上捏的。很多人认为从下往上捏可以升发阳气，让人更有精神，可是我太太给我捏完之后，不到10秒钟我就能睡着。我太太也是，捏完之后很快入睡，我女儿也是一样，所以我们一家三口，经常睡觉之前相互捏脊。捏脊没有太多的时间限制，如果您爱家人，就给他捏捏脊吧！

捏脊，就是在给身体强壮阳气

捏脊的时候，很多小孩的背部皮肤很松，很容易提起来，这时候有的家长就会觉得孩子是不是营养不良，或者吃得不够好。像成年人的背部，肌肉和皮肤都已经分不开了，捏起来非常僵硬。那小孩的皮肤是松点好，还是紧点好呢？

说到这，我想问问您：是老人更健康呢，还是婴儿更健康？多数人会觉得婴儿更健康。对！就像老子所说的："含德之厚者，比于赤子。"意思就是什么人更接近于道？就是刚生下来的小婴儿，因为他更接近于自然、更健康，最大程度地保有了"天真"（事物的天然本性）。

那您看小孩的皮肉是硬的，还是软的呢？大多数情况下是软的。自然界的植物在刚生长的时候是软的呢，还是硬的呢？是软的，当植物变硬的时候，往往是秋冬凋亡之象。同样，当一个人临终的时候，他的身体是软的呢，还是硬的呢？通常是硬邦邦的。

人的皮和肉之间是有缝隙的，中医叫作经脉，经脉越通畅，人的肢体就越柔软，所以中医里有一句话叫“筋长一寸，寿延十年”。就是您的身体越柔软，就越健康长寿。

当您给孩子或者家人、朋友捏脊的时候会发现，如果一个人的皮肉越松软，捏的时候越不疼；反过来说，如果一个人的皮肉越紧，捏的时候越疼。因为中医里还有一句话叫作：“通则不痛，痛则不通”。

捏脊之后，您的身体会有一个改善，就是身体越来越柔软了。当然，第一次捏脊的时候，可能会有一些疼，但是当您坚持捏脊三五天之后，疼痛就会消失，那个时候身体会非常舒服。

捏脊，对于成人也同样适用，因为万物生长靠太阳，人的健康离不开阳气。《黄帝内经·素问》中说：“阳气者，若天与日，失其所则折寿而不彰。”“阳气者，精则养神，柔则养筋。”而人体中阳气最足的地方就是脊柱，中医叫作督脉，督脉是阳脉之海。所以每天捏脊，就是在给我们的身体强壮阳气。

捏脊，还能让孩子变聪明、学习好

脊柱上的脊神经支配着人体几乎所有内脏的功能，包括智力的发育、内脏的发育、身高的发育等。

很多人不理解，捏脊怎么还能让孩子变聪明？跟孩子的成绩有什么关系？您看小朋友是不是身体越好，智力越高，学习才能越轻松？如果一个人的身体不好，智力也不行，是很难学习好的。

那么有没有一个方法，既能提高孩子的身体素质，又能提高孩子的智力呢？

很多家长会说给孩子吃牛肉、鱼肉。适当吃这些食物，当然对孩子的身体和智力发育是有好处的，但如果吃得过多，反而会对孩子的发育产生不好的影响。这是为什么呢？

因为当人体摄入高油脂、高胆固醇类食物的时候，胆固醇在体内起到一个镇静的作用，而鱼肉、牛肉、鸡蛋这些都是高油脂、高胆固醇的食物。所以酒足饭饱后，您还想思考吗？还想工作吗？不想。您最想找个地方睡一下。

而捏脊可以刺激人体所有的内脏发育，同时脊神经是人体的中枢神经，它是跟大脑连在一起的，每天刺激孩子这个地方，就会让孩子的智力越来越好，越来越聪明。

05 孩子总流口水，用益智仁打粉贴脚心

经常流口水的小孩，不爱吃饭、消化也不好

小孩总流口水，中医把这个病叫作流涎。中医认为涎归脾所主，所以小儿流涎其实是脾虚的表现。如果孩子经常流口水，您会发现，这个孩子可能会面黄肌瘦、不爱吃饭，或者消化不良，他总会有脾虚的症状表现出来。

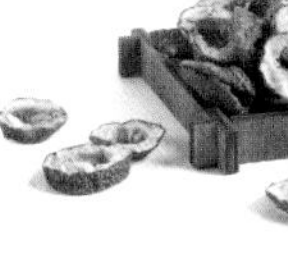

如果孩子偶尔流一次口水，是没有问题的，但如果经常流的话，就要引起注意了。有的小孩口水流得非常多，甚至要在脖子上挂个手绢或者围兜，这种情况一般是脾阳虚的表现。

用益智仁粉贴脚心，孩子流口水的毛病很快就能好

那有没有什么好的中医外治法来解决这一问题呢？当然有，就是用益智仁粉贴脚心，效果非常好。

前几年，我有一个朋友的小孩只有几个月大，流口水现象非常严重，问我该怎么办。我就让他用益智仁粉给孩子贴脚心，贴了不到 20

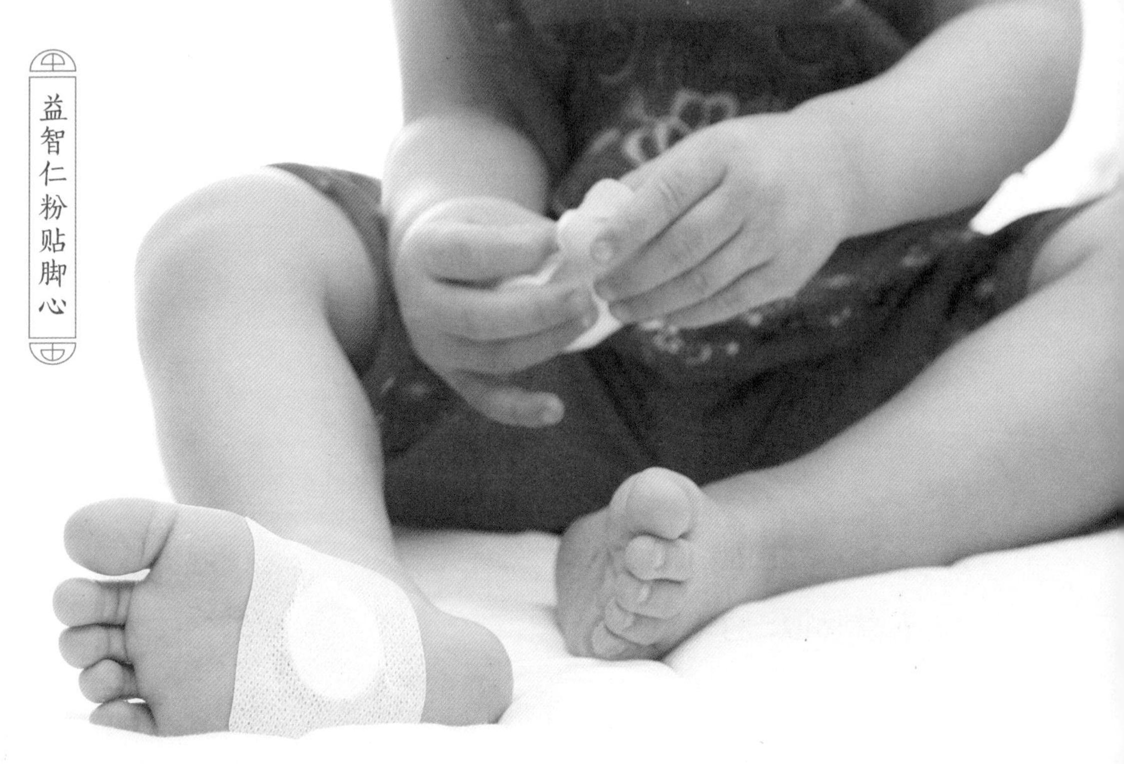

天，小孩流口水的毛病就好了。

怎样预防小孩经常性流口水呢？小孩经常性流口水是脾虚导致的，所以保护了脾胃，就可以预防孩子经常性流口水。

那如何保护孩子的脾胃呢？**规律进食、注意保暖、不暴饮暴食，就可以保护脾胃。**因为脾胃不怕饿，但怕撑着，而小孩的自制力又比较差，遇到好吃的就会多吃一些，遇到不好吃的就不吃，很容易挑食偏食，进而伤了脾胃。所以，中医有一句话叫：“若要小儿安，三分饥和寒。”

益智仁粉贴脚心

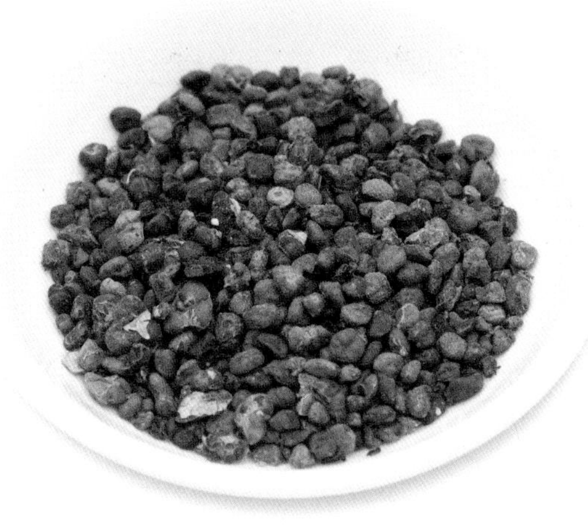

配方 益智仁 30 克。

做法

① 将益智仁打成粉密封保存。

② 每次取一元硬币大小的药粉，放入空白肚脐贴凹槽内，把肚脐贴贴到孩子的脚心就可以了。

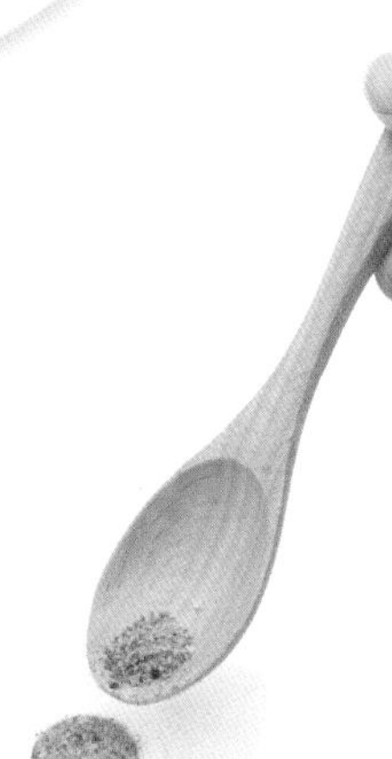

叮嘱

① 每天睡前贴上，晨起揭掉，每天一次，直至痊愈。

② 没有肚脐贴，您也可以把药粉放到纱布上，然后敷到孩子的脚心，用胶布固定。

③ 装好药粉后，可以在肚脐贴的凹槽上贴一层纱布，这样药粉就不会撒出来。

健脾胃，还可以给孩子摩腹

还有两种强壮孩子脾胃的推拿手法：一个是揉腹；一个是摩腹。这两种手法的力道不一样，摩刺激的是皮肤，揉刺激的是内脏。

摩腹是用整个手掌以轻柔的手法，以肚脐为中心顺时针、逆时针抚摸腹部皮肤各 36 圈。揉腹是用四指稍加力度，以肚脐为中心顺时针、逆时针按摩腹部各 36 圈。每天 1 ～ 2 次。

这两种方法都可以强健脾胃，但因为小孩比较敏感，按照现代医学的说法，小孩的神经感受器更敏感，力道太大的话孩子可能接受不了，所以摩腹就可以了。

06 孩子晚上哭闹不睡觉，用中药打粉敷肚脐就能治好

儿科篇

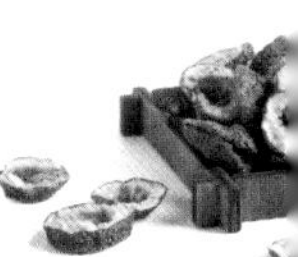

孩子晚上为什么会哭闹?

小儿夜啼，就是刚出生不久的小婴儿经常性地晚上不睡觉，并且不停地啼哭。

小孩为什么会夜啼呢？因为刚出生不久的小婴儿一般睡眠比较多，基本上一天 24 小时都在睡，有的孩子白天睡够了，到了晚上就不睡了，不睡他就会烦躁，就会夜啼、哭闹。

中医认为，夜啼是生物节律紊乱了，老百姓叫睡颠倒了。除了生物节律紊乱以外，腹痛、疝气这些疾病，也可能引起小孩夜啼。

有这么一种说法，小孩晚上一直哭，是缺钙了。这种说法有一定的道理，因为钙在人体中能起到镇静的作用。很多人临睡前会喝上一杯牛奶，以便尽快入睡。这是因为牛奶富含钙和蛋白质，这些东西都具有镇静的作用。当然，孩子夜啼，不一定是缺钙导致的，但适当补钙可以起到镇静的作用。

那大量给孩子补钙好不好呢？这要因人而异，孩子缺钙才需要补；如果不缺钙，大量补钙可能会出现高血钙的情况，反而不利于健康。

小儿夜啼，用千年古方——川芎（xiōng）散敷肚脐

下面介绍两个方子来解决小儿夜啼的问题。

千年古方——川芎散敷肚脐

配方 川芎 15 克，白术 15 克，防己 15 克。

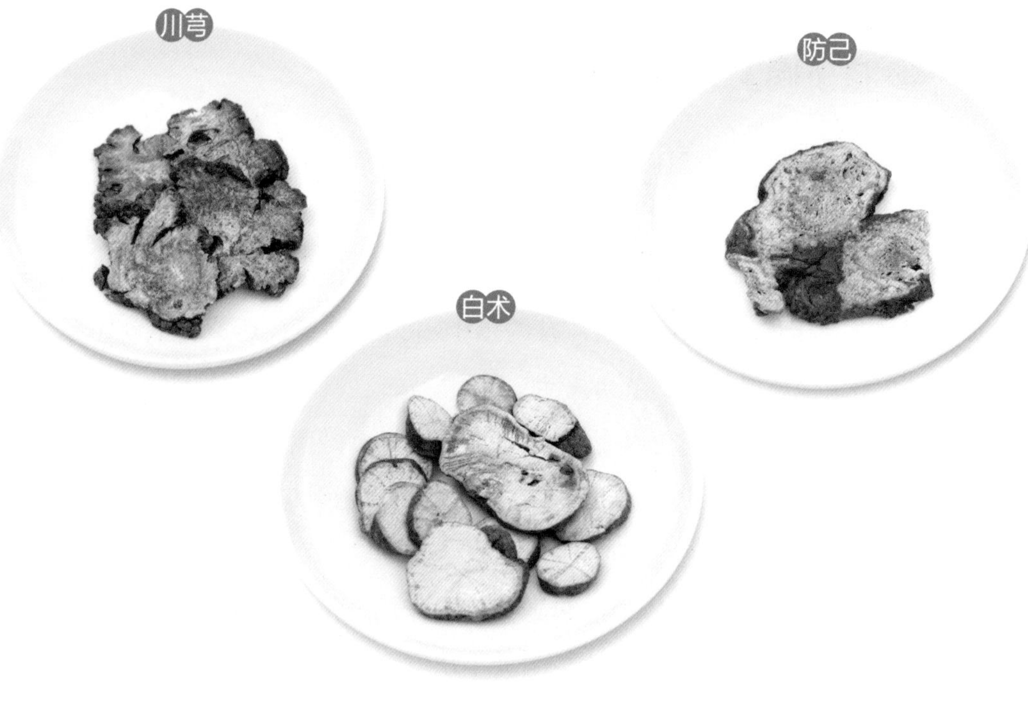

做法

① 把上面的药材打成细粉。

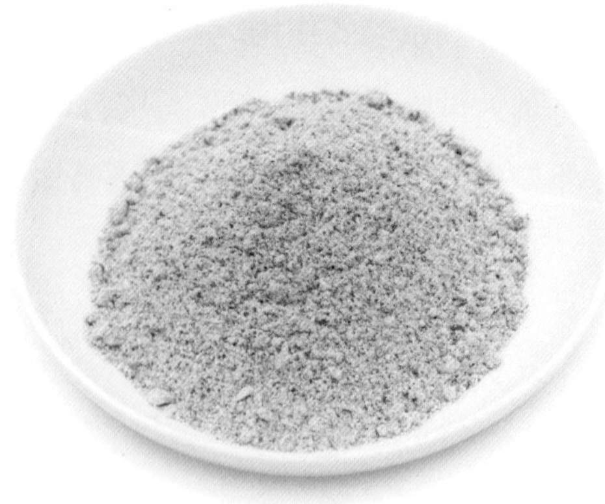

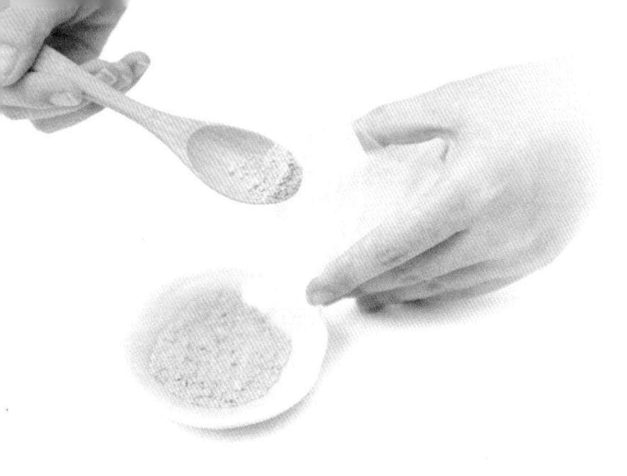

② 将药粉装到中药外敷袋中封闭，然后放入眼罩中。

③ 晚上将眼罩戴到孩子的肚脐上，第二天早上摘下来就可以了。

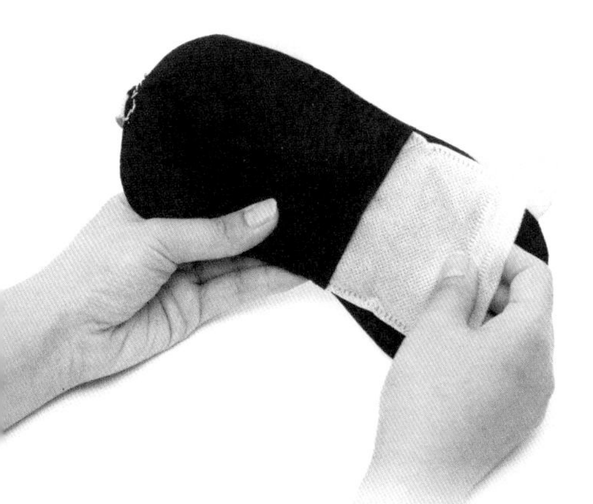

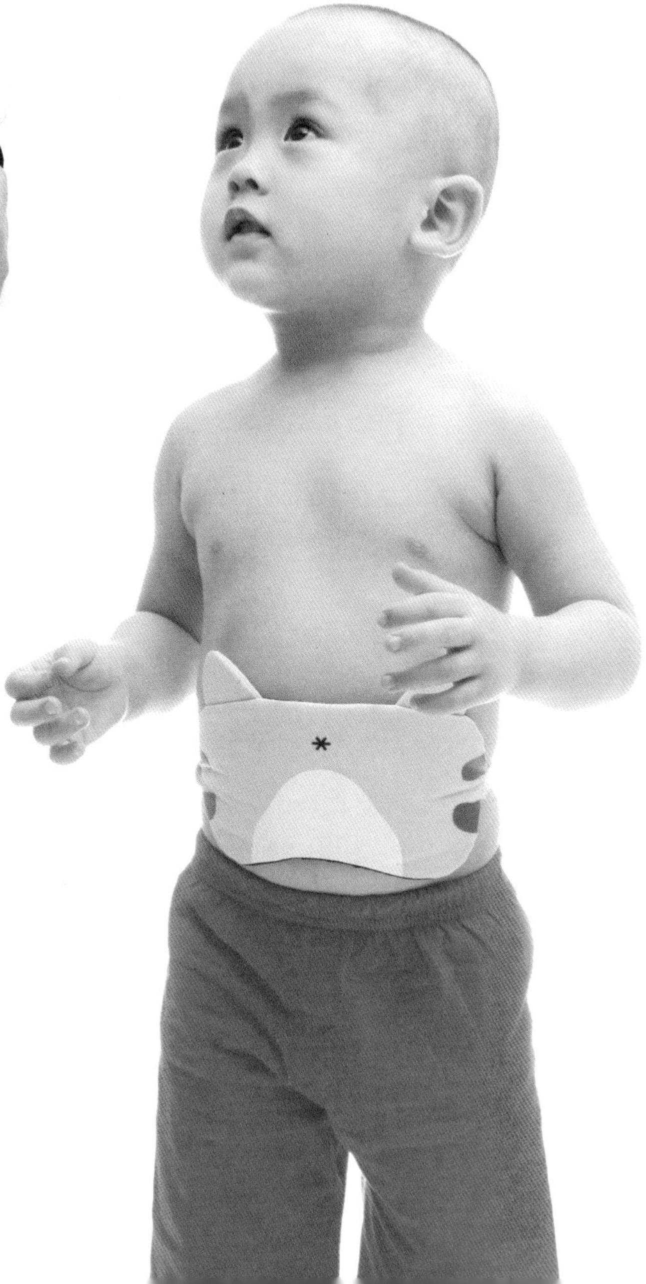

叮嘱

① 药粉每半个月换一次。
② 将中药袋透气无纺布一侧放到眼罩贴近皮肤的一侧。
③ 也可以每天晚上将一元硬币大小的药粉，放入肚脐贴凹槽内，然后贴到肚脐上，第二天早上揭下来就可以了。但这个方法长期使用容易引起皮肤红肿过敏，可以在孩子肚脐周围涂抹一层润肤霜，来保护皮肤。

第一个方子出自《千金方》，里面有一节专门讲客忤。什么叫客忤呢？就是民间说的小孩丢魂了。其实这是现代医学说的一种精神类疾病，这种病带孩子到医院检查也检查不出什么问题，但孩子到了晚上就会不停地哭闹。

对于小孩单纯是因为饿了，或者偶尔白天睡颠倒了而出现的晚上哭闹的现象，不用过分担心。您需要担心的是孩子一到晚上就哭，整宿整宿不停地哭这种情况。针对这种情况，《千金方》中给出了一张处方叫川芎散。

川芎散的组成非常简单：川芎、白术、防己各15克。这三味药非常普通，它们有一个共同的特点，就是具有镇静作用。

我一个朋友亲戚家有一个小孩就夜啼，他用这个方子给小孩治，用了几次就好了。可见这个方子治小儿夜啼很管用。

治疗小儿夜啼的常用方：蝉衣、牵牛子粉敷肚脐

下面介绍一个更常用的方子，蝉衣、牵牛子打粉敷肚脐。

蝉衣就是知了蜕下的壳。知了有一个非常好的生物节律性，它白天叫晚上不叫。中医就是用它来治疗生物节律颠倒方面的疾病，尤其是小儿夜啼。现代药理研究发现，蝉衣具有非常好的镇静作用。

牵牛子也叫黑白丑，是牵牛花的种子。牵牛花也具有非常好的生物节律性，它是卯时（早上5点至7点）开花，到了晚上就闭合了。所以这两味药，可以治疗小儿生物节律紊乱导致的夜啼。

小儿夜啼常用方——蝉衣、牵牛子粉敷肚脐

配方 蝉衣 15 克，牵牛子 15 克。

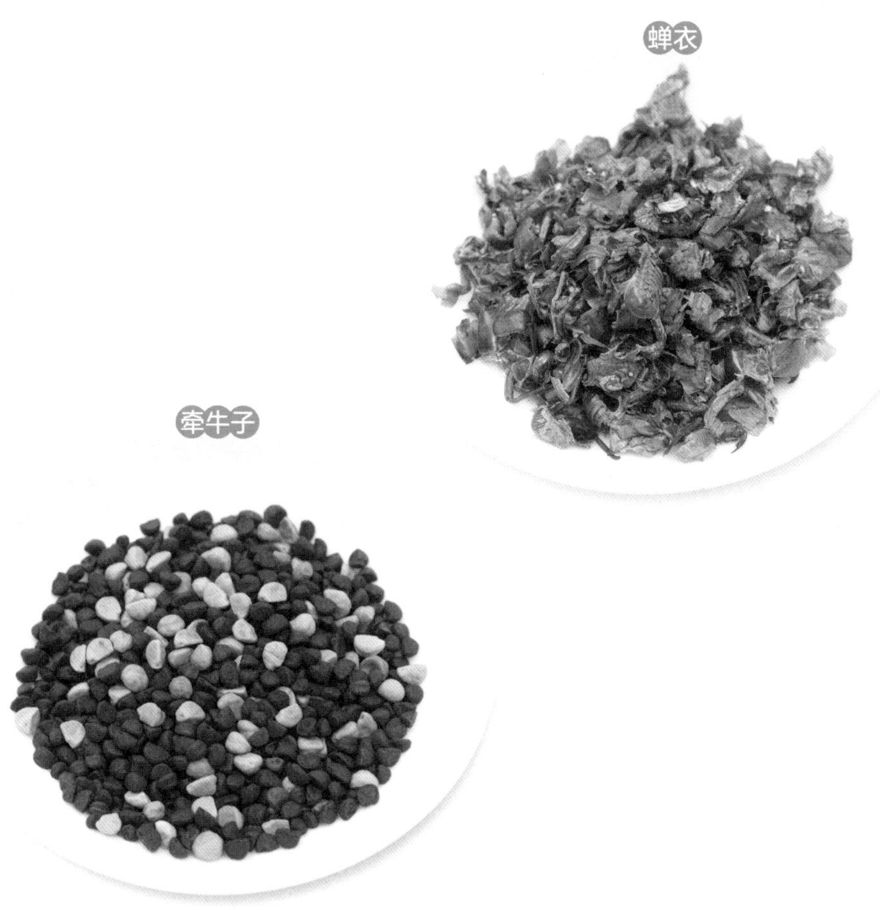

做法 ① 把上面两种药材打成细粉。

② 将药粉装入中药外敷袋中，然后将中药外敷袋装入眼罩中。

③ 晚上将眼罩戴到孩子的肚脐上，第二天早上摘下来就可以了。

叮嘱 ① 药粉每半个月换一次。

② 牵牛子有小毒，没有医师指导的情况下禁止食用。

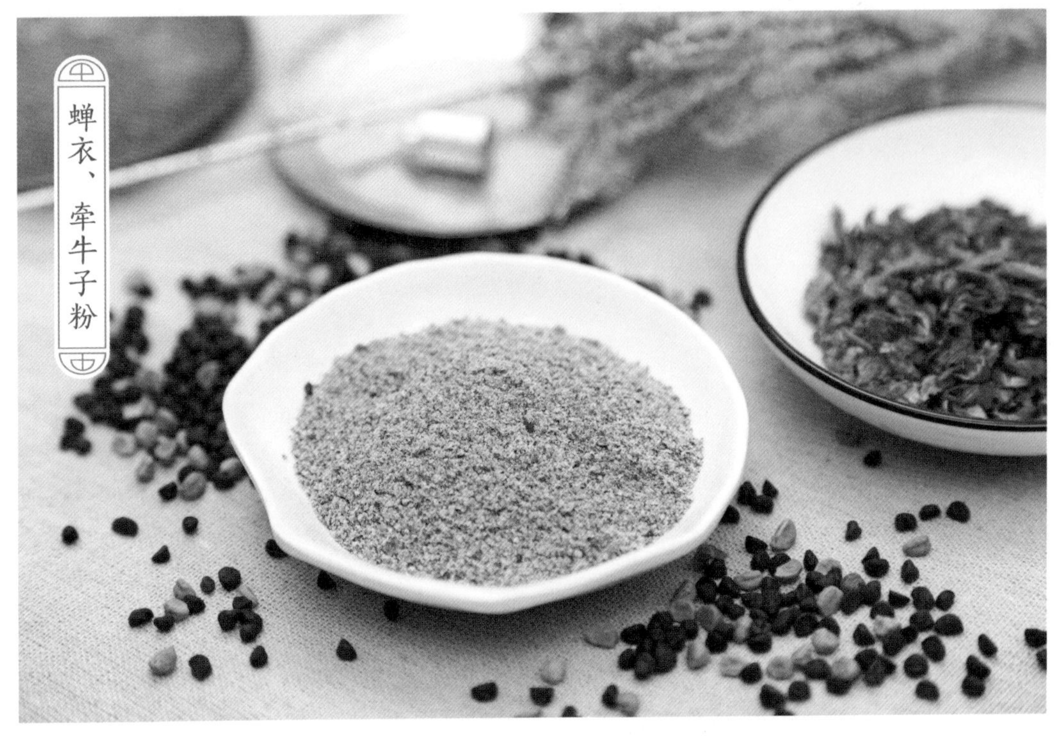

很多家长都喜欢做一件事，就是当孩子哭的时候，特别是晚上，一哭就把孩子抱起来。最后的结果是两口子轮流抱一晚上。这种做法要区别对待，我赞成晚上孩子哭的时候抱着他，白天尽量少抱。

因为孩子，其实不只是孩子，大人也有这个习惯，就是你越宠他，他会越娇着自己。孩子需要关爱，没有安全感，当他伤心或者是睡不着的时候，父母抱着他给他一些温暖是应该的。但如果您一直抱着他，白天也抱着，孩子就会形成依赖性，他的生物节律就养成了，那么他只要晚上一哭，你就得抱着，而且很多时候抱起来就睡着了，放下又醒了。

一定年龄内，不要跟孩子分床睡，让孩子感受到父母爱的气息

我们中国人和西方人有一点不一样，在西方新生儿一定是跟爸爸妈妈分床睡的。而我们中国人的习惯是孩子在一定年龄内是睡在爸爸妈妈中间的。

我比较赞同咱们中国人的做法。因为把孩子放在父母中间，它是有人气的，而且这个气能让孩子感受到温暖、安全和爱。

父母身上的这种气息和味道，能让孩子安静下来。我女儿就有个习惯，睡觉之前，一定要摸着她妈妈的头发才能睡着。这是因为孩子来到这个世界上，感到陌生，需要一种安全感，而这种安全感只有爸爸妈妈能给他。

读者反馈

孩子夜啼，用川芎散敷肚脐后一次起效

曹金丽：我女儿在出生后一个多月时，每天晚上12点到凌晨3点之间都会哭闹不睡觉，用了王栋博士的夜啼妙方，川芎、白术、防己各15克打成粉敷肚脐，一次起效，三天后就能一觉睡到天亮了。

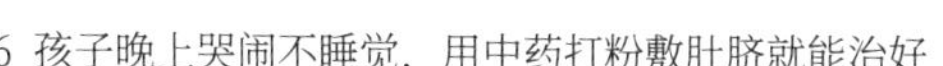

07 孩子尿床，用麻益散贴肚脐有奇效

孩子六岁以后还尿床是一种病，需要治

尿床，也就是医学上说的遗尿。

小孩在两三岁左右，偶尔尿床是正常的。如果孩子到了六岁以上还在尿床，那就需要治疗了；六岁以下频繁尿床的，也需要治疗。

其实小朋友发育到一定阶段，晚上需要尿尿的时候，他会自动起来，但有些孩子会一直出现尿床的情况，这是为什么呢？

因为膀胱的排尿功能，是受低级神经中枢和高级神经中枢共同管理的，高级神经中枢就是大脑皮层，低级神经中枢位于腰骶部。当膀胱中的尿液充盈之后，它首先会向低级神经中枢，也就是腰骶部的神经中枢传导，同时向大脑传导，这时大脑会给它一个尿或不尿的指令。

如果这时候，高级神经中枢对低级神经中枢的控制减弱了，那么它自己就尿了，也就是遗尿了。

治遗尿，用祖传秘方——麻益散贴肚脐有奇效

有一位名老中医叫魏北涵，他家祖传六代中医，有一个治遗尿的秘方——麻益散。我在临床上用这个方子治遗尿，基本上是“百发百中”。

这个方子的组成非常简单，只有三味药：麻黄 30 克，肉桂、益智仁各 15 克。

在这个方子里，君药是麻黄，麻黄中含有的麻黄碱与伪麻黄碱具有交感神经递质样作用，可以兴奋大脑中枢对排尿的控制，并且增强膀胱括约肌肌力，从而起到治疗遗尿的作用。肉桂有扩张肾脏血供的作用，双向调节尿量。益智仁是补肾的，它有两个作用，第一个作用是减少尿液的分泌；第二个作用是加强大脑对低级神经中枢的控制力。所以，这个方子治遗尿是标本兼治的。

自己怎么制作这个方子呢？

麻益散敷肚脐

配方 麻黄 30 克，肉桂、益智仁各 15 克。

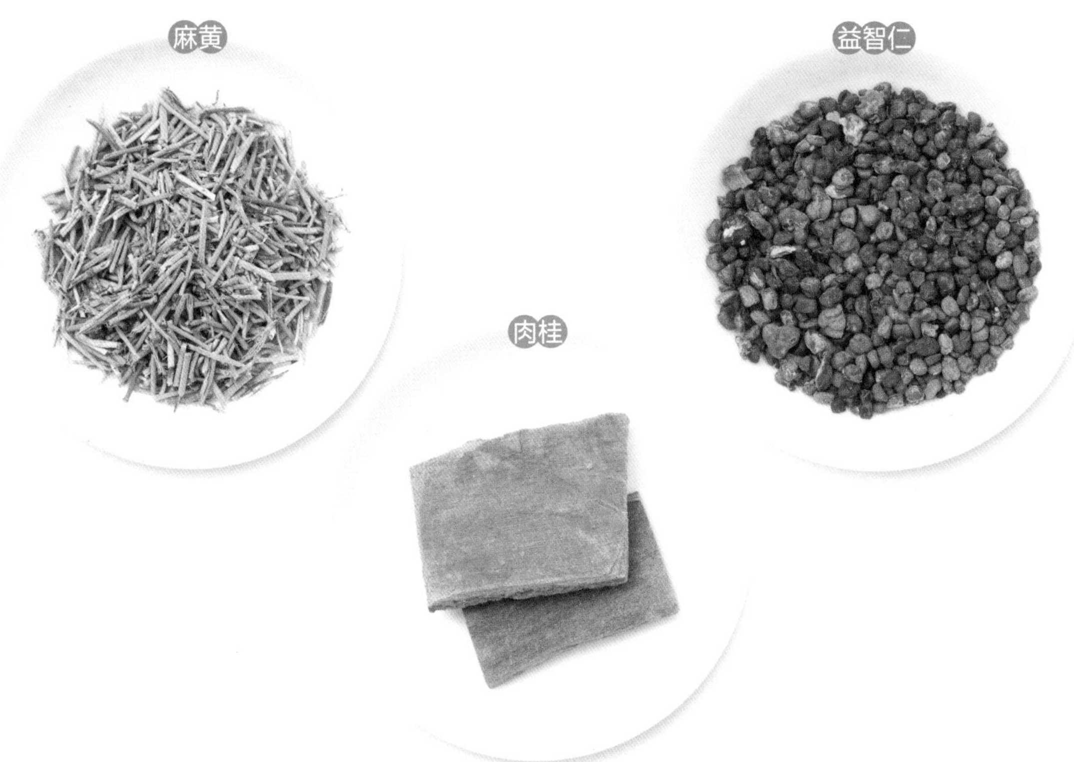

做法 ① 把上面的药材打成细粉。

② 将药粉装入中药外敷袋中，然后将中药外敷袋装入眼罩中。

③ 晚上将眼罩戴到肚脐上，第二天早上摘下来就可以了。

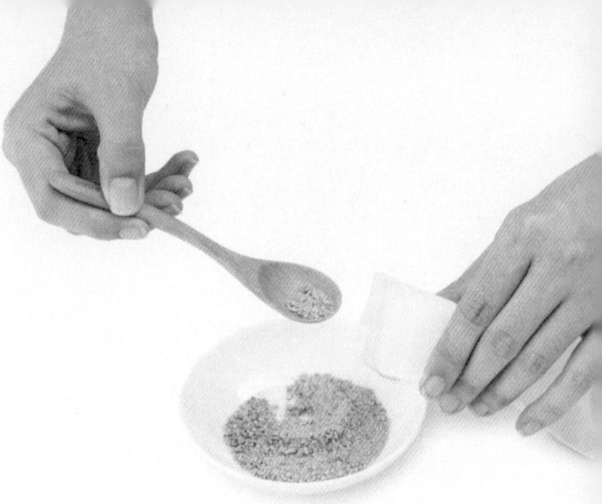

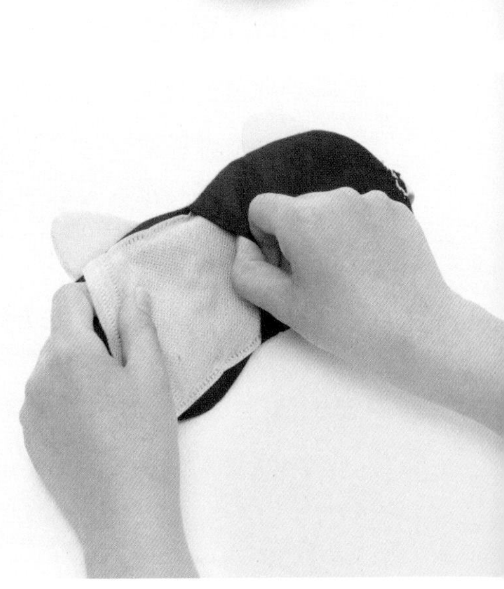

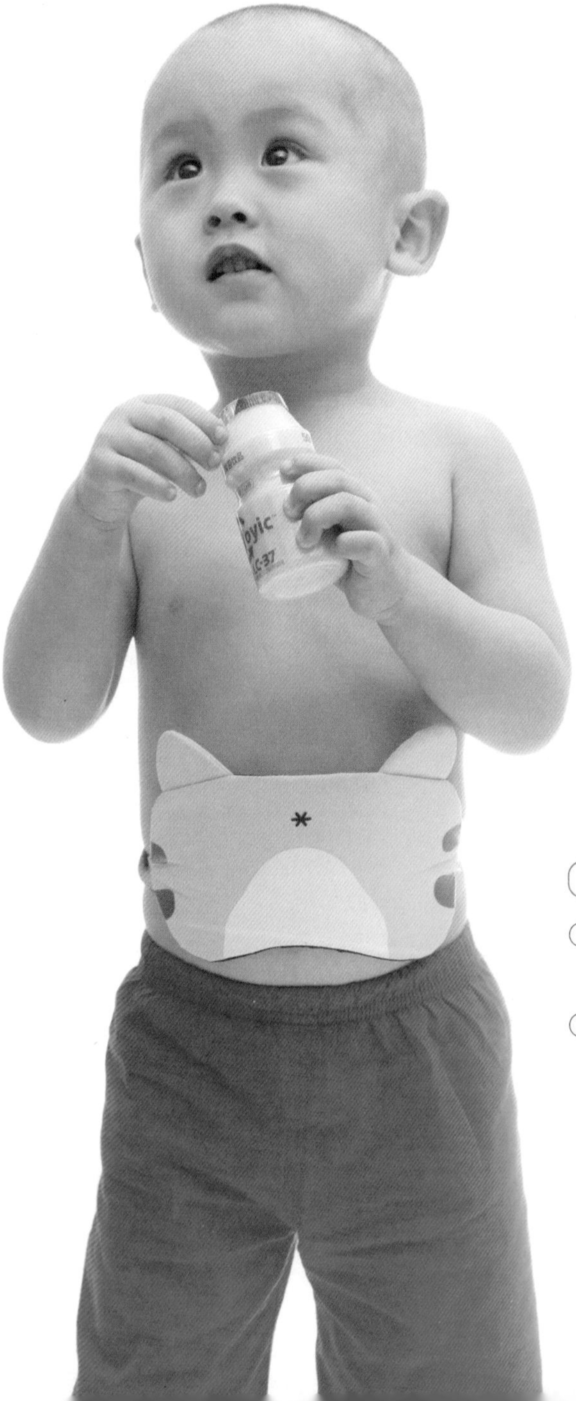

叮嘱

① 白天可以正常喝水，晚饭之后要少喝水。

② 也可以将麻益散放到肚脐贴中贴到肚脐上，这种方法见效更快，但小孩皮肤娇嫩，可能会出现皮肤泛红痒痛的现象。

遗尿不是小孩的专利，成年人也会得

这个方子外治跟口服都有效。举个例子，我有一个学生，有一天放假回家，在给他姥爷整理被褥时发现被褥全是湿的，他问他妈妈这是怎么回事。他妈妈说老人年龄大了，固不住尿了……这说明尿床不是小孩的专利，老人也经常会有。

后来这个学生用麻益散给他姥爷做了肚脐贴。非常神奇的是，只贴了一天，他姥爷的遗尿就好了。

还有一种情况，有些成年人一紧张，或者突然受到刺激，就会有尿液溢出。这不属于遗尿，这是由于精神紧张引起的，中医一般是通过疏肝解郁来治疗，不需要用麻益散来治疗。

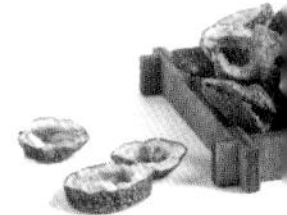

读者反馈

麻益散治尿床第一方

郑文：我女儿8岁了，晚上还经常尿床。用王栋老师讲过的麻益散给孩子敷肚脐后，用了10天左右，孩子就很少尿床了，晚上知道自己起夜了，孩子特别开心。麻益散治尿床真的是屡用屡效，价格还相当便宜。

胡欣：我平时夜尿比较频繁，一晚上要起夜三四次。敷上王老师介绍的麻益散后，第二天晚上夜尿二次，一星期后一整晚都没有起夜，一觉到天亮。

08 孩子脾胃差，容易长不好，用保和丸敷肚脐来调理

小孩子是稚阴稚阳之体，脾胃容易受到伤害

现在的孩子最让家长头疼的一个问题，往往是脾胃不好，不好好吃饭。为什么孩子不好好吃饭呢？中医有一句话，叫“小儿为稚阴稚阳之体”，这个“稚”不是到达的“至”，而是幼稚、稚嫩的“稚”。

很多人认为小儿是纯阴纯阳之体，这是不对的。人是阴阳的复合体，所以小孩不可能是纯阴纯阳之体，而是稚阴稚阳之体。

不光是脾胃，小孩的五脏都很稚嫩，所以小孩比较娇弱。不爱吃饭就是小孩脾胃娇弱的一个表现，尤其是早上。其实，大人有的时候也不爱吃早饭。因为早上的时候，肾上腺皮质激素分泌旺盛，而肾上腺皮质激素有抑制胃肠道蠕动的作用，这就是很多上班族不想吃早饭的原因。

孩子不好好吃饭，不要硬让他吃，饿他一顿

很多小孩不但早晨不爱吃饭，午饭、晚饭都得爷爷奶奶追着喂，才能吃一点儿。这是不是一种病态呢？其实这是大部分小朋友都会有

的厌食现象。小孩子不吃饭就不要强求他吃。想一想如果有个人，天天追着你让你吃口饭吧、吃口饭吧，你本来想吃，这样一来也不想吃了。

小孩子不爱吃饭，第一点就是不要强求他吃；第二点是尽量不要让他吃零食，一定要养成定点吃饭的习惯。

为什么要定点吃饭呢？

因为胃酸的分泌是有时间节律、有规律的。您知道什么样的人最容易得胃病吗？就是吃饭不规律的人。

胃酸的分泌节律被打乱后，胃酸分泌异常，就会腐蚀胃黏膜，导致胃溃疡、胃炎的发生。所以如果您正餐的时候不吃，一会儿饿了吃点饭，或者吃点零食又饱了，这样您进食的生物节律就被打乱了，自然到下顿饭的时候就不想吃了。

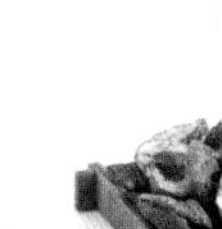

其实，孩子不爱吃饭，还是脾虚的问题。如果孩子长期厌食或者不好好吃饭，肯定会营养不良，影响孩子各方面的发育，孩子的脾胃是后天之本，尤为重要。

有的孩子，刚开始学吃饭的时候挺喜欢吃的，但突然就不爱吃饭了，这是什么原因造成呢？原因很多，比如孩子吃了一些损伤脾胃的药物，或者暴饮暴食伤了脾胃。

这就像种地，如果今年种了芹菜，明年还种芹菜，连续几年都种芹菜，这块地的产量会明显下降。这说明地里的养分已经被吸收完了。孩子的脾胃跟种地是一样的，刚生下来的时候脾胃很健康，但长期饮食不当，结果把脾胃给伤了。

那农民会怎么处理这种情况呢？就是什么都不种，荒它两年。小孩也一样，如果不好好吃饭，就不要硬让他吃，饿他一顿可能是更好的选择。

大多数孩子的病，都可以通过捏脊来调理

中医外治法怎样来调理孩子不爱吃饭的问题呢？有一个非常简单的小儿推拿手法——捏脊。其实，大多数孩子的病都可以通过捏脊来调理。

所以我常说，如果妈妈真的爱孩子，给孩子最好的礼物不是某种神药，也不是某种保健品，而是您的双手。每天睡觉前，给孩子捏脊3～9遍，这是对孩子的发育和身体健康最好的帮助。

捏脊手法：

沿着脊柱及脊柱的两侧，用食指和拇指提起背部的皮肤由下依次往上撵，所以捏脊在民间又叫撵皮。力度由轻到重，以孩子能够承受为度。什么时候都能捏，以睡前和晨起效果最好。

用保和丸打粉敷肚脐，调理脾胃效果非常好

有一个中医调理孩子脾胃非常经典的处方，就是保和丸。很多小朋友不喜欢吃药，这个方子也可以通过外敷肚脐来起作用。

为什么要敷到肚脐上呢？因为肚脐这个地方的皮神经支配着我们的消化系统，所以将药物敷到肚脐上，能起到一个非常好的健脾开胃、促进生长发育的作用。

您看，这个方子里的山楂、神曲、茯苓、陈皮、莱菔子、麦芽都是我们平常会吃的食物，所以这个方子非常平和，小朋友基本都可以使用，还可以一直用。但这个方子也有不足的地方，就是不会快速起效，不可能第一天敷上，第二天胃口就能变好，它是日久方能见效的。

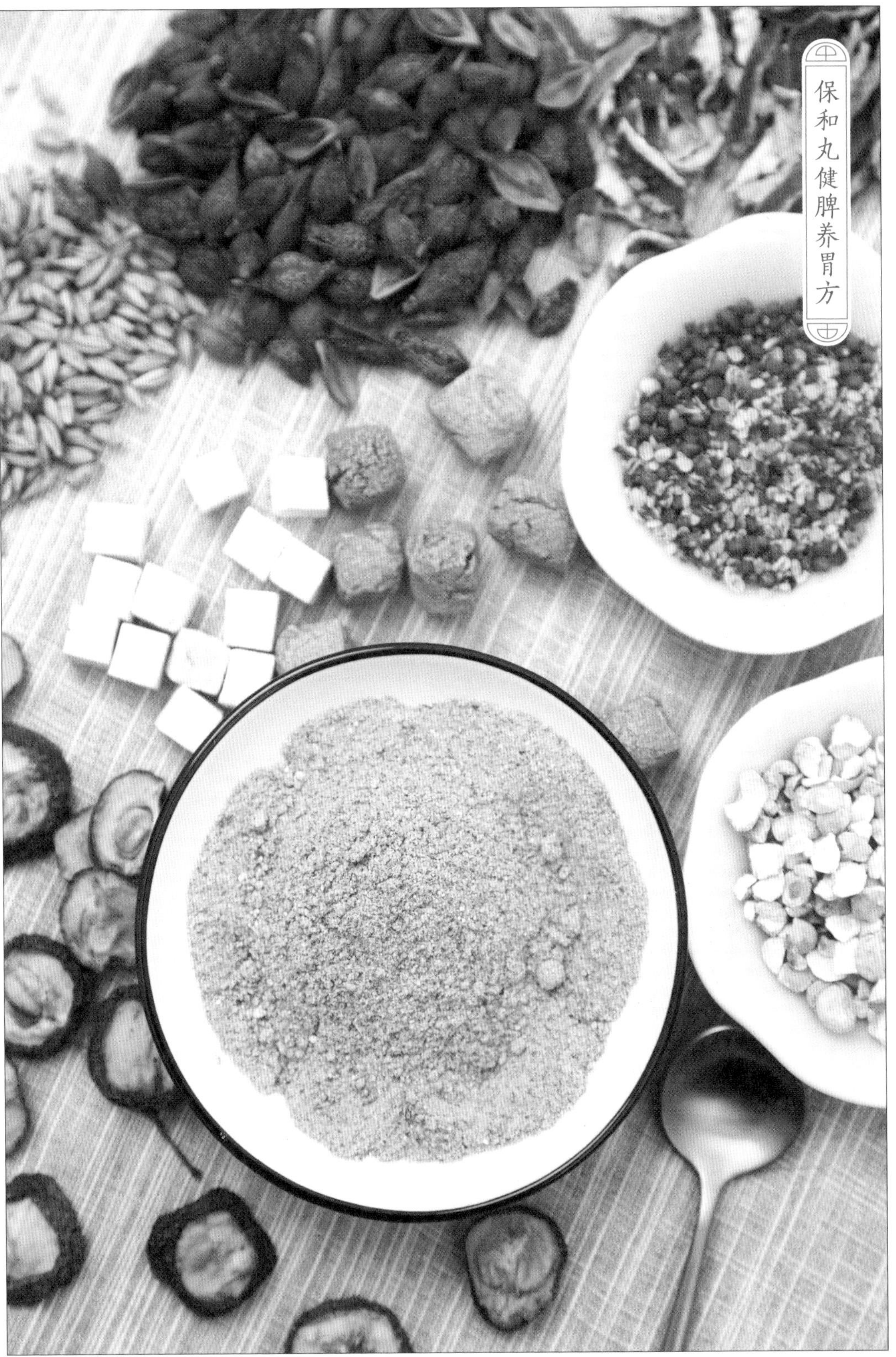
保和丸健脾养胃方

保和丸健脾养胃方

配方 山楂、神曲、半夏、茯苓、陈皮、连翘、莱菔子（萝卜籽）、麦芽各 30 克。

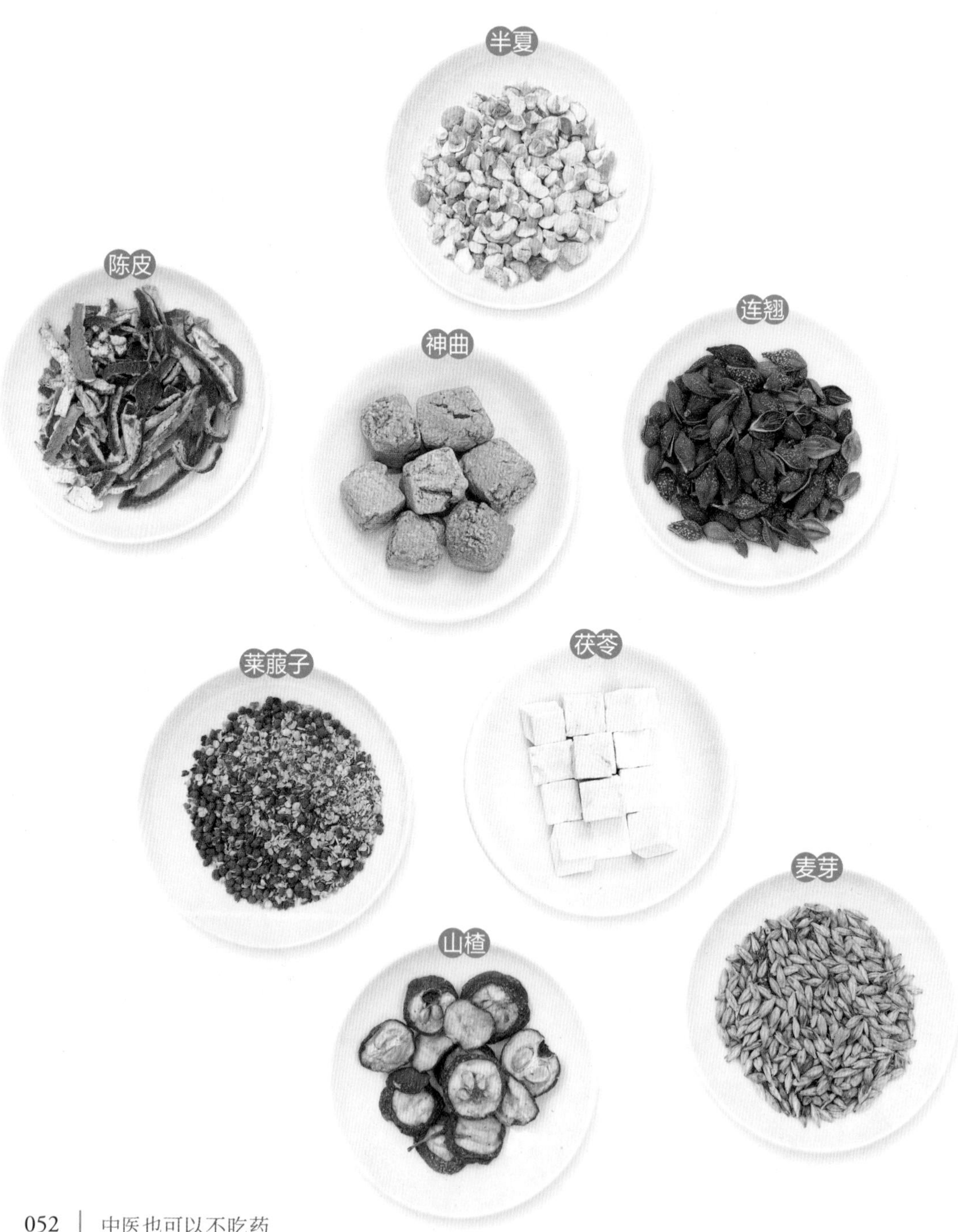

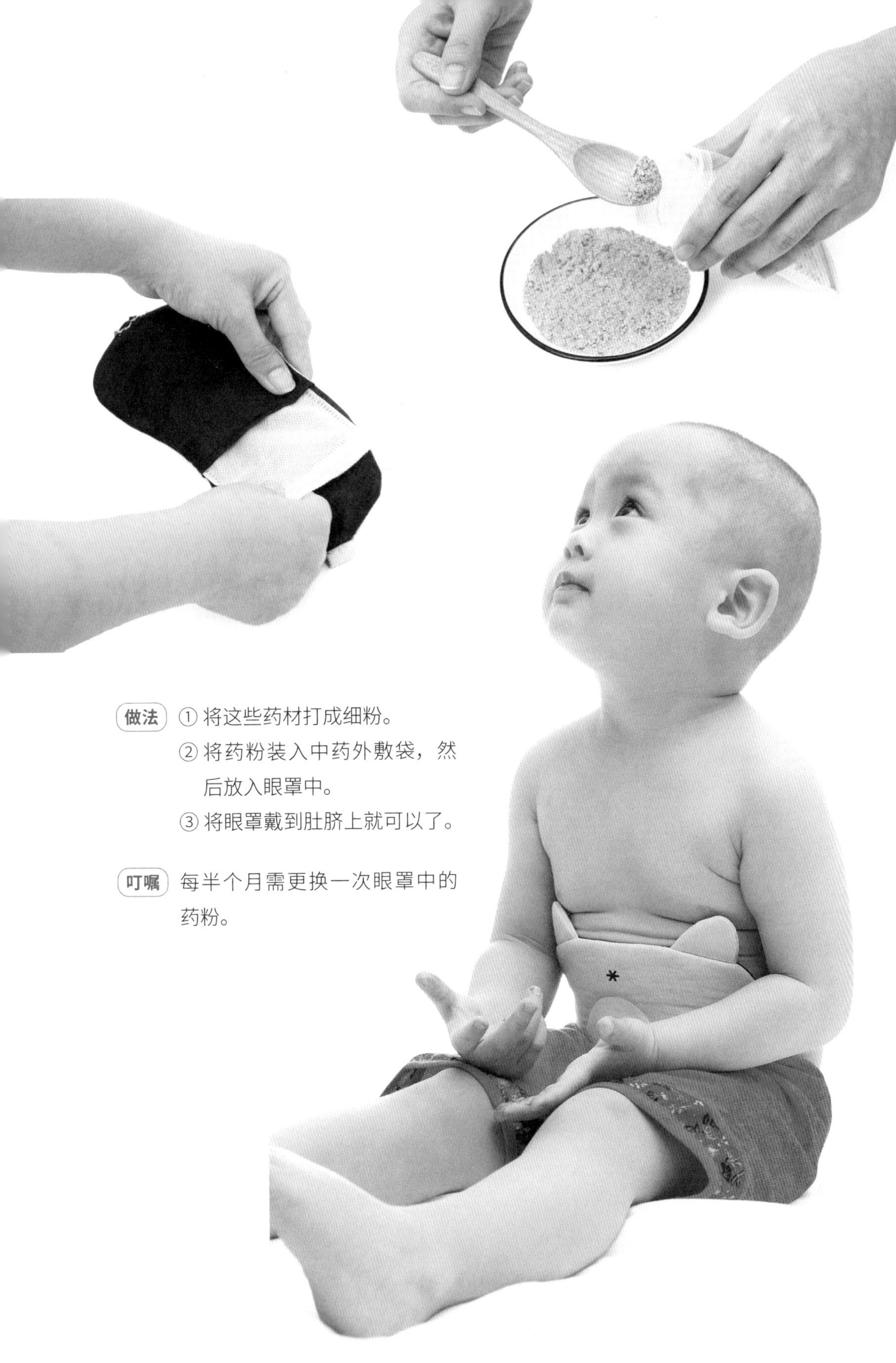

做法 ① 将这些药材打成细粉。

② 将药粉装入中药外敷袋，然后放入眼罩中。

③ 将眼罩戴到肚脐上就可以了。

叮嘱 每半个月需更换一次眼罩中的药粉。

09 孩子厌食，戴健脾肚兜，让孩子身体棒、长得高

孩子为什么会厌食？

孩子不爱吃饭和厌食是不是一回事呢？如果孩子长期不爱吃饭那就是厌食了。调理小儿厌食，中医是通过健脾、调理脾胃入手的。

孩子为什么会厌食呢？因为孩子的脏器比较娇弱，而脾胃又是后天之本就更娇弱了，所以更容易受到伤害。而孩子在碰到自己喜欢吃的东西时经常会吃得很多，碰到不喜欢吃的又不吃了，长此以往就不能形成正常的进食节律，从而导致脾胃受到损伤，或者有的孩子先天脾胃就弱，时间长了就会形成厌食。

孩子的厌食症和大人的厌食症是一样的，首先表现为不爱吃饭，有的还会出现消瘦、便秘或者腹泻等情况，一般这种孩子的面色会比较萎黄。长期厌食一定会影响孩子的发育，甚至是智力的发育。

脾作为我们的后天之本，它吸收营养物质，为身体的生长发育提供粮草和弹药。俗话说:“兵马未动，粮草先行。”如果您的后方补给不行的话，前方的士兵就不能很好地冲锋陷阵。

孩子厌食，戴健脾肚兜来改善

对于小儿厌食，用什么样的健脾方来调理呢？

以前的小孩都会穿一个肚兜，所以很多小孩的病，都可以用中药肚兜来治。

中医认为人的腹部属阴，特别容易受凉，而一些重要脏器都在这里。比如，消化系统就在肚脐的周围，肚子的上面是胃，中间是小肠、大肠。腹部一受凉，就会影响脾胃的消化吸收功能。

儿科篇

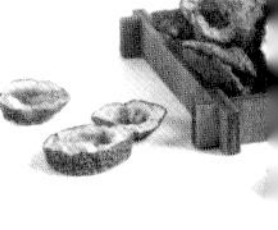

古人在这方面非常有智慧，您看古代的服装，尤其是满清入关之后，女人都喜欢穿旗袍，旗袍在什么地方开衩呢？两条腿的外侧。中医认为两条腿的外侧有胆经经过，胆在中医上是相火之脏，它爱上火而不太怕冷，喜欢通风不喜欢遮盖，所以您看古代的大褂也是在大腿两边开衩的。

而我们的腹部，胃经、三阴经、任脉、冲脉都要经过这里，它喜欢暖而不喜欢凉，所以古代女性或小孩经常会穿肚兜来保护腹部不受凉。

中医判断一个人身体好不好，会摸摸他的肚脐，如果肚脐是暖的，这个人的身体一般是正常的，或者更容易长寿；如果肚脐发凉，这个人的体质会偏阳虚，如果是女性的话会宫寒。

而中药肚兜，对我们，尤其对小孩脾胃的调养非常有益。下面介绍一个健脾肚兜，就是在肚兜的里层加上一层药，使它的保暖性更好，而且具有调养脾胃的作用。

这个肚兜主要通过肚脐给药，而且用药更精准，专门针对孩子不爱吃饭、厌食。健脾肚兜由这几味药材制成：黄芪、白术、陈皮、木

健脾肚兜方

配方　黄芪、白术、陈皮、木香、砂仁、山楂、神曲、鸡内金、牵牛子各10克。

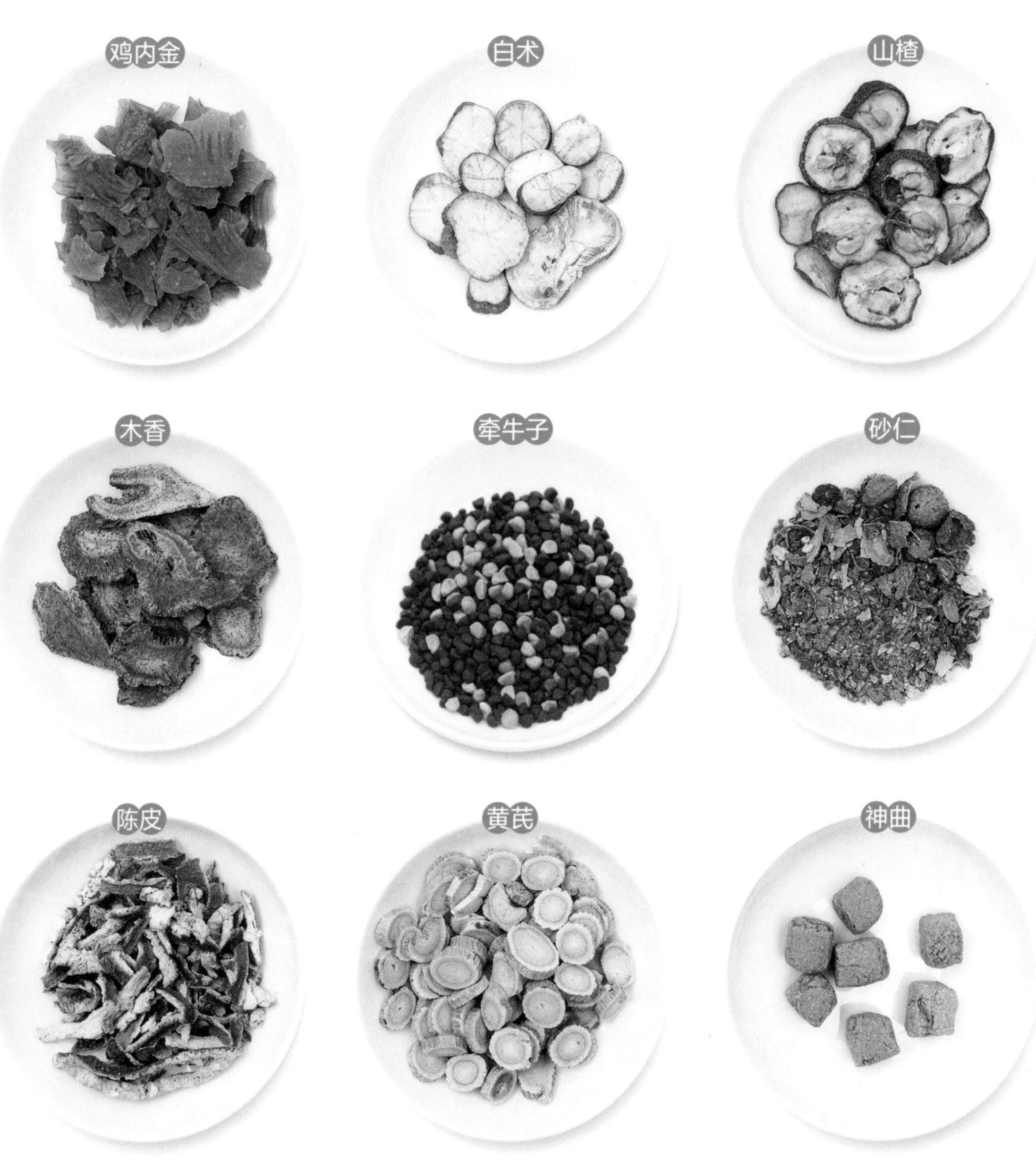

做法 ① 将上面的药材打成细粉。

② 制作一个肚兜内胆，将药粉装到内胆中，然后将内胆放入肚兜中。

③ 让孩子每天佩戴就可以。

叮嘱 ① 肚兜中的药粉每半个月更换一次。

② 肚兜和内胆可以在网上购买，也可以自己制作，面料一定要轻薄透气。

③ 也可以将药粉放入中药眼罩中，让孩子每天将眼罩戴在肚脐上就可以了。

香、砂仁、山楂、神曲、鸡内金、牵牛子。

在《神农本草经》中有这么一句话评价黄芪，说它“主小儿百疾”。黄芪这味药是升发阳气的，而小孩是少阳之体，阳气也是升发的，所以特别适合小孩使用。另外，使用小剂量的黄芪有促进人体细胞免疫的作用。

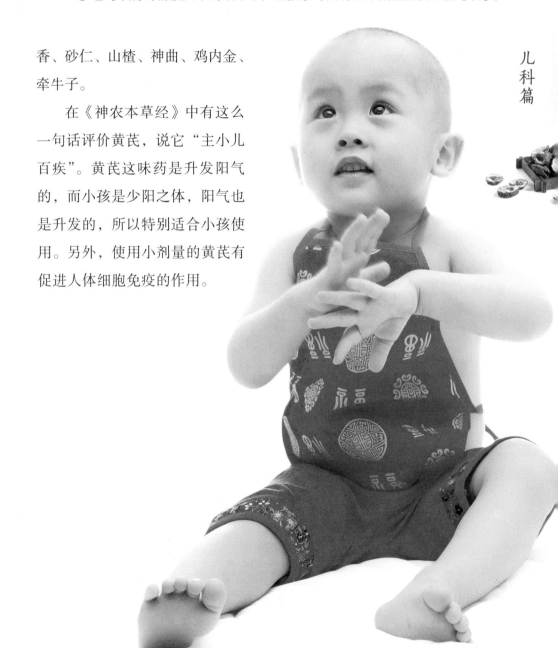

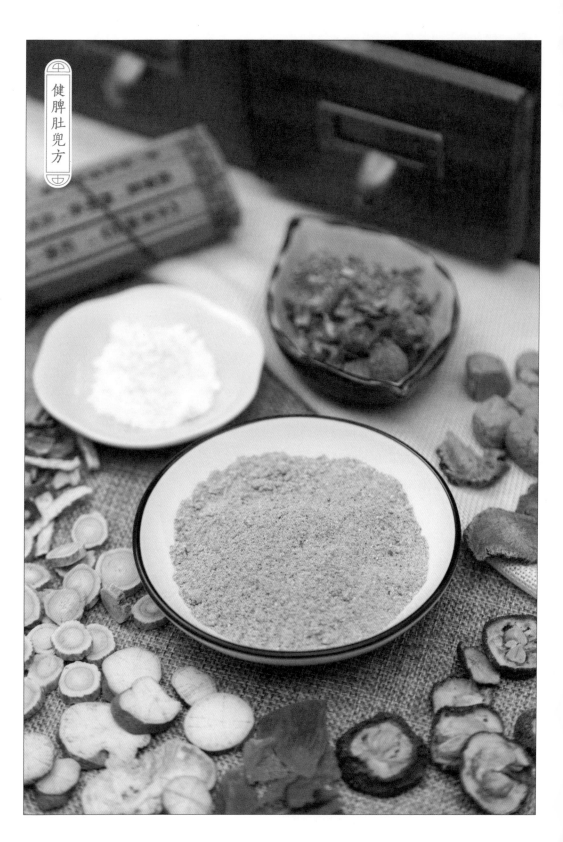
健脾肚兜方

白术这味药也同样可以促进细胞免疫。**如果您的孩子容易感冒生病，黄芪和白术这两味药就可以提升他的抵抗力，让孩子少生病。**再加上陈皮、木香、砂仁、山楂、神曲、鸡内金，这几味药都是调理脾胃的，可以促进小儿食欲，中医叫作开胃进食。

最后一味药是牵牛子。牵牛子的用量比较小，只有 10 克，而且牵牛子外用很安全。您看前面的药全是健脾的，只有牵牛子是通腑的，而且牵牛子是通便药中的健脾药，尤宜小儿。**中医认为，脾益健益补，而胃益通益泻，这样孩子的整个脾胃就运化开了。**

所以您看这张方子特别好，前面的药全是升脾的，最后一味药是降胃的，这样人体的气机就可以运转开来，所以调治小儿厌食效果很好。

捏脊、揉腹，对调理小儿厌食也有效

捏脊、揉腹对调理小儿厌食也有很好疗效。因为通过刺激孩子的皮肤，尤其是腹部皮肤的神经感受器，能让孩子的消化系统更有活力。

揉腹是以四指稍加力度以肚脐为中心顺时针、逆时针按摩腹部各 36 圈。每天 1 ～ 2 次。

孩子的皮肤比较娇嫩，而且神经系统很发达，所以通过触摸小儿的皮肤，就可以调节他的神经系统。皮肤不仅能对身体起到保护作用，通过刺激皮肤，还能调节内分泌、增强免疫力，所以如果条件允许，建议家长自学一下小儿推拿，经常给孩子做做小儿推拿，对孩子的生长发育，包括智力的发育都是非常有用的。

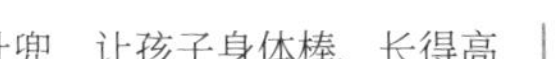

10 口疮、鹅口疮的极简中医外治法——吴茱萸贴脚心

有个病名字很怪，叫鹅口疮，中医又叫雪口病，就是孩子张开嘴之后，口腔里面是白色的。它是由白色念珠菌感染导致的一种真菌感染性疾病。

鹅口疮只发生在小孩身上，如果孩子在吃奶的时候，一吮吸妈妈的乳头或者一喝奶粉就哭，然后大人拨开孩子的嘴一看，长鹅口疮了。因为这个病是真菌感染引起的，西医还没有很好的抗真菌药物，所以在治疗上还没有很好的办法。

造成小孩得鹅口疮的原因是什么呢？一个是营养不良导致的免疫力下降，或者是吃了大量的抗生素，导致孩子的菌群失调；另一个原因可能是妈妈的阴道当中有一些这样的霉菌、真菌，在生产过程中，婴儿接触到被感染了。

名老中医张珍玉的家传方，治疗口疮有奇效

这个方子是我在上大学的时候，亲自用过的。这张处方不但可以治普通口疮，还可以治小儿的鹅口疮。

在我上大学的时候，山东中医药大学有一位名老中医叫张珍玉，他是山东中医药大学的八大名老中医之一。张老是家传中医，他贡献了一个他们家祖传治疗鹅口疮和口疮的秘方。这张秘方的组成非常简单。

配方 煅炉甘石 2 克，青黛 2 克，冰片 0.3 克，枯矾 0.5 克。

做法 将上述药材研成细粉，装到瓶子里，长口疮的时候涂抹在疮口上就可以了。

叮嘱 每次涂抹以药粉覆盖疮面为度，每日 1 ～ 3 次，无须吐掉。如果感觉不适，吐出即可。

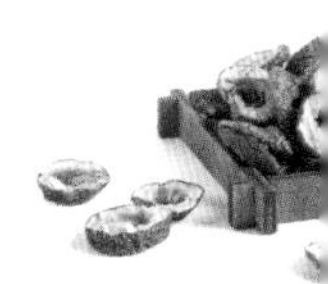

口疮、鹅口疮的极简外治法——吴茱萸贴脚心

上面的方子稍微有点复杂，下面给您介绍一个治口疮、小儿鹅口疮的极简外治方，吴茱萸贴脚心。

为什么用吴茱萸呢？因为吴茱萸是所有温阳药中具有潜藏作用的。像附子、麻黄这些热性药，都是发散的，会让人越吃越热。只要是阳虚型的人，用了吴茱萸之后不会上火，这就是为什么治口疮、鹅口疮要用吴茱萸。

很多人得口疮或鹅口疮的原因并不是实热，而是虚热。很多人得了口疮后，都认为自己上火了，拼命用一些去火的药，但效果并不好。因为这时您可能不是实热，根本不能去火，而需要温阳，这样才能潜

吴茱萸贴脚心

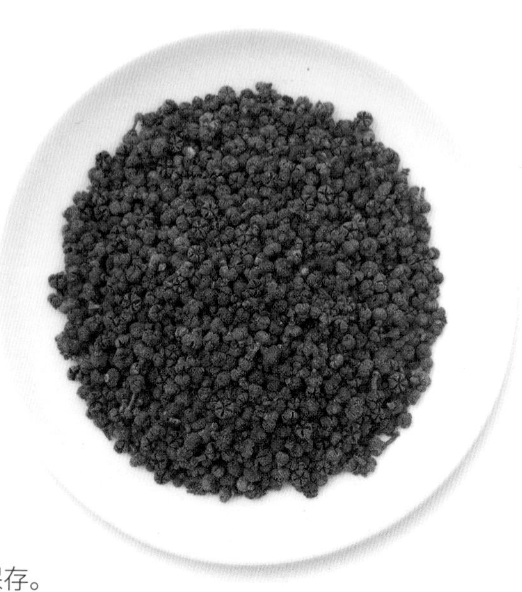

配方 吴茱萸 30 克左右。

做法 ① 将吴茱萸打成细粉，密封保存。

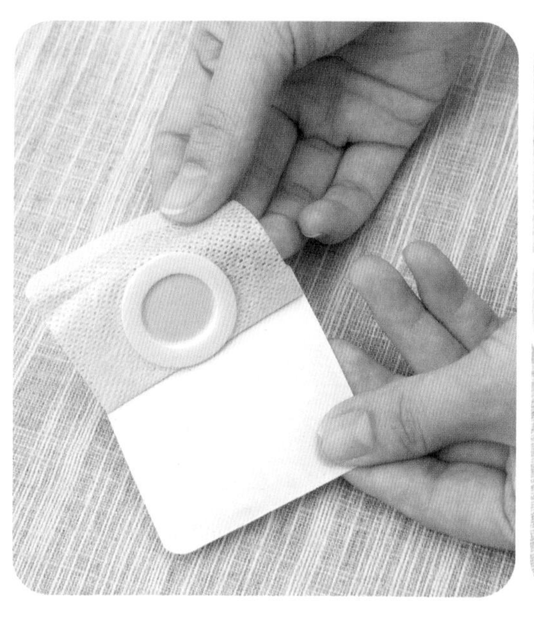

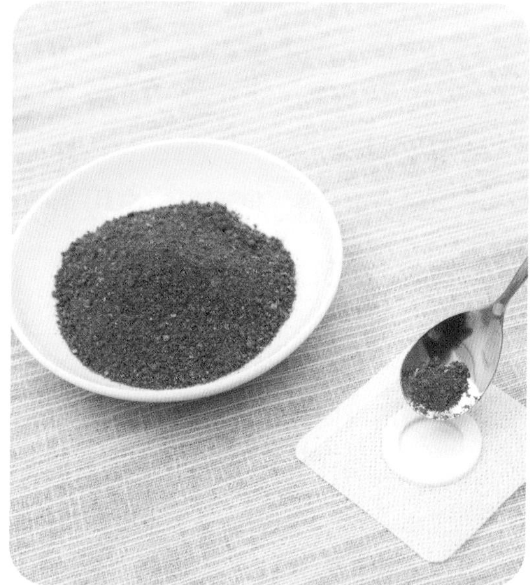

② 每次取一元硬币大小的药粉，放入空白贴凹槽内，然后贴到脚心涌泉穴的位置就可以了。

叮嘱 ① 每天睡前贴上，晨起揭掉。每天一次，直至痊愈。

② 宜伴见手脚冰凉者使用，手足发热者禁用。

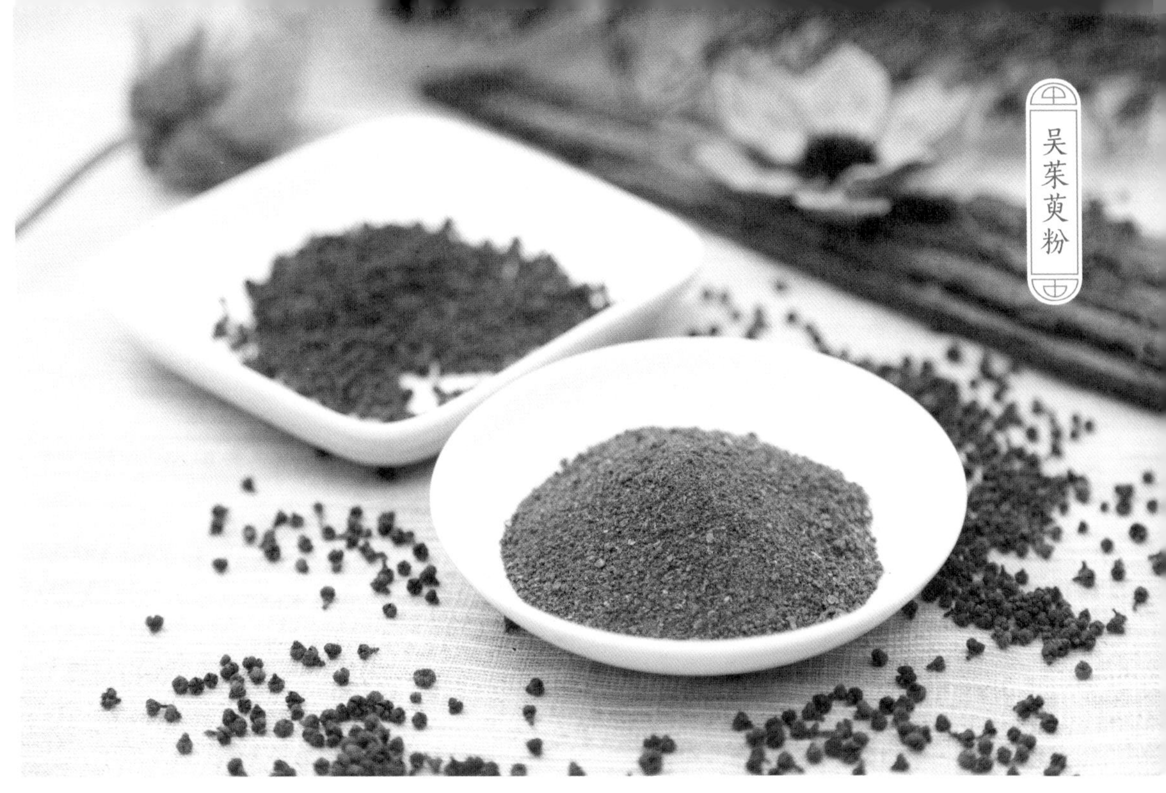

藏住阳气。

判断一个人是不是真上火？可以通过摸肚脐和脚心来判断。

平时很多人总是说我上火了，其实判断您是不是真上火，有一个非常简单的办法，就是摸一摸您的肚脐和脚心，如果您的脚心和小腹是凉的，那您基本是阳虚体质。

这种情况不可以轻易用去火药，因为“阳气者，若天与日，失之则折寿而不彰。”您去的不是火，而是自己的寿命。

11 孩子便秘，用牵牛子来温和通便

吃肉多的小朋友更容易便秘

经常有家长跟我说，小孩长期喝奶粉会便秘。那在中医看来，引起小孩便秘的原因，都有哪些呢？

孩子生长发育很快，他的生长激素分泌比较旺盛，同时代谢也比较旺盛，这容易抑制孩子的胃肠道蠕动，所以小儿便秘很普遍。

小孩便秘除了跟生长比较快有关，还跟饮食有关。很多小孩不喜欢吃蔬菜和水果，就喜欢吃肉。然而肉类食品在肠道中停留的时间比较长，一般要停留 72 小时，而植物类食品在人体内代谢非常快，所以吃肉多的小朋友更容易便秘。

不建议小朋友吃太多奶制品

当孩子出现便秘的时候，很多家长经常会用开塞露，或者给孩子吃一些高蛋白的东西，比如，富含益生菌的奶。我不太建议小朋友吃太多的奶制品。

当然不是说小朋友不可以喝牛奶，但如果把牛奶当水喝，这明显是不对的。现在生活水平提高了，孩子蛋白的摄入，还有钙质的摄入并不少，甚至超标了。如果孩子还像喝水一样喝奶，那么大量的液体蛋白进入体内，就可能引起身体的过敏反应，西方人叫作花粉症。

您看现在的小朋友，很多得湿疹、荨麻疹、过敏性鼻炎、哮喘的，这可能都跟大量摄入异体蛋白有关。

给孩子温和通便，用牵牛子、牛蒡子打粉敷肚脐

像我小时候，如果几天不大便了，爷爷奶奶就会让我们拿上几毛钱，去药房买上三五克的炒牵牛子，研成细末，用水一冲喝下去，便秘就解决了，而且不伤脾胃。

牵牛子是一味非常好的儿科药，在中医上，牵牛子被归为泻水药，而且有小毒。现在治小儿便秘也可以用牵牛子，它能够把体内的水分引到肠道中，解决肠道缺水的问题，使肠道润滑，是一味非常安全的药。

牵牛子还有一个作用，就是健脾。这就是治小儿便秘首选牵牛子，而不是大黄的原因。因为大黄性苦寒，容易损伤脾胃。在泻药当中，尤其是在通畅大便的泻药当中，只有牵牛子一味在通便的同时可以健脾。

下面这个牵牛子、牛蒡子通便方，治小儿便秘效果非常好。

治孩子便秘，为什么选这两味中药呢？因为孩子的身体比较娇弱，所以用药不能太霸道。像治身体比较壮实的成人便秘，经常会用到大黄、芒硝；而小孩是比较娇弱的，就需要用比较温和的药物来通便。

牛蒡子的通便功效就非常平和，而且牛蒡子又叫大力子，是一味补药，如果您经常吃牛蒡子的话，身体会比较壮实。牵牛子具有健脾

牵牛子、牛蒡子粉通便方

配方 牵牛子、牛蒡子各 30 克。

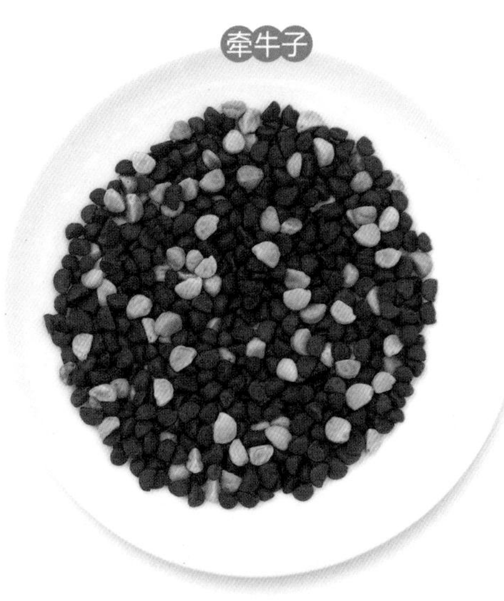

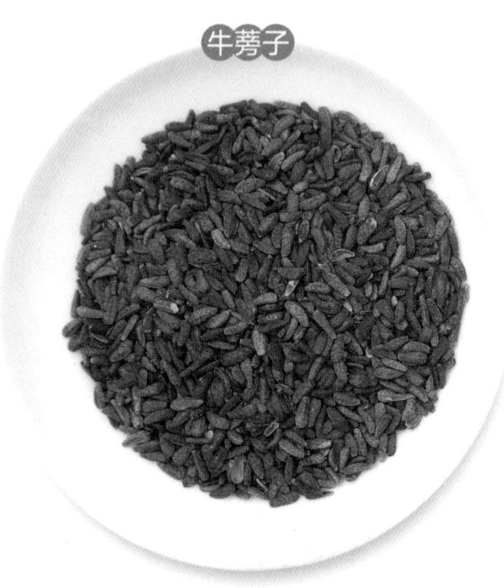

做法 ① 把上面的药材打成细粉。

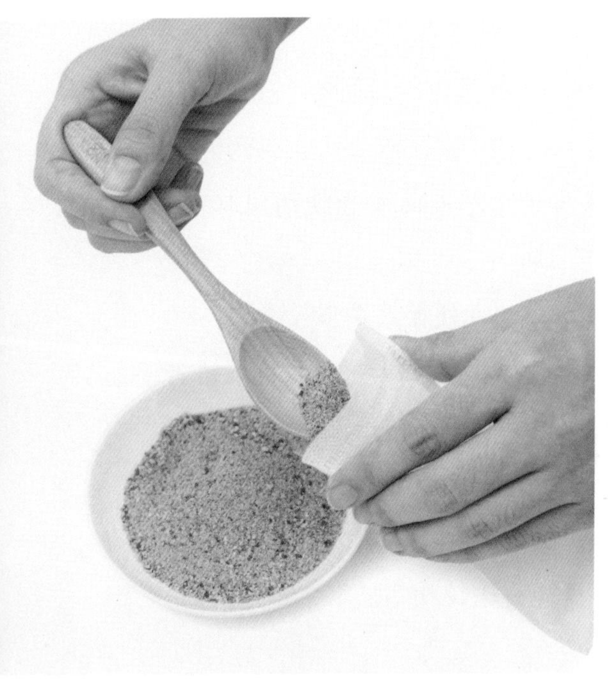

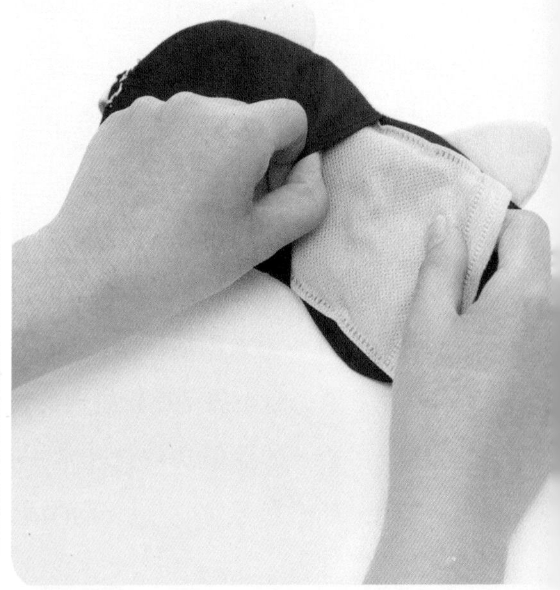

② 将药粉装入中药外敷袋，然后放入眼罩中。

③ 每天晚上睡觉前将眼罩戴到肚脐上，早上起来摘下就可以了。

叮嘱

① 药粉每半个月更换一次，因病情轻重不同起效时间快慢不一。

② 也可以每天晚上将一元硬币大小的药粉，放入空白贴凹槽内，然后贴到肚脐上，第二天早上揭下来就可以了。

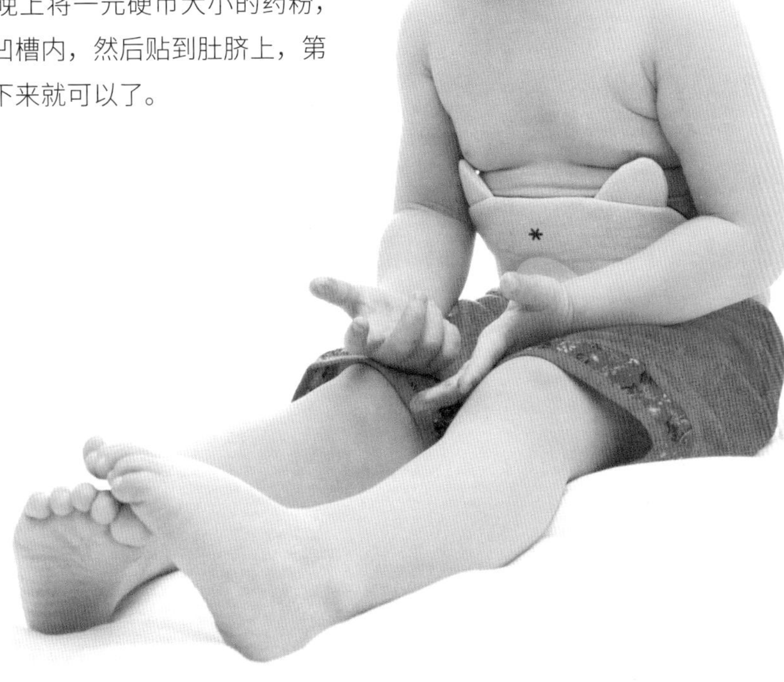

的作用，所以这两味药，尤其适合治小孩和老人的便秘。

如果小孩长期便秘，粪便不能及时排出体外，身体吸收的毒素就会增多，孩子会逐渐出现口臭、不爱吃饭、生长发育不良，甚至烦躁、易怒、多动等症状，所以孩子便秘，一定要及时调治。

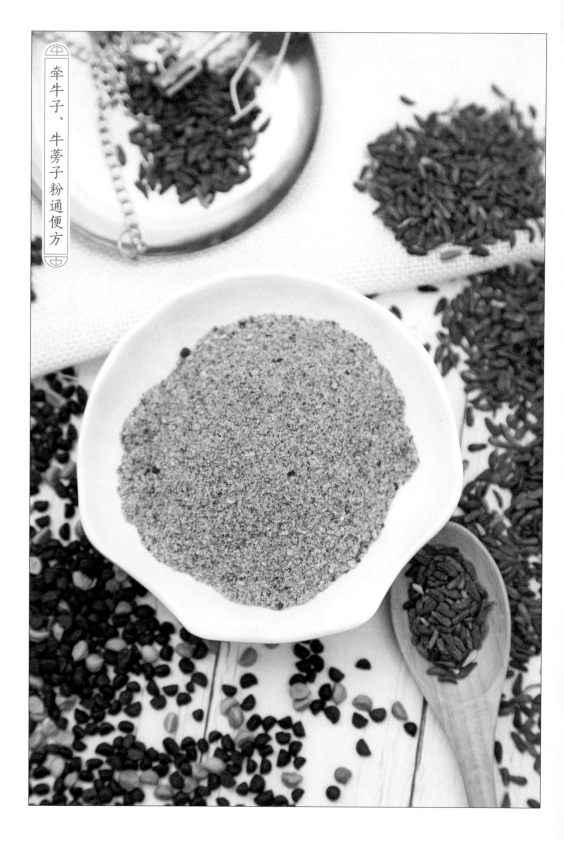
牵牛子、牛蒡子粉通便方

12 用二黄蛇茶散来治湿疹，疗效媲美激素

皮肤不好的人，内脏多半也会出问题

您知道人体最大的器官是什么吗？就是皮肤。皮肤并不像您想的那么简单，它不光让身体与外界隔离，相对独立，更重要的是皮肤还有促进内分泌和增强免疫的作用，所以中医外治学，包括刮痧、拔罐、针灸、艾灸都是在刺激皮肤。

现代医学发现，通过刺激皮肤，可以调节内分泌。

其实皮肤病在中医和现代医学上都是不太好治的病，治起来比较难，而且容易复发。皮肤问题是内脏问题的反映，皮肤的健康状况也暗示着内脏的健康状况。

湿疹多见于婴幼儿，多发于四肢和头面

湿疹是一种慢性瘙痒性皮肤病，多发于四肢和头面，以婴幼儿多见。湿疹以前叫奶癣，为什么叫奶癣？因为还在吃奶的小宝宝最容易得这个病。

孩子出生吃的第一口食物是妈妈的乳汁。乳汁是一种大分子蛋白，当它进入孩子的消化道，消化系统需要把它“打碎”变成氨基酸，氨基酸被吸收之后，人体的 DNA、RNA 再把它合成为自己的蛋白质，这样孩子的身体才能生长发育。

可是新生儿的消化系统功能还比较弱，来自妈妈乳汁的蛋白质并不能完全被“打碎”变成氨基酸被身体吸收。这时母乳就会形成一种抗原，孩子就会出现过敏反应，表现为四肢和头面部的瘙痒。

幼儿湿疹的主要表现就是皮肤瘙痒，还有一些液体渗出。反复的液体渗出会使皮肤增生变厚，有时还会出现皮肤干裂的情况。

当然成年人也会得湿疹，但湿疹发病率最高的人群是婴幼儿。

二黄蛇茶散，治好了我女儿反复发作的湿疹

治疗湿疹的第一个妙方，是我好不容易才找到的。因为我女儿在生下来四个月时就得了湿疹，然后治了很长时间才治好。

这就是湿疹的一个特点，反复发作，缠绵难愈。中医有一句话叫作“如油裹面”，说的就是湿邪是最难祛除的一种病邪。

因为我本身是搞中医的，所以女儿得了湿疹之后，我就开始用各种方法给她治。比如，中医认为花椒可以治湿疹，因为花椒里边含有的花椒宁碱具有拟肾上腺激素的作用，可以抑制过敏，当然很多人用了之后湿疹确实好了，可是这个方法对我女儿不管用。

还有一个方法就是用蝉衣，蝉衣有抗过敏的作用，但我女儿用了之后也不管用。后来还用了滑石、黄连、黄柏这些药材，甚至吃了很多中药依然不管用。

二黄蛇茶散

配方 黄连、黄柏、血竭、儿茶、青黛各 10 克，蛇床子、冰片各 20 克，麝香 1.5 克，蛋黄油适量。

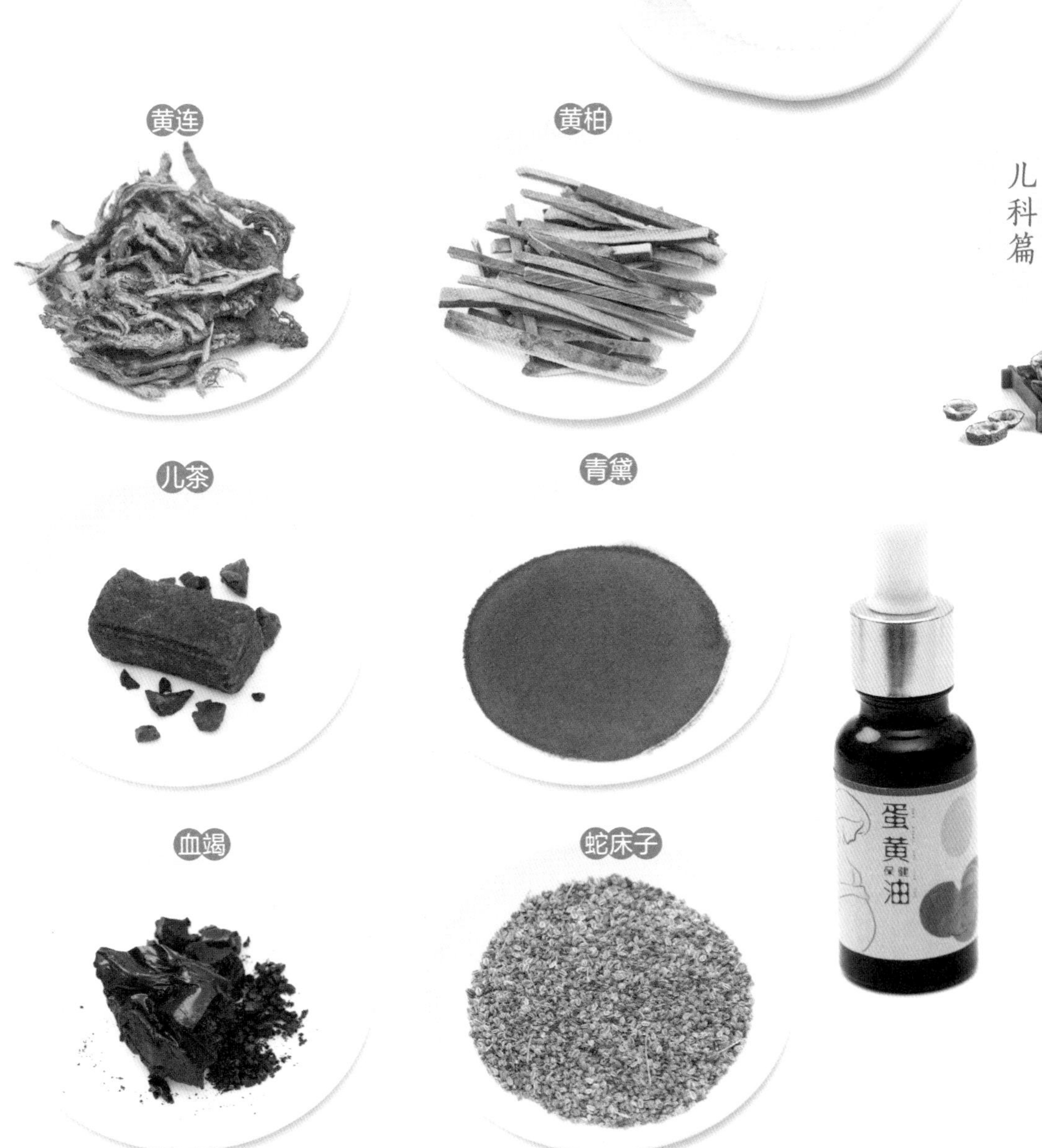

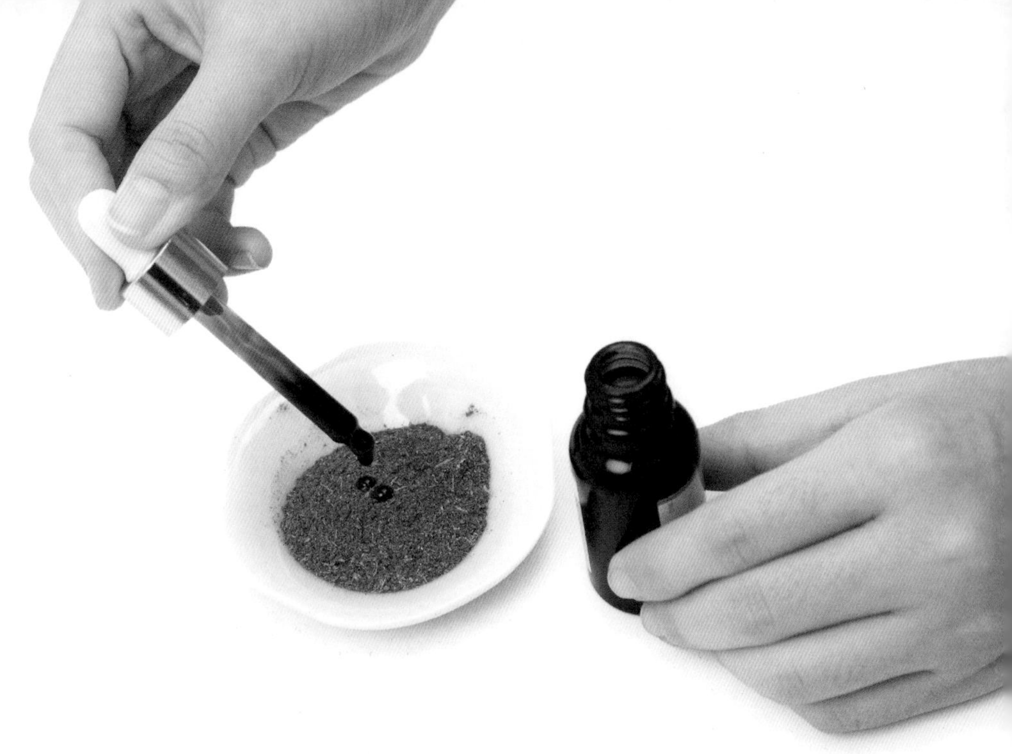

做法 ① 将上面的药材打成细粉。

② 用蛋黄油调和成膏状，装瓶备用。

③ 涂抹到患有湿疹的皮肤上。每次用量以药膏可以完全覆盖创面为度，每天涂抹 1 ～ 3 次。

叮嘱 蛋黄油可以自己制作，也可以购买。

后来终于让我找到了一个非常有效的验方——二黄蛇茶散，它是河北一位有名的民间大夫宋魁三贡献出来的方子。刚得到这个方子的时候，我也不知道管不管用，就拿回来一试，没想到疗效奇好。

它的疗效甚至可以媲美激素，抹到皮肤上当晚就能见效。西医治疗湿疹主要是用激素，但激素有不良反应，反复使用会令皮肤增厚变白，所以很多人都不喜欢给孩子用激素。

我当时没有用麝香，疗效就那么好，如果加上麝香，效果会更好。这个方子不仅可以治湿疹，只要是有渗出性液体的皮肤病，比如有渗出液的脚癣、脓疱疮，甚至是有渗出液的牛皮癣都可以用这个方子来治。

为什么这个方子可以治湿疹等皮肤病呢？这并不难理解，它的君药是黄连，《金匮要略》中记载："浸淫疮，黄连粉主之。"就是把黄连打成粉后直接铺到疮口上，来治疗脓疮。

因为黄连擅长燥湿，它含有的生物碱可以收湿，比如很多人胃酸，吃点黄连就好了，就是因为黄连可以收湿止酸。其次血竭、青黛都是收湿的。

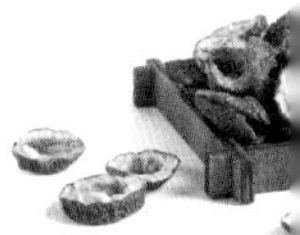

这个方子不仅能收湿，还可以保湿，这是治湿疹的一个原则。因为治湿疹很多人用了利湿、祛湿的药太多了之后，反而会引起皮肤干燥。这个方子妙在它有一个调和剂就是蛋黄油。这个方子是把其他药材打成粉后，用蛋黄油调和起来涂抹到患处。

很多时候，治皮肤病一味蛋黄油就可以

蛋黄油制作起来并不复杂，就是鸡蛋水煮之后把蛋清去掉，蛋黄放在锅里反复干烧烧焦，直到烧出蛋黄油来，把蛋黄油密封保存就可以了。如果您不方便制作，可以从网上直接购买。

蛋黄油本身就是一个很好的皮肤保护剂，很多时候一味蛋黄油就是治皮肤病的妙药。如果是比较轻的湿疹，一味蛋黄油就可以治好。

在患处涂抹蛋黄油还可以治肛裂、皮肤干裂、脚裂、哺乳期乳头皲裂、唇炎、唇裂等。

家中常备丹皮酚软膏，及时缓解湿疹、蚊虫叮咬瘙痒

湿疹也分寒热，怎样判断湿疹是热性的，还是寒性的呢？非常简单，在皮肤上用指甲划一道，长湿疹的人的皮肤会隆起一条划痕，如果这条隆起的划痕刚开始是白色的，5 分钟以后才会变红，那就是寒性湿疹。寒性湿疹可以用徐长卿来治。

徐长卿是一个人名，相传在宋朝的时候，开国皇帝赵匡胤得了头疼病，御医百治不效，后来有一个叫徐长卿的大臣给他推荐了一个他们老家治头疼常用的药，结果赵匡胤用了这个药之后头疼就好了。后来赵匡胤问徐长卿这个药叫什么名字，徐长卿说这个药在他们家乡还没有名字，赵匡胤就用徐长卿的名字给这个药命名了。

寒性湿疹熏洗方

配方 徐长卿 100 克。

做法 将徐长卿放入水中煎煮，煮开后熏洗患处。水以完全浸没药材为度，煎煮 30 分钟。每次熏洗 30 分钟～1 小时，每天 1 次。

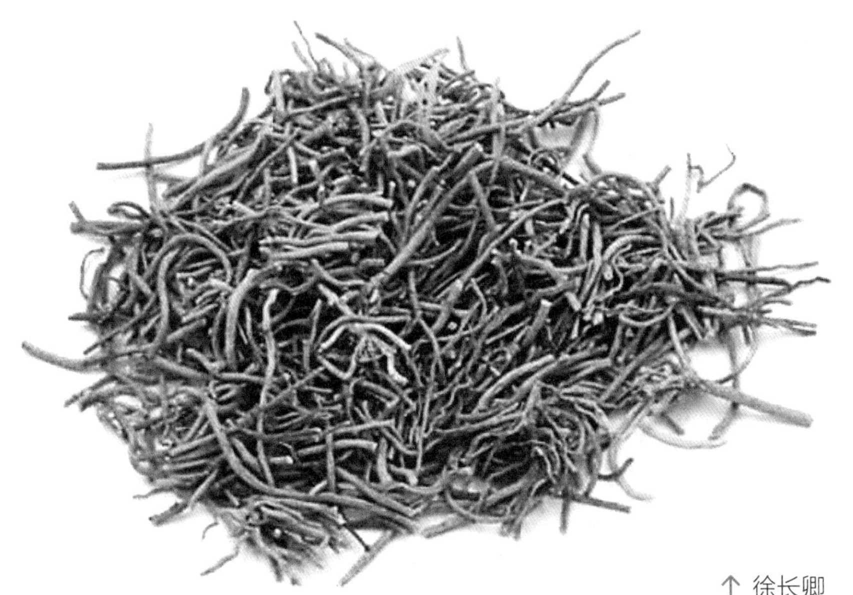

↑ 徐长卿

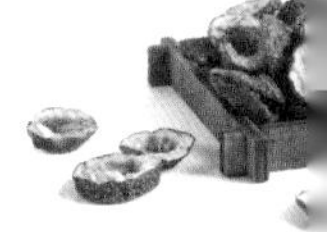

徐长卿治湿疹等过敏性皮肤病效果非常好，因为它里面含有丹皮酚。丹皮酚是一种中药成分，芍药、丹皮、山茱萸中都含有丹皮酚，这些药材都可以治疗湿疹。

如果您怕麻烦，可以直接从药房买一个中成药，叫丹皮酚软膏，这个药膏是上面这些药材有效成分的提取物，治湿疹疗效特别快，可以媲美激素。另外，在蚊虫叮咬之后涂抹丹皮酚软膏，也能起到很好的止痛止痒效果。

丹皮酚具有很好的抗炎、抗过敏的作用，您可以在家中常备丹皮酚软膏，遇到过敏、湿疹、荨麻疹或者是蚊虫叮咬时，抹一下很快就可以缓解皮肤瘙痒。

热性湿疹外治方：用浮萍煎水熏洗患处

上面说的是寒性湿疹的中医外治法。您得了湿疹之后，用指甲在

热性湿疹熏洗方

配方 浮萍 100 克。

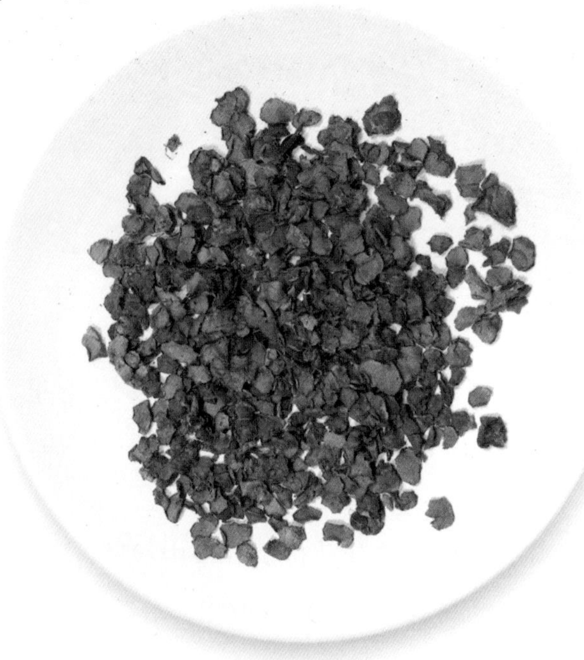

做法 将浮萍放入水中煎煮，煮开后熏洗患处。水以完全浸没药材为度，煎煮 30 分钟。每次熏洗 30 分钟～ 1 小时，每天 1 次。

皮肤上划一下，如果划痕是红色的，就是热性湿疹。给您推荐一个中药叫浮萍。到了夏天，农村的河沟里面，随波逐流的那些绿绿的小叶子，就是浮萍。《神农本草经》中记载的，浮萍的第一个作用就是“主暴热身痒”。这个药非常安全，价格也很低廉，可以治各种瘙痒，甚至是皮肤病，在各大中药房都能买到。

浮萍可以抗过敏、抑制人体内免疫反应，像牛皮癣、湿疹、荨麻疹这些皮肤病，都可以用这个方子来治疗和缓解。

我有一个朋友，他的皮肤常年就是划一下就起一道划痕，过一段时间这道划痕又消失了，这叫划痕症。这个方子对划痕症也有效。

治湿疹不忌口，就会反复发作

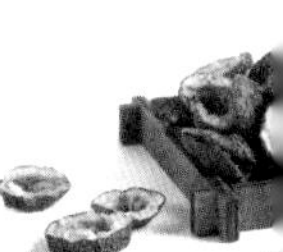

为什么湿疹和荨麻疹总爱反复发作？因为湿邪缠绵难愈，如油裹面。那它在什么情况下容易复发呢？

第一种情况是当内湿遇到外湿的时候。您的生活环境，比如，住在一楼，或者比较潮湿不向阳的房间里的人，容易引发体内的湿气，进而诱发湿疹、荨麻疹。

第二种情况是当身体感受到风寒湿邪的时候。比如一出门风一吹，这种风寒刺激也会诱发湿疹等湿邪性疾病的复发。

第三种情况就是不忌口。俗话说："吃药不忌嘴，跑断大夫腿。"那么得了湿疹，应该忌食哪些东西呢？在饮食上忌食蛋白质类食物，像所有的肉类，鸡蛋、牛奶、酸奶、花生、瓜子、核桃等。

因为这些植物或动物蛋白都会激化过敏反应，如果您有过敏反应，只要摄入蛋白质，过敏反应就得不到抑制。因此，在哮喘、湿疹等过敏性疾病发作的时候，都要忌食蛋白类食物。

很多妈妈不理解，孩子才几个月大，得了湿疹来找大夫治，结果大夫建议她不要给孩子吃母乳。这就是因为所有的蛋白质都会激化过敏反应，而母乳中含有大量的蛋白质。

那几个月大的孩子不吃母乳吃什么呢？有一种水解蛋白奶粉，就是把大分子的蛋白转化成了氨基酸，来代替孩子的消化功能。孩子喝这种奶粉更容易吸收，而且不会加重他的过敏反应，只不过价格比普通奶粉要贵一点。

读者反馈

王老师的外治法，治好了我多年的湿疹

韩冰：按照老师的方子，自从用浮萍给孩子熏洗患处和涂抹药膏后，孩子的湿疹一天比一天好。还在让孩子吃母乳，但我忌嘴了，坚果、肉、蛋、奶都不吃。

叶青薇：我手上的湿疹已经好几年了，用了很多方法一直没有好，听了王博士的课后，按照王博士说的二黄蛇茶散的方法，用了不到两星期就基本好了，当然还要忌口。

Chapter 4

妇科篇

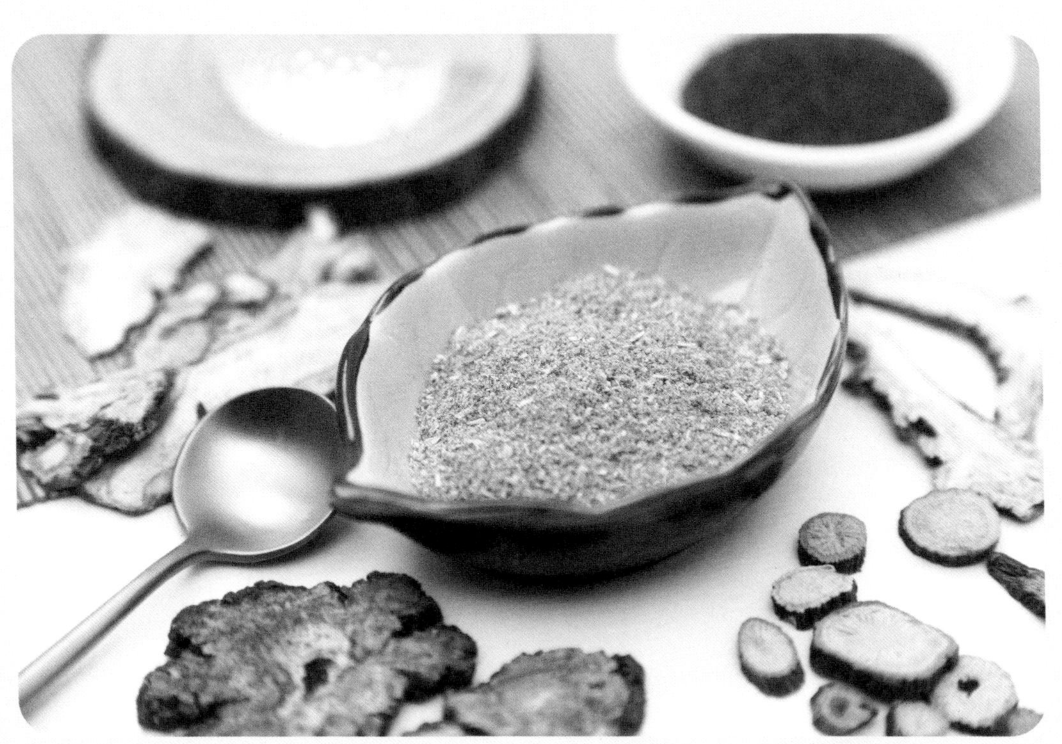

13 女性白带过多，用花椒粉敷肚脐

女性为什么会得带下？“三精成一毒”……

什么是带下呢？女性会随着她的生殖周期，尤其是月经周期，外阴阴道会出现一些分泌物，这就是带下。

正常的女性都会有一些白带来滋润她的生殖器，但是如果白带太多，甚至出现发黄的现象，就需要治疗了。

带下多是由炎症引起的，如果体内有炎症，这种慢性的炎症刺激会导致女性宫颈糜烂，甚至会引发宫颈炎，严重的还会诱发宫颈癌。正常的女性在生殖周期，尤其是月经期、排卵期时，外阴的分泌物会增多，这是生理性的带下，不属于疾病，但如果白带过多或者发黄发臭，那就是病态，需要及时治疗。

其实女性，尤其是未婚女性是不太容易得带下的。因为她的生殖器中的菌群一般是平衡的，但如果性生活比较频繁，又不太注意卫生，或者性伴侣比较多，就容易得带下。

女性的带下通常会在性生活完了以后加重。现在的医疗条件已经相对完善，大部分医院都有 HPV 筛查。HPV 是一种性传播病毒，既可见于男性携带，又可见于女性携带，但非常奇怪的是，HPV 一般只会导致女性得宫颈炎或宫颈癌，却很少导致男性得龟头癌。这说明在性生活中女性要比男性更容易受到伤害。

其实，古人已经观察到这种现象了，女性的性伴侣太多会影响她的健康。有一种说法叫作“三精成一毒”，就是女性如果性伴侣偏多，就容易得妇科疾病。

花椒粉敷肚脐不仅止白带，还可以止腹泻、治尿频

如果得了带下该怎么治呢？中医一般把带下分为白带和黄带，这就需要辨病论治了。

止白带一般用花椒。花椒的一个特点是它可以抑制女性腺体的分泌。带下是腺体分泌的，把花椒粉敷到肚脐上，就可以抑制盆腔的腺体分泌。

当然，它还会影响身体其他腺体的分泌，所以花椒粉敷肚脐还可以治很多其他疾病。

比如，可以治腹泻，因为它抑制了肠道腺体的分泌；可以治阴囊潮湿，因为它抑制了腹股沟汗腺的分泌；可以治尿频，因为它抑制了尿液的分泌。包括湿疹，用花椒也可以治，因为它抑制了湿疹导致的液体分泌。花椒还可以治脚气，因为它抑制了脚上汗液的生出。

神奇的是在肚脐上敷花椒粉，还会使精神变得更好，比如说不犯困了。因为花椒属于纯阳，可以提升身体里的阳气，所以古代的修行人在深山中修行的时候，为了抵御寒气会把花椒粉贴到肚脐上，起到壮阳、散寒化湿的作用，让修行的人在寒冷的冬季也可以穿着单衣过冬。

花椒粉敷肚脐的做法也非常简单。

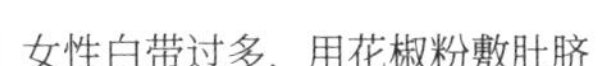

花椒粉敷肚脐止白带妙方

配方 花椒适量。

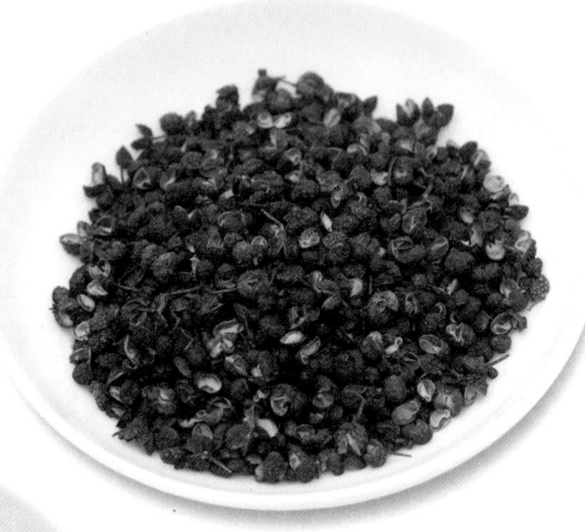

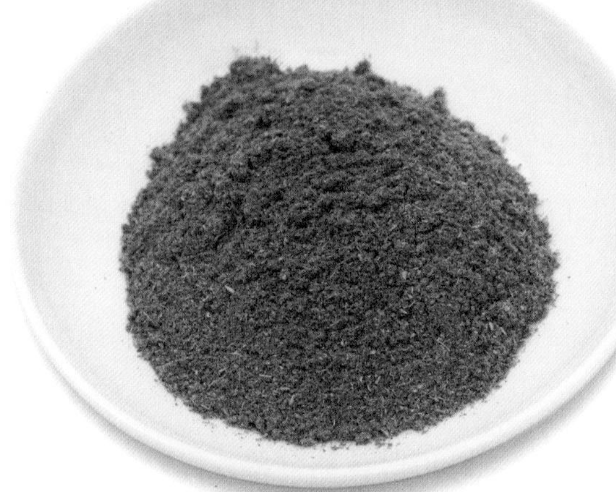

做法

① 将花椒打成细粉。

② 将药粉装入中药外敷袋中，然后放入眼罩中。

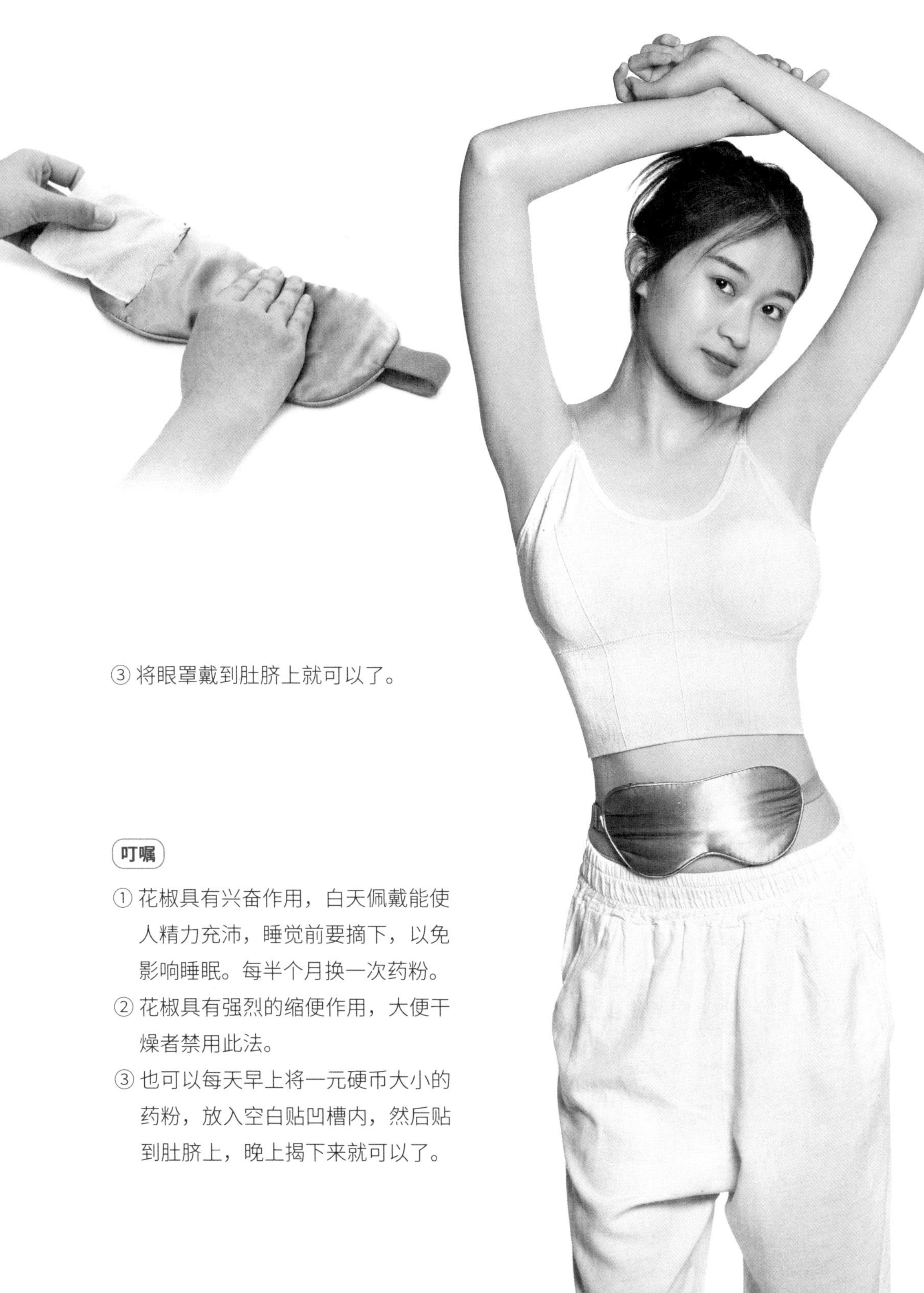

③ 将眼罩戴到肚脐上就可以了。

叮嘱

① 花椒具有兴奋作用，白天佩戴能使人精力充沛，睡觉前要摘下，以免影响睡眠。每半个月换一次药粉。

② 花椒具有强烈的缩便作用，大便干燥者禁用此法。

③ 也可以每天早上将一元硬币大小的药粉，放入空白贴凹槽内，然后贴到肚脐上，晚上揭下来就可以了。

14 爱生气的人容易得乳腺增生，自制中药乳罩就可以调治

爱生气的人容易得乳腺疾病

乳腺增生是一种女性常见病，这是因为女性体内的雌性激素水平比较高，从而刺激乳腺导致乳腺纤维异常的一种增生性改变。这其实是一种良性改变，大部分不会发展成癌性，所以对于乳腺增生，西医认为可以治疗也可以不治疗，只要定期检查就可以了。

那是什么原因引起女性乳腺增生的呢？在古代，中医把这种乳腺类的疾病叫作嫉乳。就是如果一个人心眼儿小，老爱嫉妒爱生气，就容易得乳腺增生、乳腺结节、乳腺纤维瘤和乳腺癌等乳腺疾病。

这个病为什么会多发在女性乳腺上，而很少发生在男性的乳腺上？这是因为男女体内激素的差异，男性体内以雄性激素为主，女性则以雌性激素为主，女性老爱生气的话，容易引发一些性器官，比如乳腺、卵巢的病变。

同样，如果男性经常吸烟喝酒，吃一些肥甘厚味的东西就容易得前列腺方面的疾病。其实男性也有得乳腺增生的，只是比较少。

很多人会问，乳腺增生和乳腺结节一样吗？不一样。乳腺增生是乳房部位纤维的增生性改变，是可逆的、可以恢复的，而乳腺结节是很难逆转的。

乳腺结节是一种症状，常见于乳腺增生以及乳腺肿瘤性疾病，去医院做一个乳腺超声波检查就可以区分出是乳腺增生还是乳腺结节。

如果得了乳腺结节，吃中药或者用中医外治法治疗可能很难有效果；但如果得了乳腺增生，吃中药或者用中医外治法来治可能很快就好了。当然，乳腺结节也是良性的，只要您定期复查就可以，一般也不会癌变。

乳腺增生、乳腺结节虽然一般不会癌变，但如果在治疗期间，您依然总是生气、着急，那么就会刺激它长大，如果长得比较快又特别大，西医会建议您切除这个增生灶或者结节灶。因为它长得太快就有癌变的可能，但如果积极配合治疗的话还是可以治愈的。

自制中药乳罩，疏肝解郁，调治乳腺增生

因为乳腺增生跟肝气及雌性激素有关，所以调治选择的药物既要能疏肝理气，还要能对抗雌性激素。

那么这个方子是怎样疏肝理气，对抗雌性激素的呢？中医认为，乳腺是足阳明胃经和足厥阴肝经经过的地方。肝经经过乳房的外侧，胃经穿过乳房的中央，肾经和冲脉经过乳房的内侧，所以乳腺增生和乳腺结节出现在乳房外侧的一般是肝气郁结导致的，出现在乳房正中线上的一般跟脾胃有关，而出现在乳房内侧的一般跟肾经、性激素水平有关。

什么是肝气郁结呢？因为嫉妒、生气等导致的肝郁在中医上叫肝气郁结。西医认为情绪控制着大脑的边缘系统，而大脑的边缘系统又控制着我们的内分泌系统。当情绪不好时内分泌就会紊乱，就会出现乳腺增生、乳腺结节、乳腺纤维瘤等乳腺疾病。

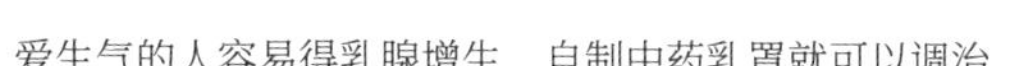

乳腺增生外治方

冰片

配方

柴胡、陈皮、青皮、砂仁、冰片各 3 克，川芎、赤芍、郁金、白芥子、香附各 5 克。

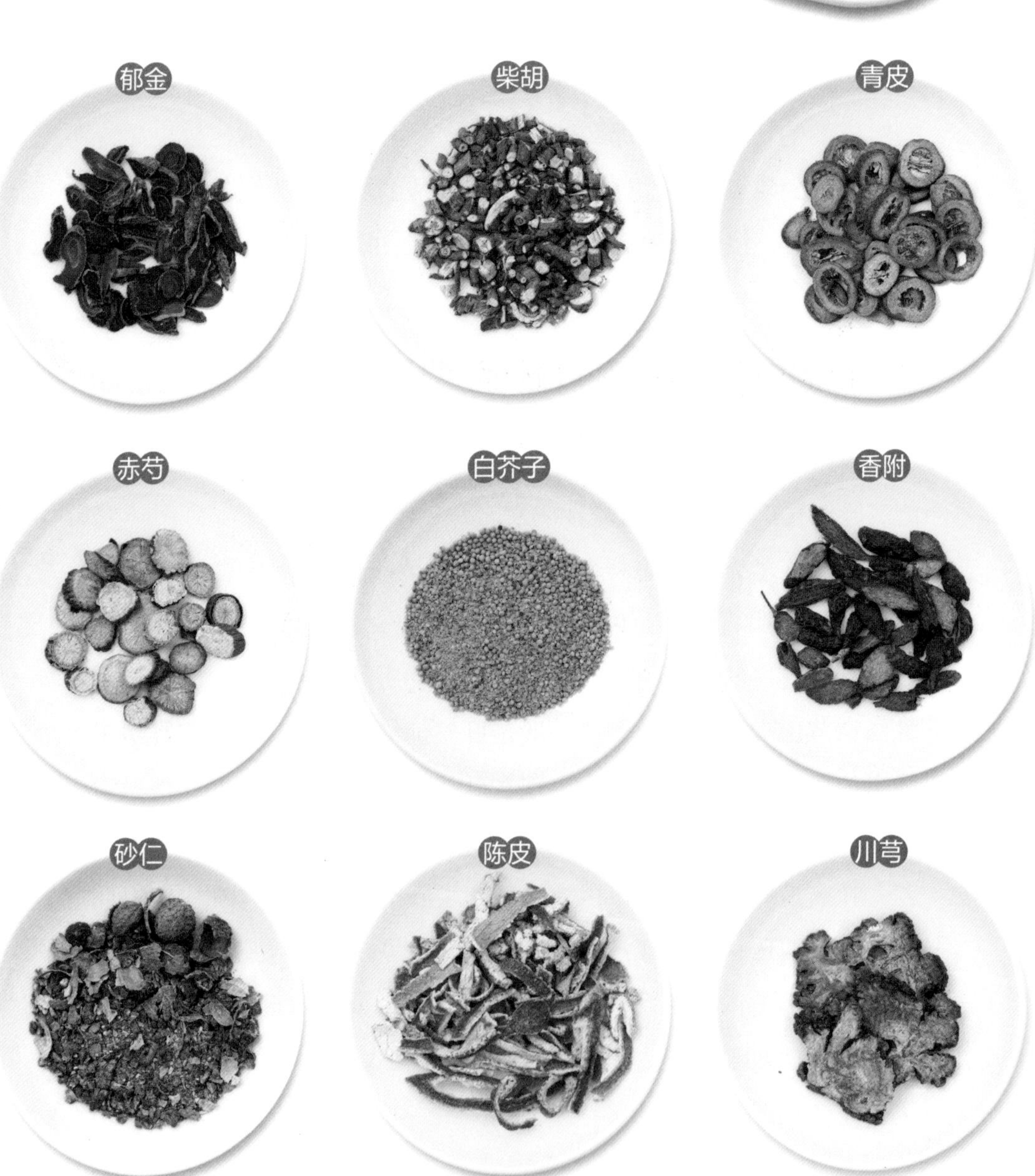

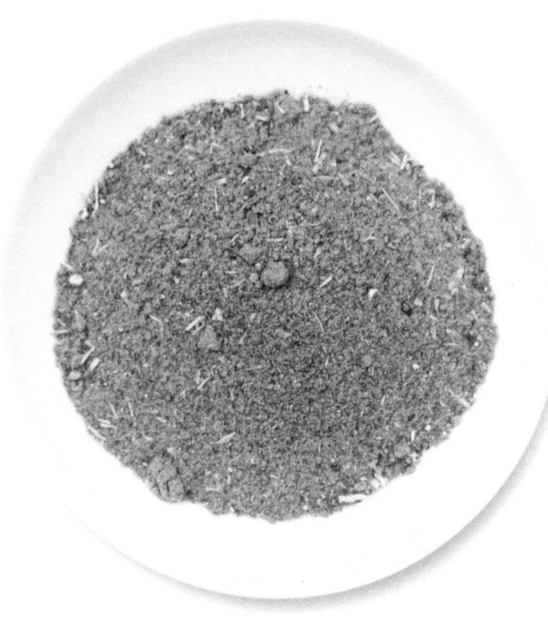

做法

① 把这些药材打成细粉。
② 将药粉装到乳罩内胆里面。
③ 然后将乳罩内胆放到中空的乳罩中，戴到乳房上就可以了。

叮嘱 ① 药粉每半个月换一次。
② 如果您介意身上会有中药的味道，可以选择晚上佩戴，白天摘掉。
③ 乳罩内胆您可以根据自己乳罩的大小进行制作，也可以从网上购买。

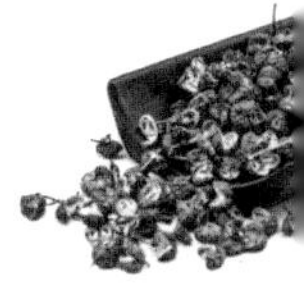

上面方子中的柴胡、郁金都是疏肝理气，让人心情开朗的药物；陈皮健脾理气，具有对抗雌性激素的作用，也可以让人心情开朗；香附也是一种对抗雌性激素的药材，而且香附同样可以疏肝解郁。所以您看这张处方就是一个疏肝解郁的处方。

但话又说回来，如果您能够让自己变得开朗起来，那又何须用药呢？如果您保持心情开朗，不嫉妒、不生气，也许您的乳腺增生不用治就可以自然好。我的老师连建伟教授曾经说过一句非常值得深思的话，他说："人若逍遥何须逍遥丸？人不逍遥吃逍遥丸又有什么用呢？"

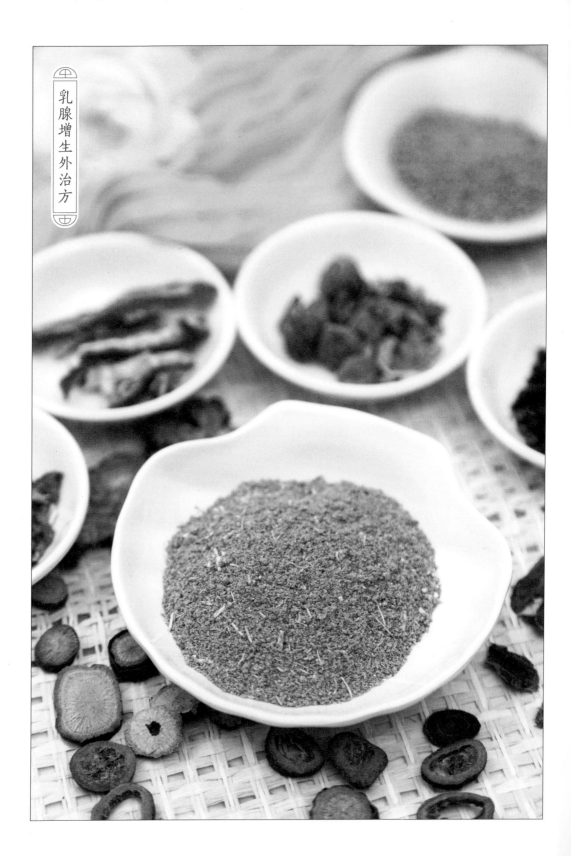
乳腺增生外治方

15 按压十七椎、花椒粉敷肚脐，都可以治痛经

生了孩子后还痛经，需要尽快去医院检查

为什么有的女性朋友会痛经呢？因为育龄女性的子宫内膜每个月都要剥脱，尤其在快来月经时子宫内膜开始剥脱，它如果不能快速、良性地剥脱，就会出现痛经。如果在月经期间受凉，或是吃了生冷刺激的食物，子宫内膜就更不能很好地剥脱了。

痛经多见于月经初潮或者没有生过孩子的女性。一旦生过孩子，在生孩子的过程中，子宫内膜剧烈地收缩，您想它把胎儿都挤下来了，把胎盘剥离出来的那个收缩程度，足以把整个子宫运化开，所以，生过孩子的女人一般不会出现原发性痛经。

什么叫原发性痛经呢？就是传统观念认为，痛经只是身体的一种疼痛，不是病，它不是由生殖器官的疾病引起的。而继发性痛经是由子宫内膜异位、巧克力囊肿、卵巢囊肿、子宫肌瘤、子宫腺肌症等这些疾病引起的。

如果您痛经，最好去医院做个 B 超，确诊一下到底是什么原因引起的。如果是原发性痛经很好治，一般在一分钟内就能止疼，而且这种原发性痛经，在生了孩子之后一般就不会再疼了。生过孩子之后还疼的，一般是继发性痛经，需要尽快去医院检查一下是什么原因。

痛经外治法一：按压十七椎穴，一分钟快速止痛

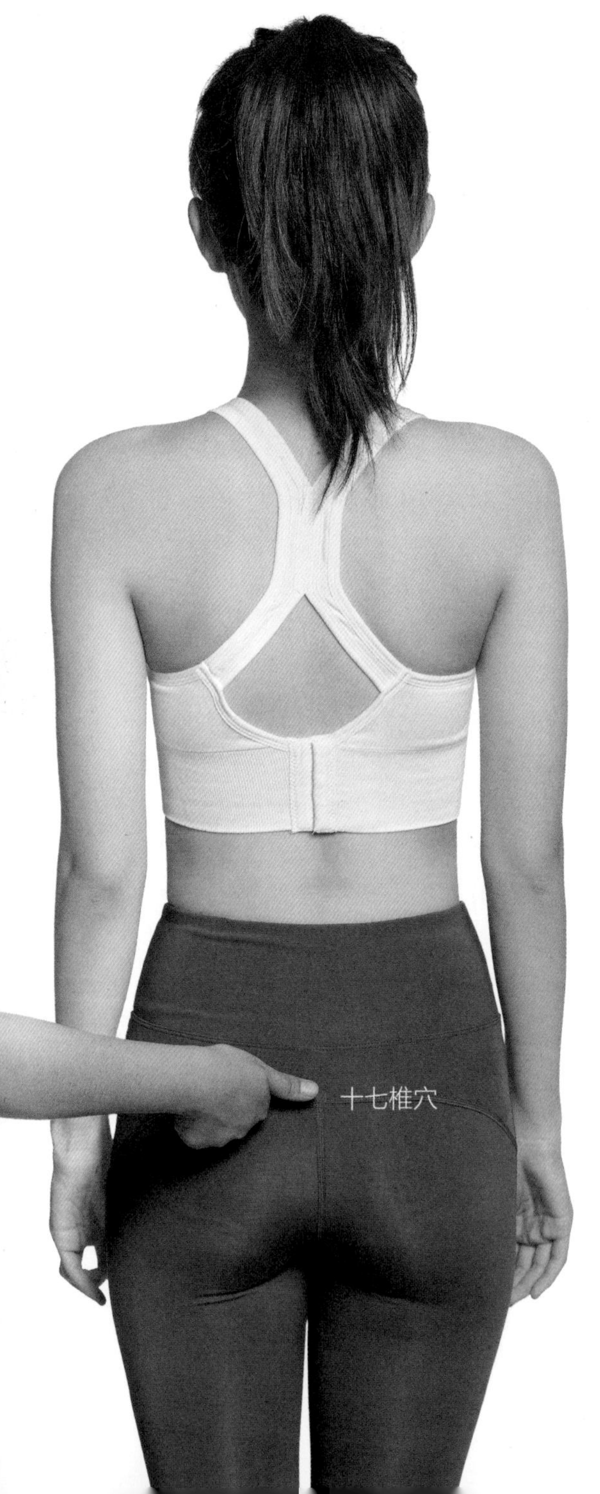

在全身的穴位当中治疗痛经最有效的是十七椎穴。十七椎穴又叫上仙穴，这个穴位于第五腰椎跟骶骨之间的凹陷处。

按压十七椎止痛特别快，它是高树中教授在临床中发现的。

一般来说，痛经的女性朋友一按这个穴位肯定疼。如果您痛经，但按了一下不疼，说明没找对位置，只要找对了位置，可以在一分钟之内快速止痛。

← 十七椎穴位于第五腰椎和骶骨之间的凹陷处，女性痛经的时候用大拇指按压这里 1 分钟，能快速缓解疼痛。

我在工作之后带的第一批学生，有一个女生，她在上大一军训的时候，因为痛经来跟我请一个星期的假。她当时说：“老师，我痛经，而且一疼疼七天。”

我说：“咱们学中医的还用疼七天吗？一分钟就治好了。”我就让她趴在我办公室的沙发上，给她按了十七椎穴不到一分钟，这个小姑娘就破涕为笑，站起来冲我鞠了一个躬，然后说：“王老师，我一定好好学习。”后来这个女生的成绩真是非常优秀，所以我发现，让学生学好中医最快的办法就是，治好他的病。

痛经外治法二：花椒粉敷肚脐标本兼治

按压十七椎穴治疗痛经迅速、安全、有效，但有一个缺点就是治标不治本。那中医外治法里，有没有一个针对痛经，能够治本的方法呢？当然有。这个药也是中医外治里的明星药——花椒。因为花椒具有局部麻醉的作用，而且能够温阳、散寒、壮阳，所以痛经时，把花椒粉贴到肚脐上就可以标本兼治了。

当然，您还可以在痛经时，先按压十七椎穴止疼，不疼以后再用花椒粉贴肚脐。如果没有花椒粉，用辣椒粉代替也可以，都能起到温阳、散寒的作用。

在这里要特别嘱咐大家的是，女性朋友在来月经时，小腹只可以按压，不可以按揉。因为当女性来月经时，用手去揉腹部或者有性行为，都可能导致子宫内膜异位。

对于继发性痛经，上面的两个方法也可以缓解疼痛，但是不能完

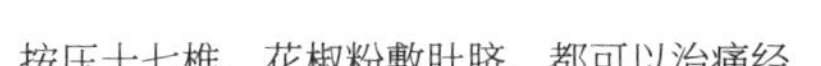

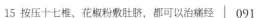

花椒粉敷肚脐

配方 花椒适量。

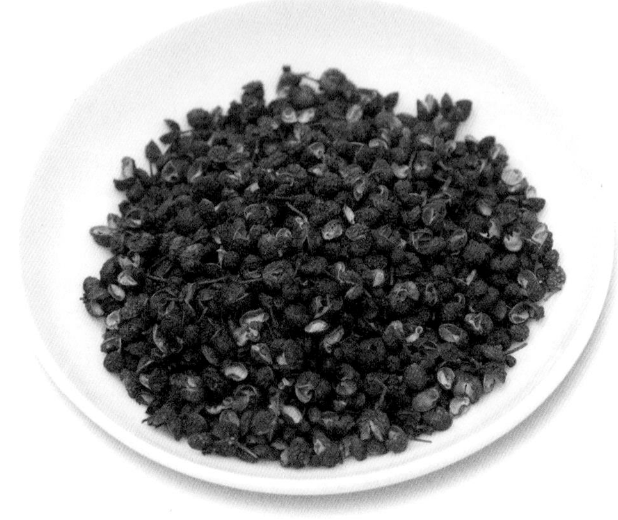

做法 ① 将花椒打成细粉。

② 将一元硬币大小的花椒粉，放到空白贴凹槽内，贴到肚脐上固定。痛经前或痛经发作时使用，疼痛消失后揭掉。

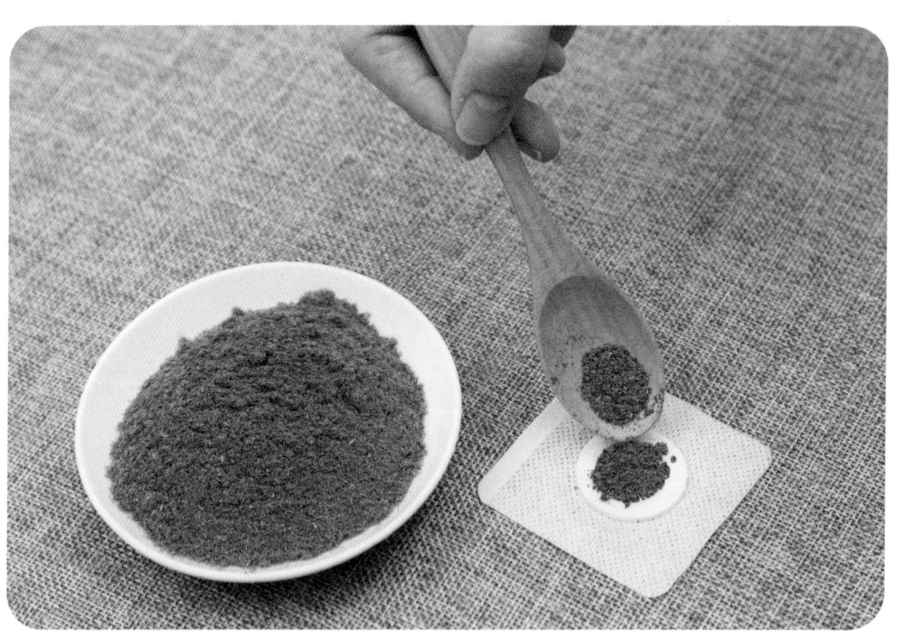

全止痛。针对继发性痛经，还是要积极治疗它的原发病。因为继发性痛经是由子宫内膜异位、子宫肌瘤等子宫疾病引起的，只有把这些病治好了，痛经才能好。

叮嘱

① 花椒具有强烈的缩便作用，大便干燥者禁用此法。

② 花椒粉可以一天换一次，贴敷前可以先在肚脐周围涂抹一层润肤霜，以防皮肤过敏。

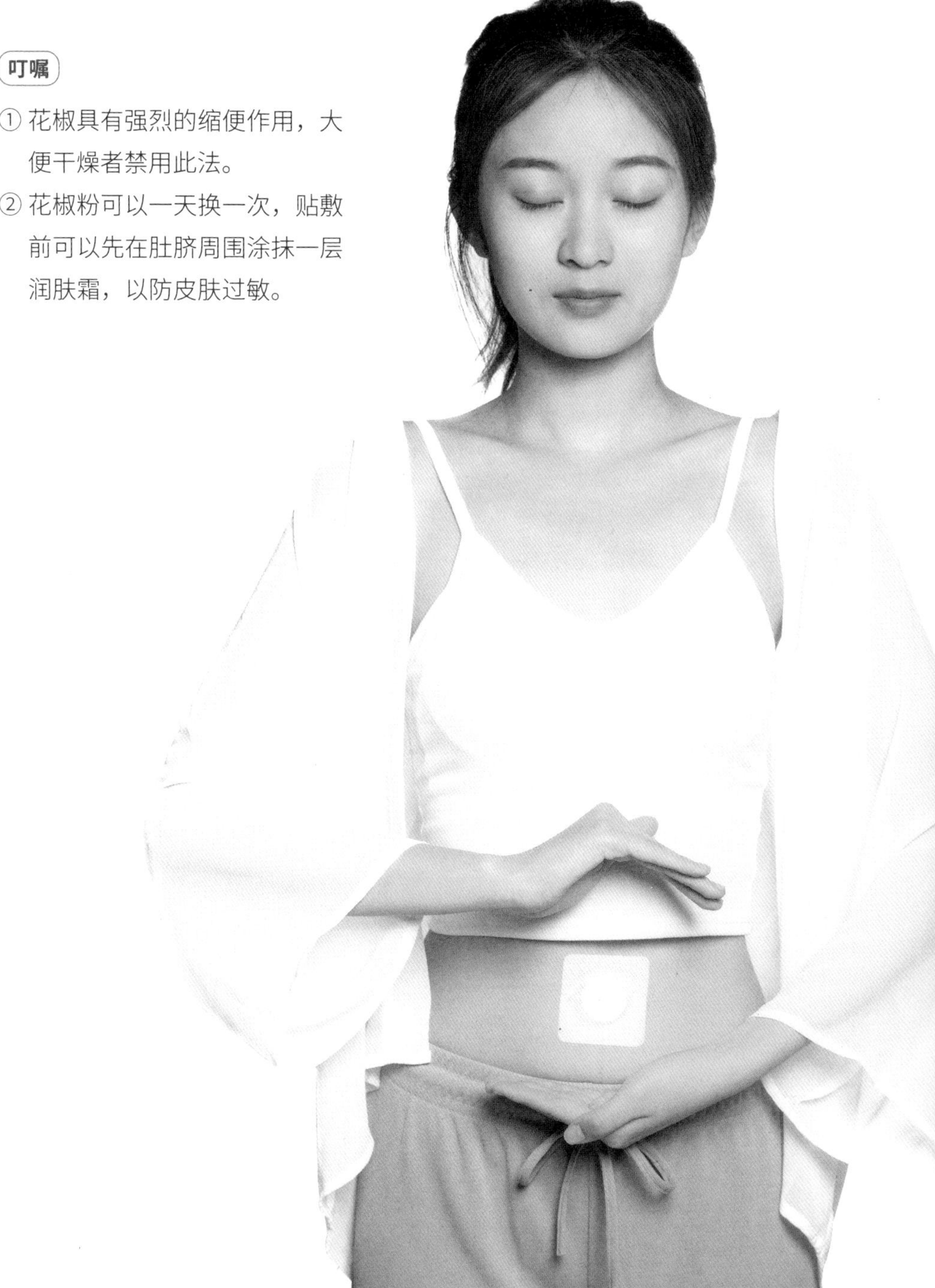

16 调理月经的组合拳，让你远离月经不调

月经不调会导致皮肤、乳腺、卵巢，甚至生育功能等出现问题

女性为什么会出现月经不调呢？《黄帝内经》的开篇《上古天真论》中说："女子二七而天癸至，任脉通，太冲脉盛，月事以时下。"这段论述就揭示了，女性正常来月经的一个必要条件，它必须是"天癸至，任脉通，太冲脉盛。"

什么是天癸呢？天癸相当于下丘脑垂体分泌的促性腺激素，任脉相当于雌激素，冲脉相当于孕激素。如果下丘脑垂体性腺轴，也就是中医说的肾出现了功能紊乱，女性就会出现月经不调，有的是月经提前，有的是推后，有的是淋漓不尽。

正常女性的月经又叫月信。为什么叫月信呢？因为正常的月经一个月一次，受月亮阴晴圆缺的影响，正好是28天一个周期，每个月按时来，到点走，特别守信，故名月信。女性只要月经规律，身体一般不会出现太大的问题。

相反，如果一直月经不调的话，那么她的性激素的分泌周期是紊乱的，相当于中医说的肾虚。肾虚就会影响到生育、情绪等多个方面。

因为女性的很多器官，比如皮肤、乳腺、卵巢、子宫都是受性激素滋养的，如果性激素的分泌紊乱了，这些器官就容易出问题。

情绪失调，是导致月经不调的一个重要原因

引起女性月经不调，还有一个非常重要的原因就是情绪失调。它和生理上的原因会相互影响，可能在某些人身上表现为生理上的原因为主，在有些人身上又表现为以情绪方面的原因为主。

生活中经常见到夫妻俩吵架了，老婆一生气突然月经就不来了，这种情况很多见。这就是情绪对女性生物节律的影响。

按照现代医学的解释就是，人的情绪会控制大脑的边缘系统，而大脑的边缘系统又控制着下丘脑，下丘脑又控制着您的垂体，垂体又控制着卵巢，卵巢又控制着女性的月经周期，这是一环套一环的，而它的根在情绪上。

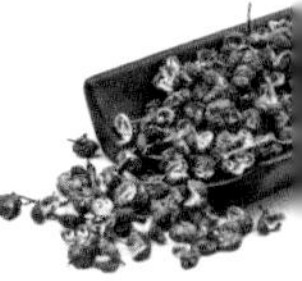

在生活当中，有一些特殊的工作或其他原因，有的女性会强迫自己不来月经，以免对生活或工作造成不好的影响。比如有些女性为了不让自己来月经，在来月经期间用冷水冰一下脚，第二天月经真的不来了。

这样做的机理非常简单，就是当人受到恐吓、寒冷等刺激时，他的交感神经系统是兴奋的，交感神经系统一兴奋，子宫平滑肌一收缩就把血止住了。

但这样做肯定是对健康不利的，因为女性的子宫内膜只有正常剥脱，也就是每个月正常来月经，瘀血才能排出体外。如果不让它剥脱，

它就会异常增生，反复地增生就容易得子宫内膜增生，甚至得子宫腺肌症、子宫内膜癌等。

怎样避免月经不调呢？除了药物治疗外，保持开朗的心情也非常重要。

在讲调理月经不调的方子之前，先讲一下女性的月经周期问题。我们常说女人的心思你别猜，猜来猜去也猜不明白。

女性的性格跟男性不太一样，只要不受外界刺激，情绪一般是平稳的。这是因为男性的雄性激素节律是受太阳影响的，一天一个循环，天天如此，相对恒定。

但女性的性激素周期是受月亮影响的，一个月一个周期，所以当女性的雌性激素水平很高的时候，她很开心，是开朗阳光的；而当她的雌性激素降低的时候，她会很低沉压抑。

所以您看女性来月经的时候，是她雌性激素的低峰期，一般心情都不是很好。还有很多女性生完孩子后、更年期期间会出现抑郁，这大都是雌性激素降低导致的。所以在女性生完孩子或者更年期时，需要家人更多的关爱和理解。

什么时候女性会觉得老公比较帅？——女性性节律探秘

女性的性节律 1 个月分为 4 个时期。

子宫内膜剥脱期

从女性第 1 天月经见红到来月经的第 5 天，这是子宫内膜剥脱期，就是子宫内膜要从子宫平滑肌上剥脱下来，排出体外，这就是经血。

当然了，女性的经期不一定就是 5 天，有的人月经来 2 天，有的人来 8 天，这都是正常的。所以很多女性觉得自己月经量太少去看妇科，大夫一般是不建议用药的。

卵泡期

接下来，子宫内膜剥脱期从第 5 天结束之后，就开始进入卵泡期了。这时候，女性下丘脑垂体开始分泌促卵泡发育的激素，卵泡就开始慢慢地发育成熟。同时女性的性激素开始慢慢升高，尤其是雌激素，这在中医上属于肾阴的发动期（女性的雌激素相当于中医的肾阴）。

卵泡期一般会持续多少天呢？如果从第 5 天左右开始进入卵泡期到第 11 天结束，卵泡发育成熟了，卵泡期就结束了。需要注意的是，每个人情况不同，一般是在月经见红第 5 天左右进入卵泡期。

排卵期

一般是从来月经后第 11 天，卵泡发育成熟后，开始进入排卵期，从第 11 天到第 14 天，育龄期女性会有一个卵子成熟并排出来。

这时候女性会觉得身上发热，量一下基础体温会升高，体内分泌物也会增加，雌激素会升高，这时候会觉得老公比较帅。这种状态一般会持续 3 ～ 4 天，一旦排卵之后，卵子就会等着精子在女性体内受孕。

黄体期

如果卵子没有在排出后的 48 小时之内受孕，排出的卵子就会黄体化，即变成黄体。黄体会持续地分泌雌孕激素，然后雌孕激素持续增加，女性的体温会维持在一个相对比较高的平台期。

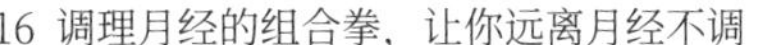

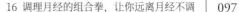

这个时期一般会维持14天左右，有的从月经见红第14天，会持续到来月经后的第28天，这个时期是女性的黄体期。

一般10天左右黄体就会萎缩，女性的性激素全部释放完了，黄体一萎缩，子宫内膜失去了性激素的滋养，就会突然塌陷，变成月经排出体外。

以上这个过程就是女性28天月经周期的一个正常规律。

调理月经不调，月经正常三个月以上才能停药

有这样一种现象，很多女性朋友找中医调理月经不调，她这个月吃了药，月经正常了以后就不吃药了，等到下个月发现月经又不正常了，然后再来找中医开药，吃了又正常了，一停药又不正常了。这里需特别提醒大家，女性调理月经，一定要月经正常三个月以上才能停药。

因为女性的生理周期有一个生物钟。比如，您每天上午5点起床，突然有一天上午7点起床，就会觉得那天非常不舒服。如果您每天上午10点起床的话，第二天上午8点起床，第三天也是上午8点起床，第四天还是上午8点起床，连续3天如此，您会发现，新的生物节律又建立起来了。

这就是为什么不管是中医还是西医，治疗月经不调最基础的，都是以月经正常三个月以上为一个疗程，也是为什么很多女性朋友说，她的月经不调调了好长时间，都调理不过来的原因。

月经不调第一阶段外治方：从月经见红就开始用，用到第5天就停

我给出的第一个调理月经不调的方子，是从月经见红第 1 天到来月经第 5 天使用的。这时是女性的子宫内膜剥脱期，要顺应这个规律，让子宫内膜更好地剥脱。

像延胡索、小茴香、炮姜、当归、赤芍、蒲黄、五灵脂、桃仁，这些药材就具有这样的作用。这是清代名医王清任的方子，叫少腹逐瘀汤。很多人都以为这个方子是祛除小腹瘀血的，这样理解当然没有错，但关于少腹逐瘀汤的功效，王清任的原话是治疗女性不孕的。

王清任给这个方子的评价是：女性安胎种子第一方。王清任曾说按照这个方子，每个月吃上 5 ～ 6 服，一般就可以怀孕了。这个方子在促进子宫内膜剥脱的同时，能促进卵泡排出体外，具有促排卵的作用。

月经不调第一阶段外治方

配方 延胡索、小茴香、炮姜、当归、赤芍、蒲黄、五灵脂、桃仁各 12 克。

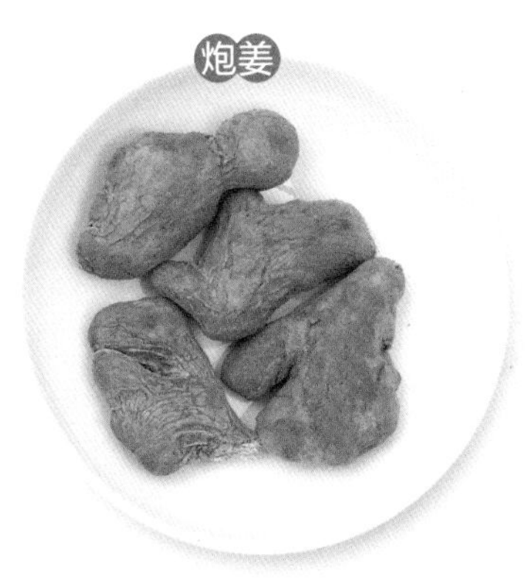

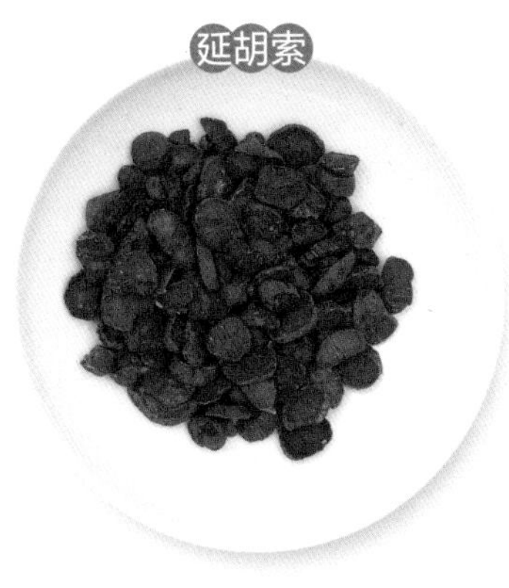

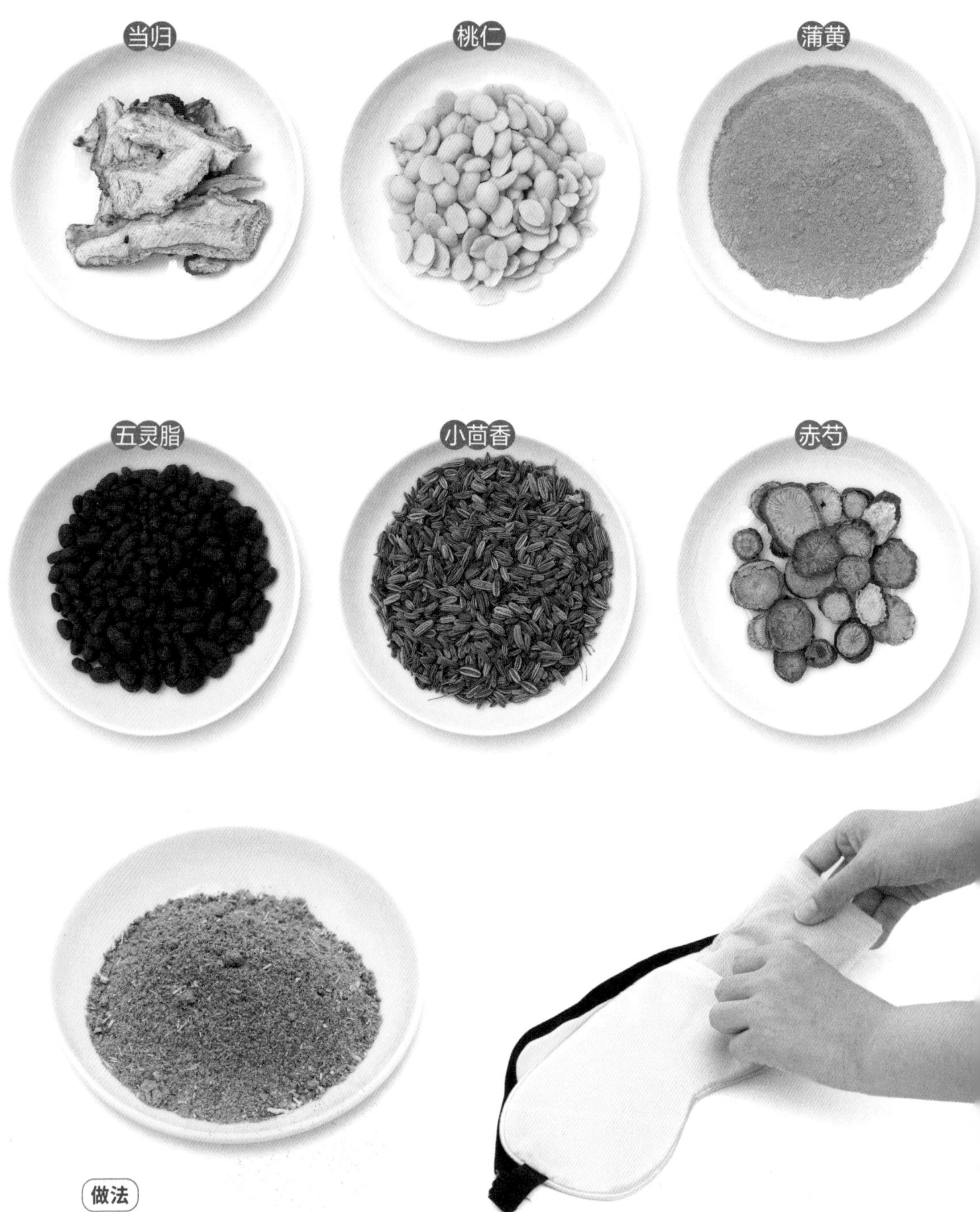

做法

① 将上述药材打成细粉。

② 将药粉装入中药外敷袋中，然后放入眼罩中。

③ 将眼罩戴在肚脐上就可以了。

叮嘱

每天晚上睡前佩戴，第二天睡醒后摘掉就可以。使用后如果月经过多，应停止使用。

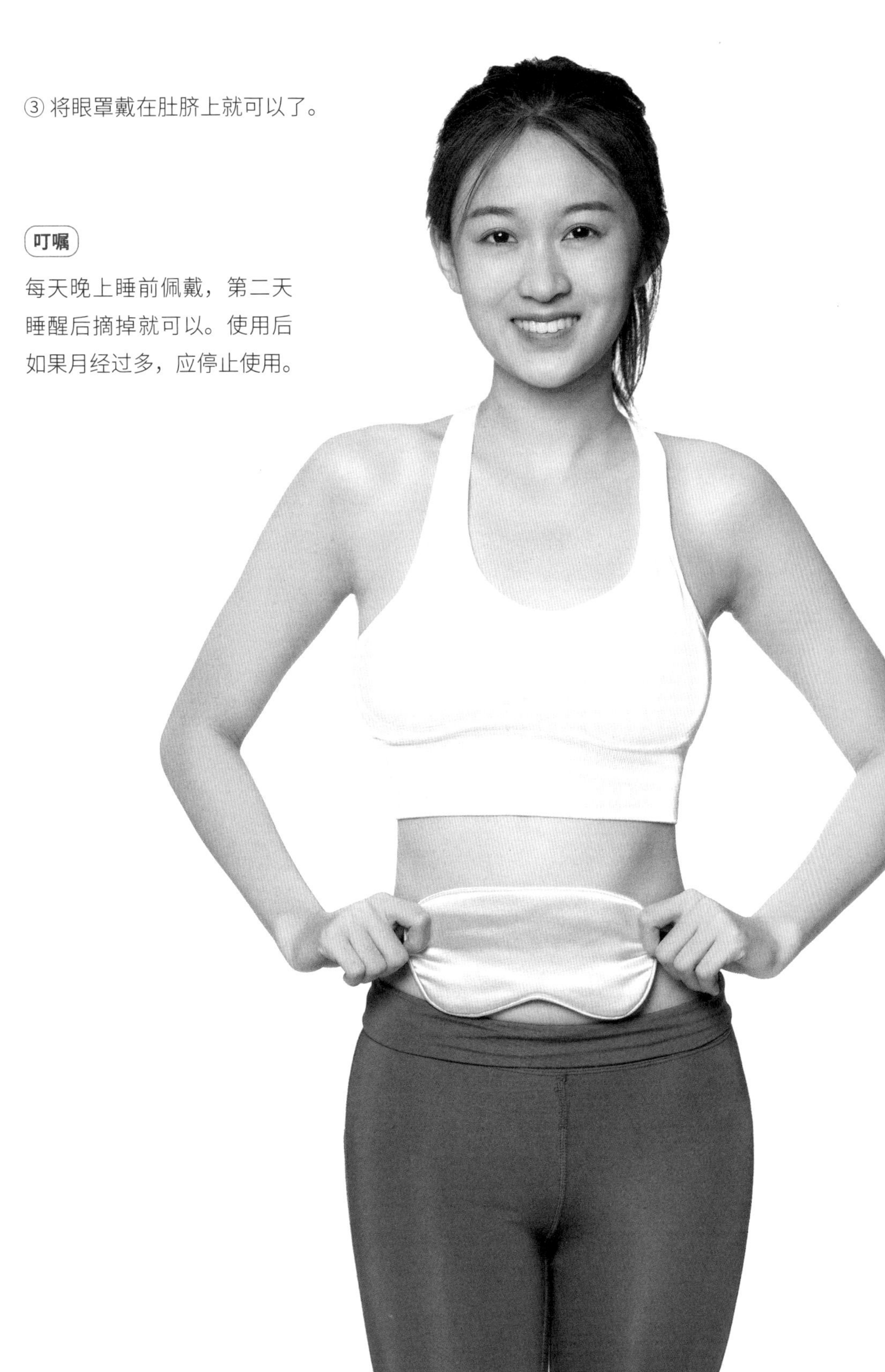

月经不调第二阶段外治方：从月经见红第5天开始用，用到第11天就停

从月经见红第 5 天起，女性一般会进入卵泡期，卵泡发育需要升高雌激素。这时候用一些具有拟雌激素作用的药物，可以促进卵泡发育，卵泡会发育得更好。

选择的药物是补骨脂、旱莲草、女贞子、当归、川芎、赤芍。这个方子从月经见红第 5 天开始用，用到第 11 天就可以了。

月经不调第二阶段外治方

配方 补骨脂、旱莲草、女贞子、当归、川芎、赤芍各 12 克。

做法 ① 将上述药材打成细粉。

② 将药粉装入中药外敷袋中，然后将中药外敷袋放入眼罩中。

③ 将眼罩戴在肚脐上即可。

叮嘱 每天晚上睡前佩戴，白天睡醒后摘掉就可以。皮肤对药物过敏者禁用。

月经不调第三阶段外治方：从月经见红第11天开始用，用到第14天就停

前面第一个方子是促进子宫内膜剥脱的，第二个方子是促进卵泡发育的，那第三个方子就是促进排卵的。这是按照女性的生理周期设

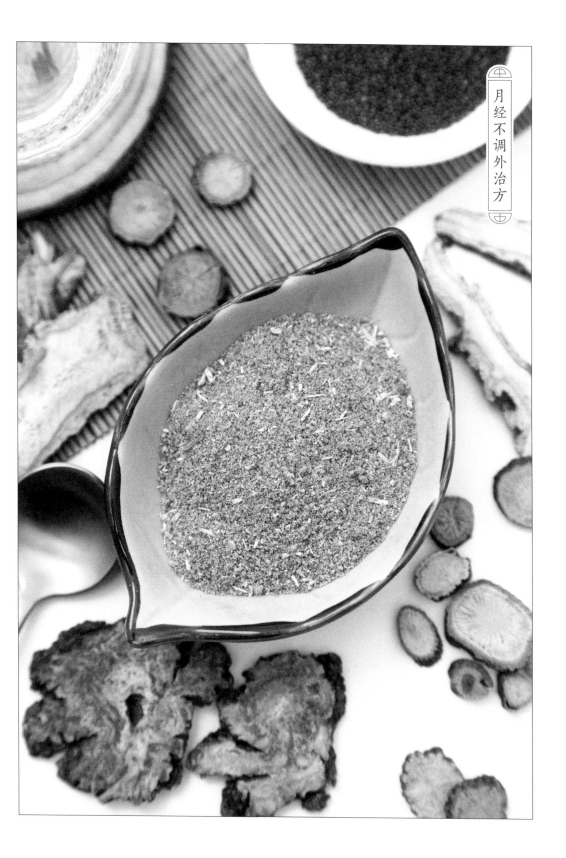

月经不调外治方

月经不调第三阶段外治方

配方 菟丝子 60 克，当归、川芎、赤芍各 12 克。

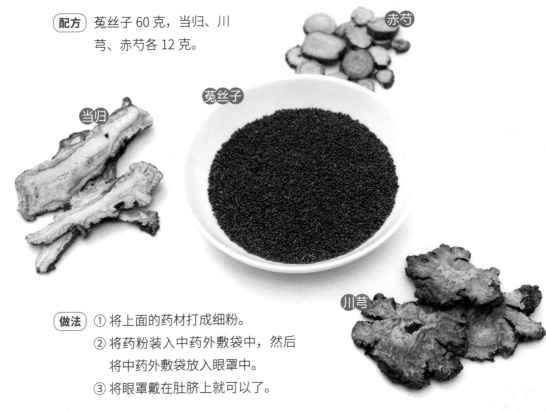

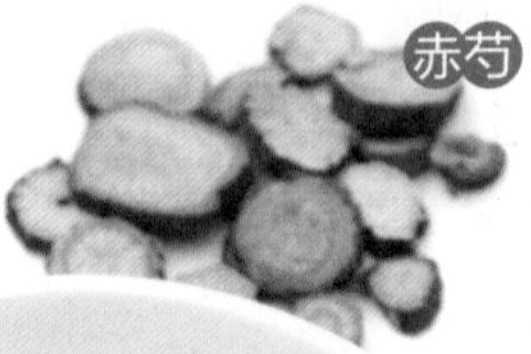

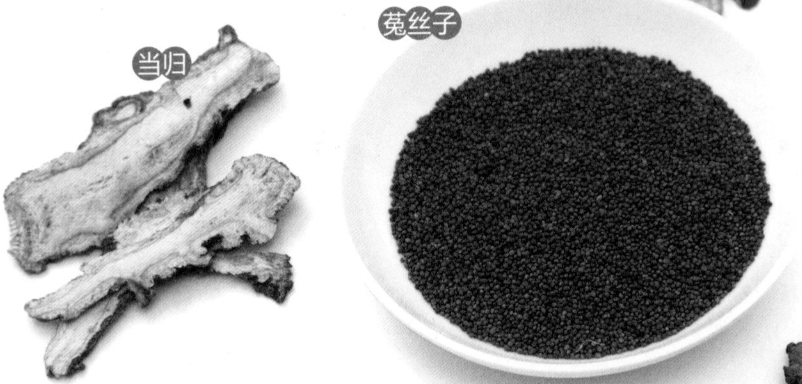

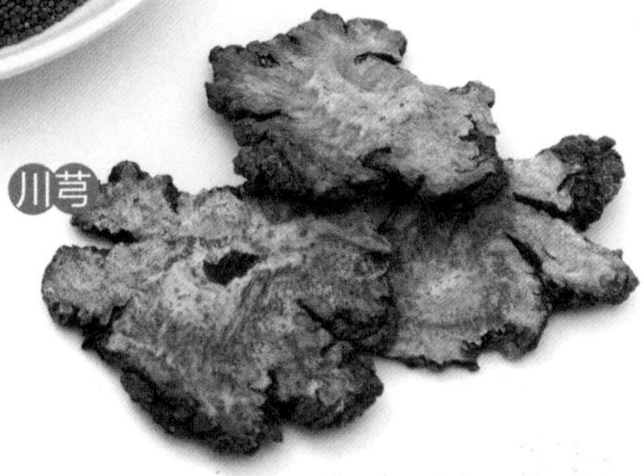

做法 ① 将上面的药材打成细粉。

② 将药粉装入中药外敷袋中，然后将中药外敷袋放入眼罩中。

③ 将眼罩戴在肚脐上就可以了。

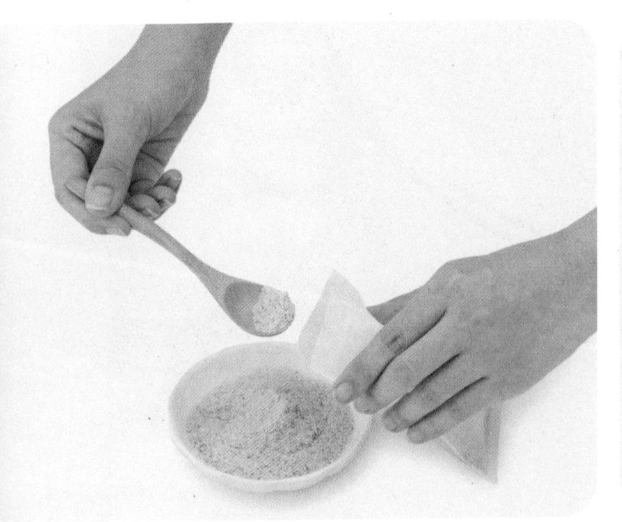

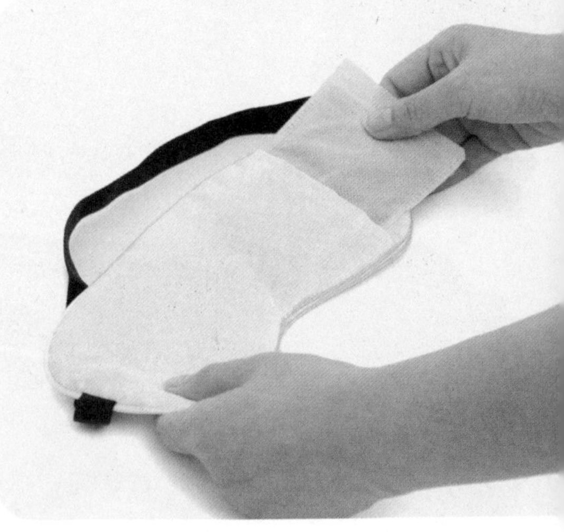

叮嘱 每天晚上睡前佩戴，白天睡醒后摘掉就可以。这个方子从月经见红第 11 天用到第 14 天，也就是只用三四天就可以了。

计的，一环扣一环的妙方。

第三个方子开始促进排卵了，如何判断一个女性是否排卵了，有以下几个方法。首先您可以去医院监测一下卵泡，这个方法是最准确但也是最麻烦的。

在家如何监测自己是否排卵了呢？第一个方法您可以去药店买排卵试纸来进行监测。只要试纸上出现了两道红杠，中医叫作强阳，就是排卵了。

如果您不想买排卵试纸，还有一个办法就是测基础体温。女性在排卵前的基础体温是相对较低的，比如，您排卵前的体温是36.5度，那在排卵期体温会升高到36.8度，甚至37度，会升高0.3～0.6度的样子。

妇科篇

这是一个正常的排卵现象，并不是感冒了。这个高体温会一直持续到下次来月经。如果您一个月的体温一直是36.5度左右，那一般就是您这个月没有排卵，就会出现月经不调。

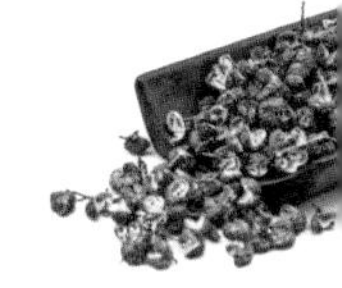

月经不调第四阶段外治方：从月经见红第24天开始用，一直用到下次来月经就可以了

接下来的第四个方子，是从月经见红第24天开始用，一直用到下次来月经就可以了。只要您用了前面三个方子，您排卵的质量就会非常好，所以接下来10天左右可以不去干预它，不用药。从月经见红第24天开始用药，让下一次的子宫内膜更好地剥脱下来，用什么方子呢？

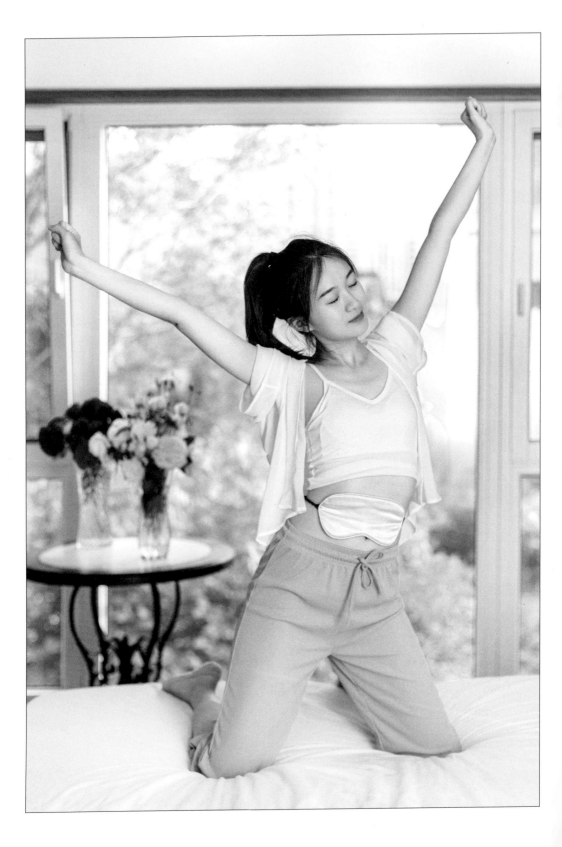

月经不调第四阶段外治方

配方 川牛膝、山楂各 30 克，当归、川芎、赤芍各 12 克。

做法 ① 将上述药材打成细粉。

② 将药粉装入中药外敷袋，然后放入眼罩中。

③ 将眼罩戴在肚脐上即可。

叮嘱 每天晚上睡前佩戴，第二天睡醒后摘掉就可以了。皮肤对药物过敏者禁用。

以上就是中医外治法调理月经不调，用到的一套组合拳。这套组合拳应该在月经正常以后，再经过三个月左右的调理，基本就可以解决月经不调的问题了。

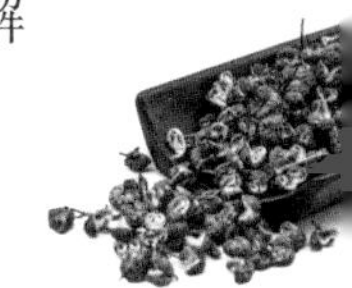

17 子宫肌瘤，用桂枝茯苓丸加强方来外治

为什么女人会得子宫肌瘤？

子宫肌瘤是女性子宫平滑肌上增生的良性肿瘤，它的形成跟乳腺增生是一个原因，都是雌激素对女性性器官，长期不良刺激引起的。简单说就是有的女性的雌激素水平太高，导致雌激素对子宫平滑肌的刺激过多，超过了正常范围就会得这个病。

子宫肌瘤是一种良性肿瘤，一般是没有问题的，也没有其他症状，一般不会影响怀孕。实际上除非肿瘤长到了 5 厘米以上，而且长得特别快，才有癌变的危险，而且只有 5% 的癌变概率。

患有子宫肌瘤等性器官疾病的女性，尽量不要服用美容产品

很多女性朋友为了变得更美，会服用一些美容产品，**但有子宫肌瘤、乳腺增生、子宫腺肌症这些疾病的女性朋友，尽量不要服用美容产品。**因为很多让女性变美的产品都含有植物雌激素，或者含有类雌激素的成分，长时间吃这些东西，会促进乳腺增生和肌瘤的生长。

比如，阿胶，阿胶补血，吃了之后子宫肌瘤会长得更快。身体正常的女性朋友，吃这些产品是没有问题的，但是有上述性器官疾病的人最好不吃。

女性得了子宫肌瘤后，一般没有任何症状，就是一直悄无声息地长着。只不过现在的检查手段普及了，很多女性朋友在体检过程中发现子宫里有肌瘤。有的人子宫肌瘤比较大，会令子宫内膜变宽，所以会出现月经量比较多的情况。

因此，当月经量突然增多的时候，还是应该去医院检查一下是什么原因引起的。

子宫肌瘤轻症病人可以用的姑息疗法——桂枝茯苓丸

治疗子宫肌瘤，学过中医的人都知道用桂枝茯苓丸，这个药，西医也会开给病人用。但很多病人吃了这个药，为什么会觉得没有用？这是因为桂枝茯苓丸，是张仲景治疗子宫肌瘤的一个姑息疗法。什么叫姑息疗法？就是我治不了你，但也不让你长大。

为什么张仲景用这个姑息疗法呢？当时他发现病人怀孕了，但肚子里长了个瘤子，相当于现在的子宫肌瘤。可是又不能用药效很猛的活血药，一活血胎儿可能就流掉了；但又不能不管它，因为它长得太大了，会影响胎儿的发育。

于是张仲景就想出了这个处方——桂枝茯苓丸，因为它是给孕妇用来控制子宫肌瘤生长的，很平和。但现在孕妇使用这个方子，还是要在医师的指导下使用，禁用此法直接外治。

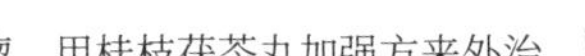

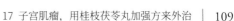

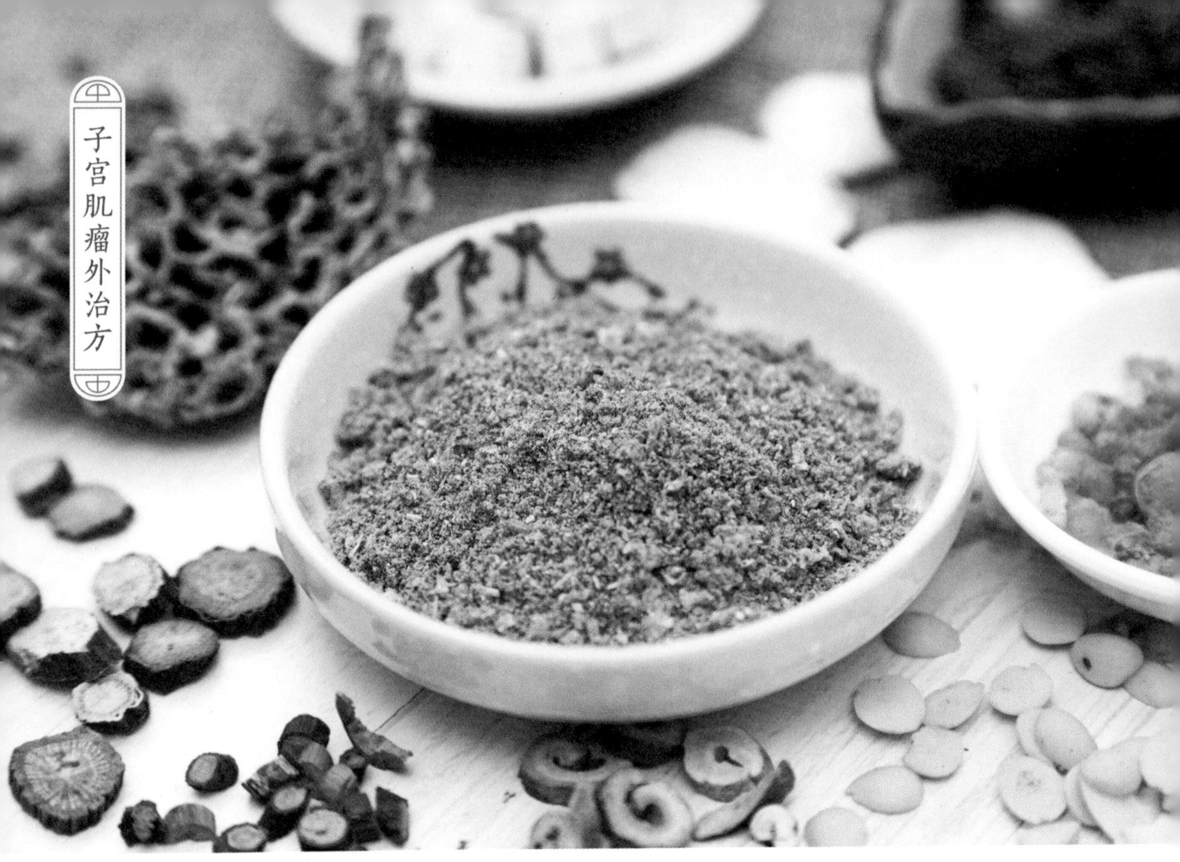

比较严重的子宫肌瘤，用桂枝茯苓丸加强方外治

子宫肌瘤症状比较轻的人，用了桂枝茯苓丸，子宫肌瘤会变小，但是对于症状比较重，肌瘤比较大、生长比较快的病人来说，这个药的力量就太弱了。

下面给您推荐的这个中医外治方，就是在桂枝茯苓丸的基础上，加了很多特异性的药物。

桂枝、桃仁、赤芍、茯苓、丹皮，这是张仲景桂枝茯苓丸的原方，在这些药的基础上加上乳香、没药、天花粉对抗雌激素；再加上生麦芽对抗泌乳素，因为子宫肌瘤除了跟雌激素有关，还跟泌乳素有关，

子宫肌瘤外治方

配方 桂枝、桃仁、赤芍、茯苓、丹皮、乳香、没药、天花粉、生麦芽、蜂房各 30 克。

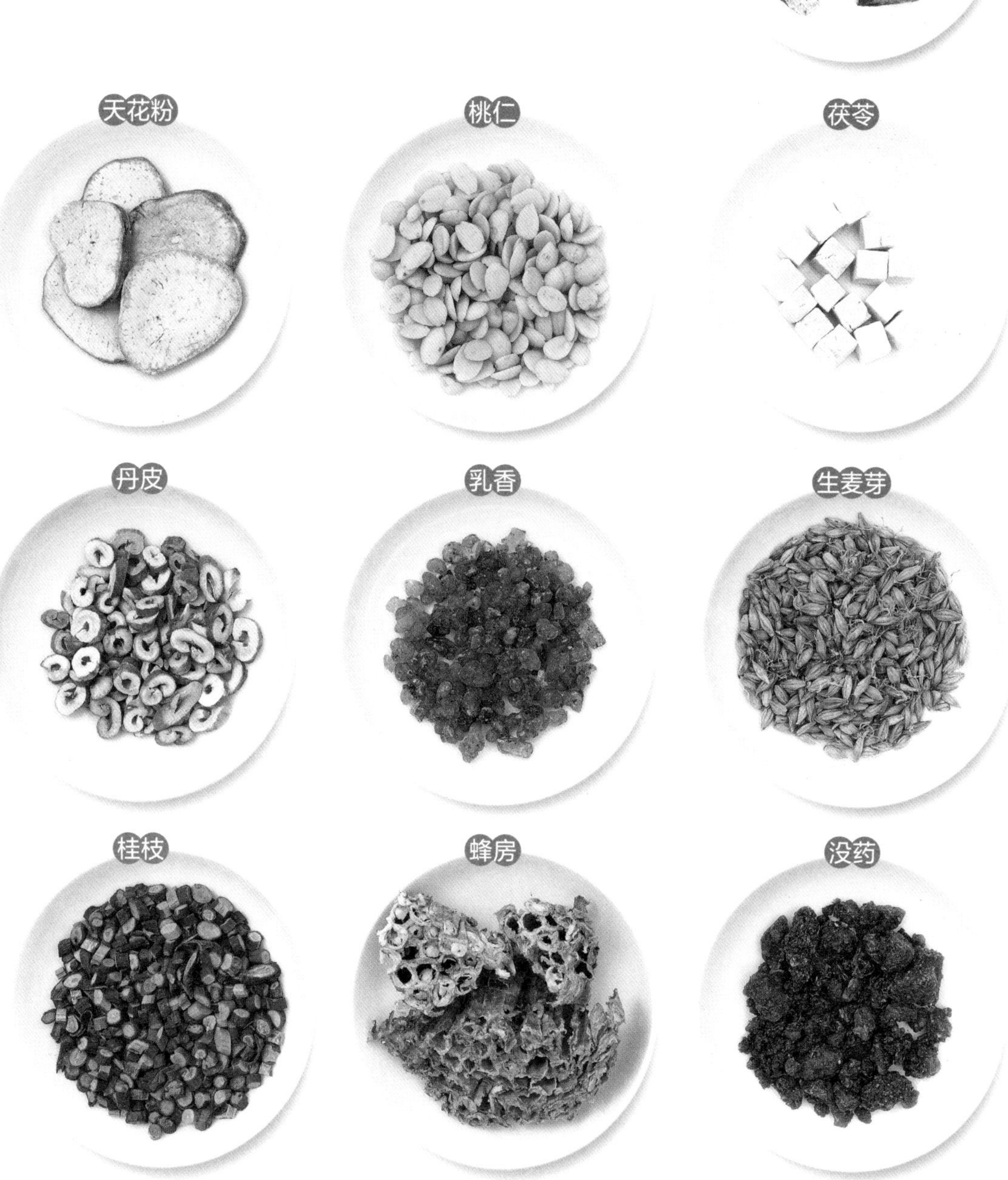

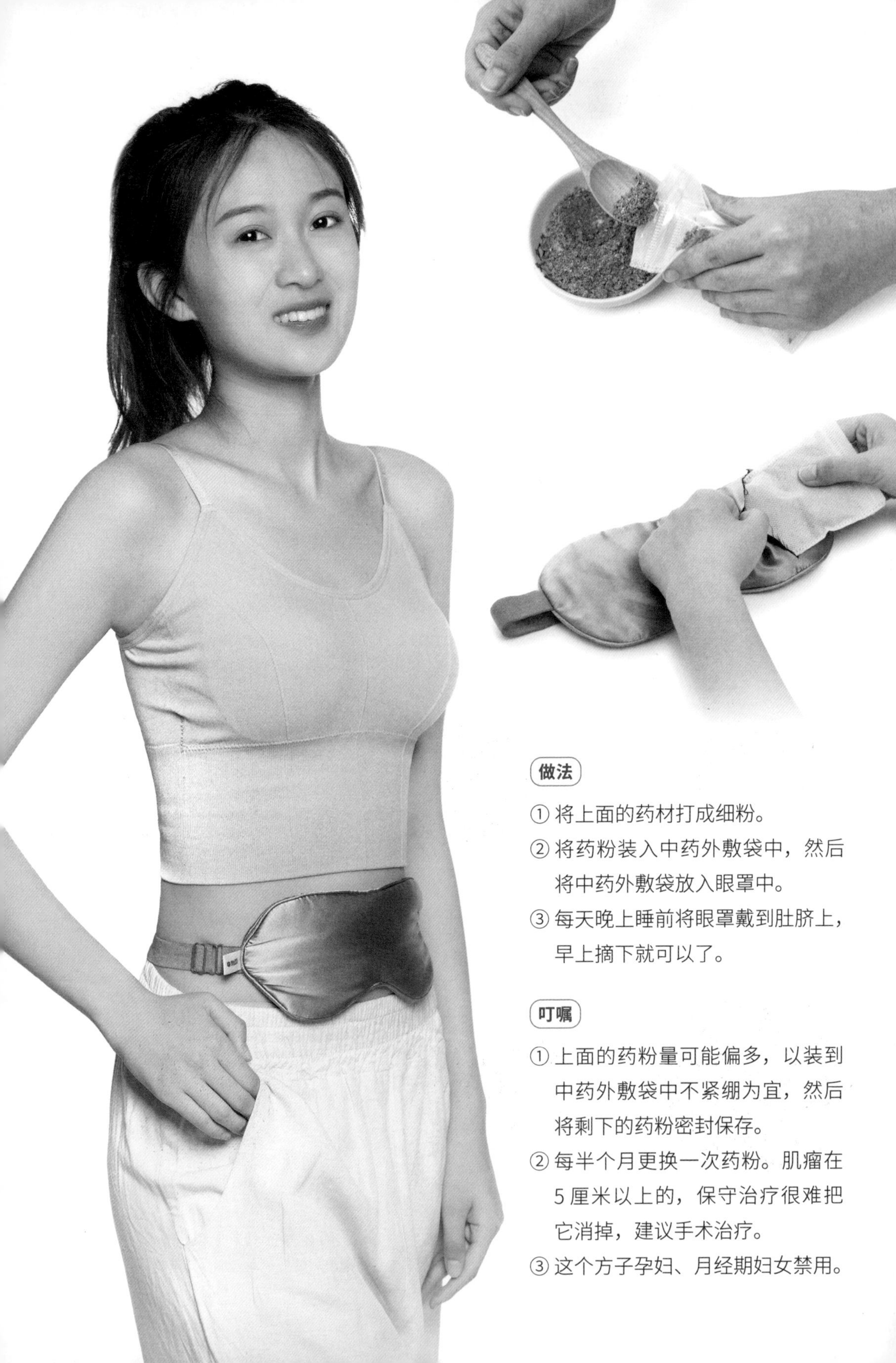

做法

① 将上面的药材打成细粉。
② 将药粉装入中药外敷袋中，然后将中药外敷袋放入眼罩中。
③ 每天晚上睡前将眼罩戴到肚脐上，早上摘下就可以了。

叮嘱

① 上面的药粉量可能偏多，以装到中药外敷袋中不紧绷为宜，然后将剩下的药粉密封保存。
② 每半个月更换一次药粉。肌瘤在5厘米以上的，保守治疗很难把它消掉，建议手术治疗。
③ 这个方子孕妇、月经期妇女禁用。

而生麦芽是对抗泌乳素的专药；再加上蜂房，蜂房是提升雄激素的药，具有对抗雌激素的作用，乳腺癌、子宫肌瘤、子宫腺肌症，都可以用蜂房来辅助治疗和调理。

那么，5 厘米以下的肌瘤，用这个方子多长时间可以消掉呢？由于肌瘤已经纤维化，想消掉它是非常慢的，最少需要半年。这除了跟肌瘤的大小有关，还跟病人的年龄有关，年龄越大治疗效果越好，年龄越小治疗效果越不好。因为女性年龄越大，她的雌激素就分泌得越少，所以很多患有子宫肌瘤的女性朋友，在绝经之后没有去治它，它自己就好了，就是这个道理。

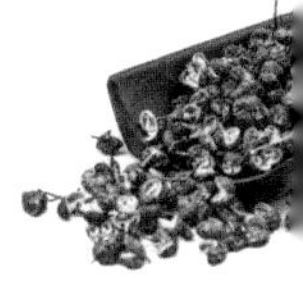

读者反馈

江佩珍：我是一个子宫肌瘤病人，月经来时疼痛难忍，吃了很多药都不见效，后来通过 B 超检查，发现子宫肌瘤已经长得比较大了，想着没办法，准备手术切除了。后来朋友推荐了王栋老师在《中医外治学》中讲的子宫肌瘤外治妙方，试着用了，用药不到四十天，再来月经时基本不疼了，感谢王栋老师。

18 经典名方芷香外敷散敷肚脐，对闭经、痛经、崩漏等妇科病都有效

长期饮食不规律或吃得很少，就可能导致闭经

生活中经常听一些女性朋友提到闭经，什么叫闭经呢？闭经就是女性连续6个月不来月经，必须是连续几个月都没有来月经，如果只是一两个月没有来，那不叫闭经。

引起闭经的原因有很多，比如，多囊卵巢综合征、脑垂体瘤都可能引起闭经。还有很多功能性闭经，就是病人去医院检查没有任何问题，就是不来月经。

另外，厌食症也会引起闭经。我见过一个小姑娘就有一年都不来月经。因为父母工作太忙了，没时间给她做饭，小姑娘每次放学回家就随便吃点，时间长了慢慢就得了厌食症。

有一些女孩子为了美而减肥，她们不太吃主食，每天就吃一点点东西，这都容易导致厌食症，进而引起闭经。

治疗闭经等妇科病，用经典名方芷香外敷散

下面的调理闭经的方子，只适用于功能性闭经。功能性闭经是指，

芷香外敷散

配方 白芷 40 克，小茴香 40 克，当归 60 克，肉桂 30 克，细辛 30 克，红花 40 克，元胡 35 克，益母草 60 克。

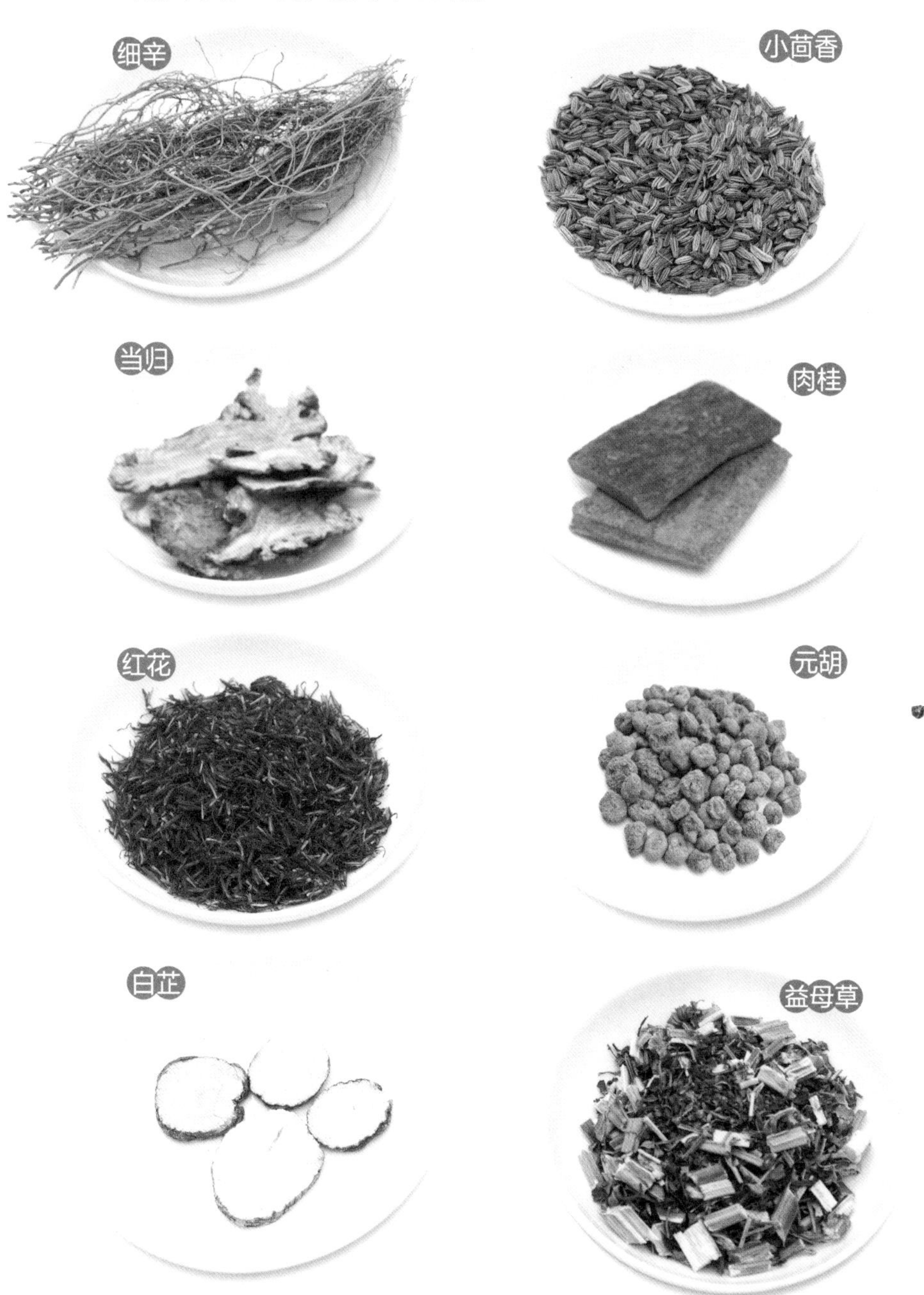

妇科篇

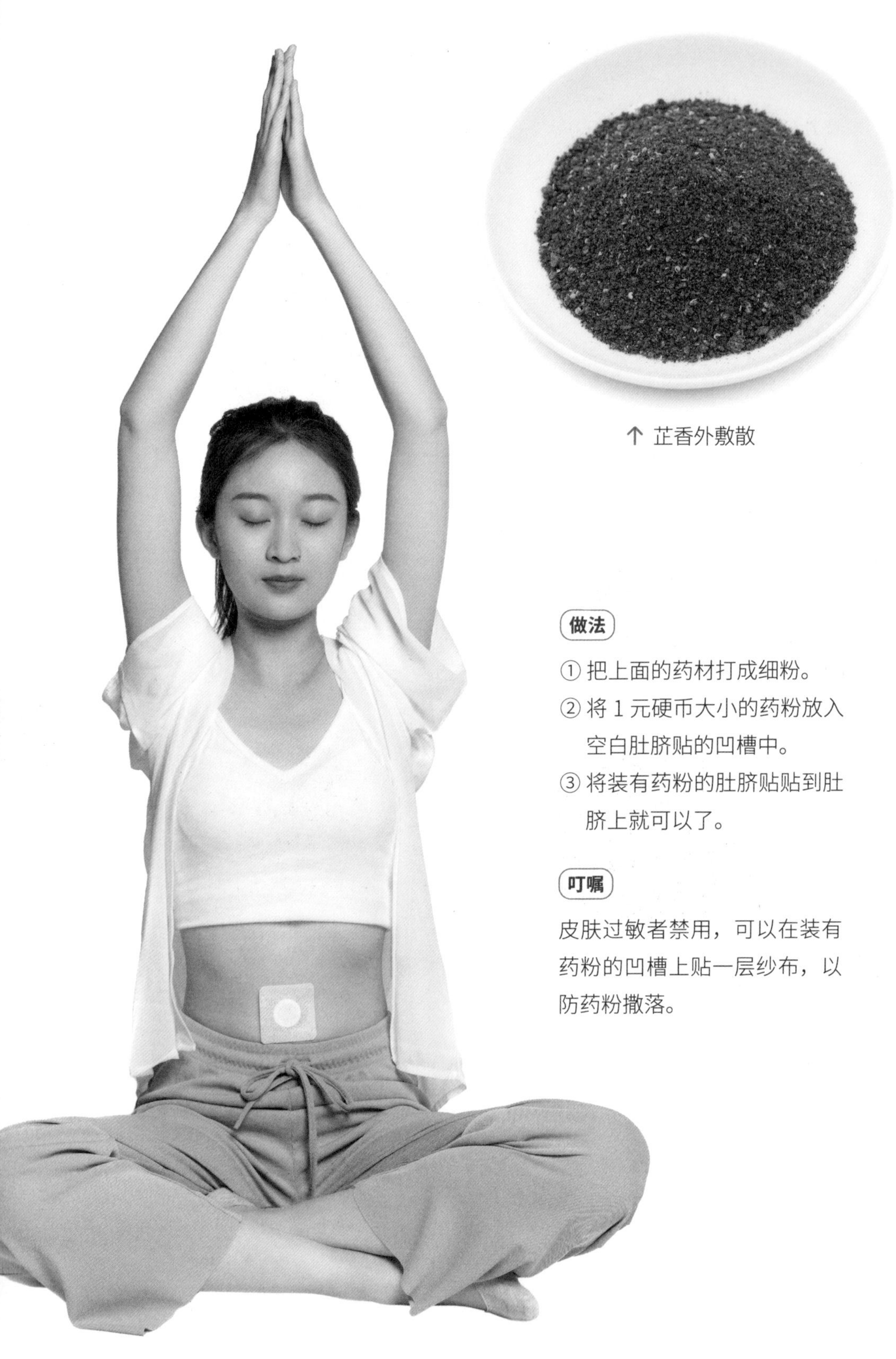

↑ 芷香外敷散

做法

① 把上面的药材打成细粉。

② 将 1 元硬币大小的药粉放入空白肚脐贴的凹槽中。

③ 将装有药粉的肚脐贴贴到肚脐上就可以了。

叮嘱

皮肤过敏者禁用，可以在装有药粉的凹槽上贴一层纱布，以防药粉撒落。

经过现代医学检查身体没有器质性病变，但就是每个月都不来月经。这个方子是高树中教授《中医脐疗大全》上的一个方子，是中医外治法治疗妇科病的一个经典方，叫芷香外敷散。

这个方子可以治闭经、痛经、崩漏、月经不调等。如果治疗妇科病，您记不住那么多方子，记住这个方子，就能帮您解决很多妇科病的问题。

有人问，这个方子为什么每味药用量都比较大？这是因为它是通过肚脐给药的，肯定是药物接触皮肤的面积越大，效果越好。如果这些药您一次用不完，可以把它放到一个密闭容器中，只要药味不散，就还可以使用。

不要人为地延缓绝经，年轻的时候有年轻的美，老了之后有老了的美

生活中有这样一些女性朋友，本身已经过了更年期，出现了月经长时间不来的情况（这种情况不叫闭经，叫绝经）。有一些所谓的医馆，通过给绝经的女性朋友使用药物或按摩等，让她们的月经再来。这种做法好不好，对不对呢？

首先，追求年轻美丽是女人永恒的话题。20 世纪 90 年代，世界上掀起了女性口服雌激素，让自己不绝经的热潮。因为一旦绝经之后，就意味着雌激素、孕激素的衰退，那么人就会衰老。

比如，皮肤不像原来那么有弹性，乳房会下垂，颈纹出现了，也长斑了。所以女性朋友都特别不希望绝经，很多人会用药物来延缓绝

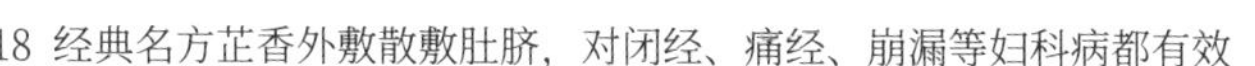

经，让自己变得年轻一些。但是现在已经不用这些疗法了，为什么呢？因为做任何事都是有代价的。

只要月经还来，那么得卵巢癌、子宫内膜癌和乳腺癌的概率就会增大。所以除非是治疗更年期综合征，会用一些激素类药物，其他情况下，都不建议违反自然规律，去使用这些药物。

人生就是这样，生、老、病、死谁也逃不过，这是自然规律。年轻的时候有年轻的美，老了之后有老了的美。也许只有安于当下才是最美的，健康才是最美的。

最后告诉您《道德经》中的一句话："人法地，地法天，天法道，道法自然。"只有顺从自然，健康生活才是最美的。

Chapter 5

皮肤科篇

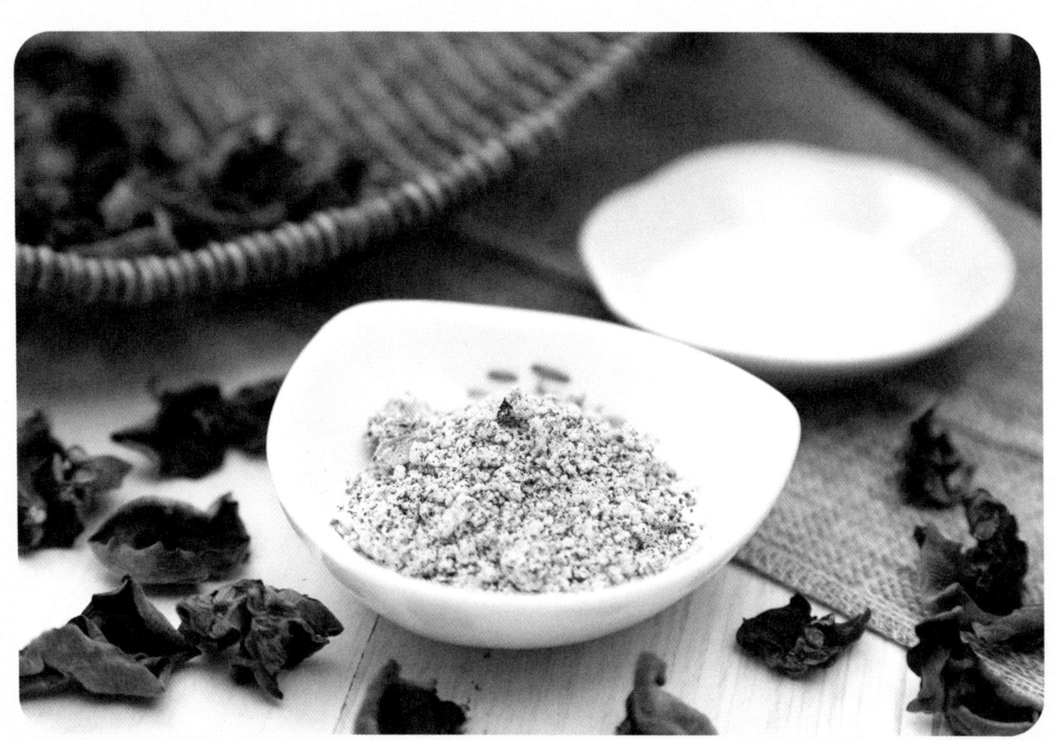

19 牛皮癣难看难治，用中药泡酒擦洗、敷贴患处来解决

长癣的地方不出汗，只要出了汗，癣很快就会好

牛皮癣是一种很麻烦的皮肤问题。现代医学将牛皮癣叫作神经性皮炎，它是以皮肤增厚、瘙痒、久治不愈为特点的一种比较难治的皮肤病。得了牛皮癣是很痛苦的，也很影响美观。牛皮癣外在的样子有的是红色的，有的跟皮肤的颜色一样，只是单纯的皮肤增生、增厚，就像牛皮一样粗糙，有的还会脱屑。

牛皮癣多发于颈部、肘部、骶尾部和小腿，主要表现是皮肤状如牛皮，瘙痒难忍。

现在普遍认为牛皮癣，跟人体自身的免疫系统有一定关系。那怎么预防呢？一方面是不要长期住在太潮湿的地方；另外就是当大汗淋漓的时候，千万不要用冷水去刺激它。

很多牛皮癣病人，长癣的地方一点汗都不出，这说明他那里的皮肤毛孔已经封闭了。中医把汗毛孔叫作玄府，玄府封闭了，汗液等代谢物排不出来，皮肤就会增生、增厚。

在中医里，麻黄是发汗解表剂中的翘楚，也是治疗牛皮癣的要药。长癣的地方不出汗，只要这里出了汗，癣很快就会好。

中药泡酒治牛皮癣有奇效

我曾经用外治法给一位八十多岁的老先生治过牛皮癣。这个外治的方子开出去后，好多年没再见到过这位病人。后来我碰到这位病人的女儿，她说："王大夫非常感谢你，你给我老父亲开的治牛皮癣的药非常管用。"

我当时给那位病人用的，是门纯德老先生治牛皮癣的验方和秘方。门纯德老先生是山西的老名医，擅治牛皮癣。门老非常了不起，在中医界人称"北门"，如果中医是一个辉煌的建筑，那么守这扇大门的就是门纯德，因为他姓门，又住在大同，所以中医界尊称他为"北门"。

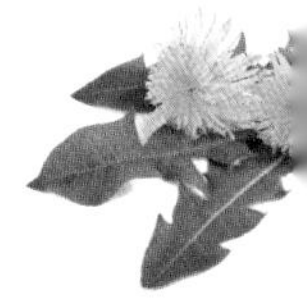

门老的方子是用高度白酒浸泡杜仲、百部、紫荆皮这三味中药，然后用药酒擦洗患处。

但这个方子随后我就不再用了，而是给它加了几味药来增强疗效。加的这几味药分别是大风子、核桃仁、山柰和樟脑，这几味药是我老家山东泰安名医王风银治牛皮癣的秘方的一部分。另一部分秘方是水银和轻粉，因为它们都有毒性，现在也买不到，所以只能把它们去掉。

有一个姑娘，她本身是一名护士，长得非常漂亮，可是两条腿上都是密布的牛皮癣，后来我就把这个外治方告诉了她。有一次她给我发了一张照片，腿上的牛皮癣都好了。

她告诉我，就是用我给她开的这个外治方治好的。她还把这个外治方改进了一下，就是先把上面的药材打成粉，然后用白酒调成糊状，睡觉的时候涂到长牛皮癣的地方，再用保鲜膜包起来，睡醒后把保鲜膜和药物去掉就可以了，结果疗效又翻了一倍。

改良后的牛皮癣外治方

配方 杜仲、百部、紫荆皮、大风子、核桃仁、山柰各 30 克，樟脑 15 克，高度白酒适量。

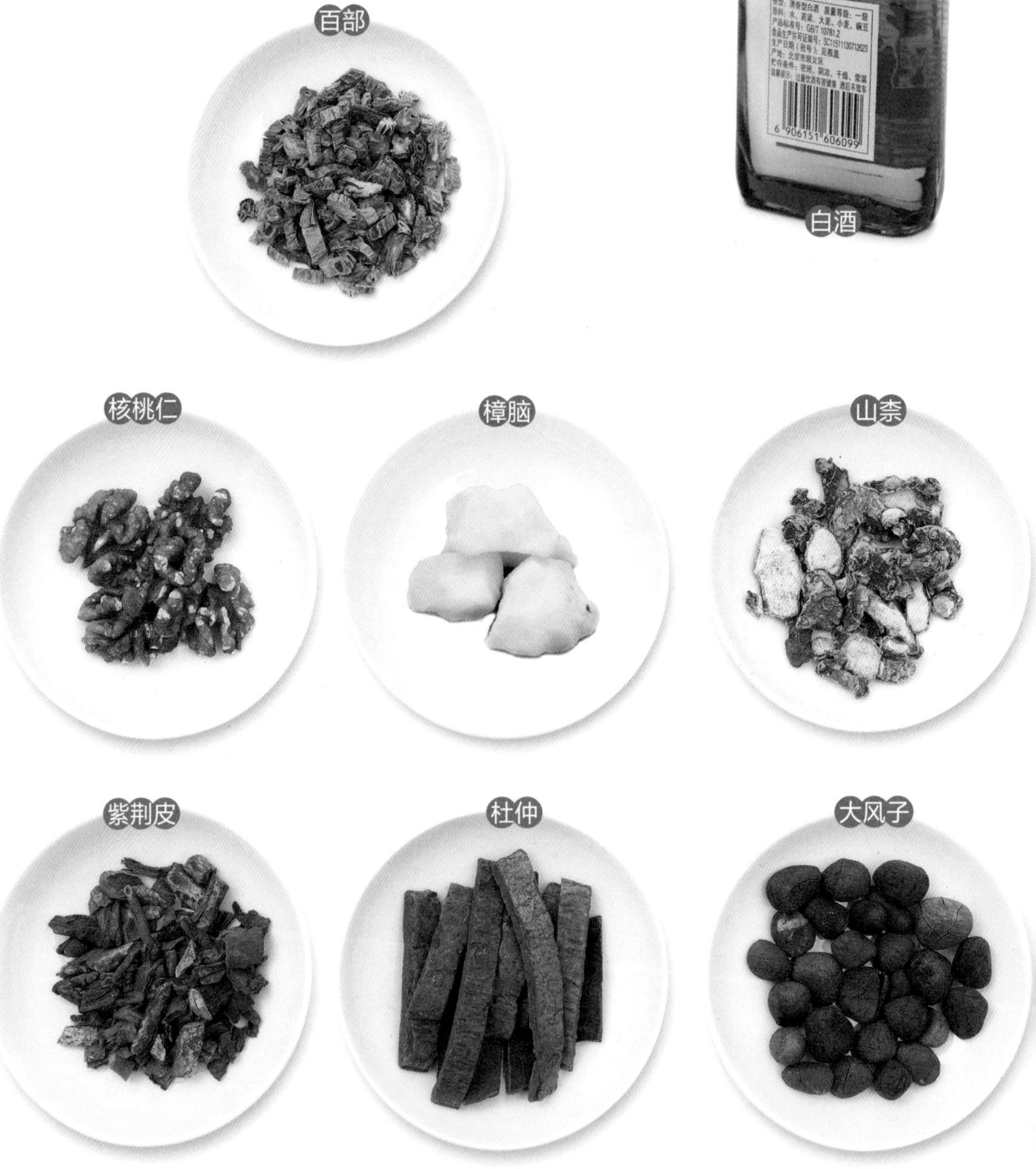

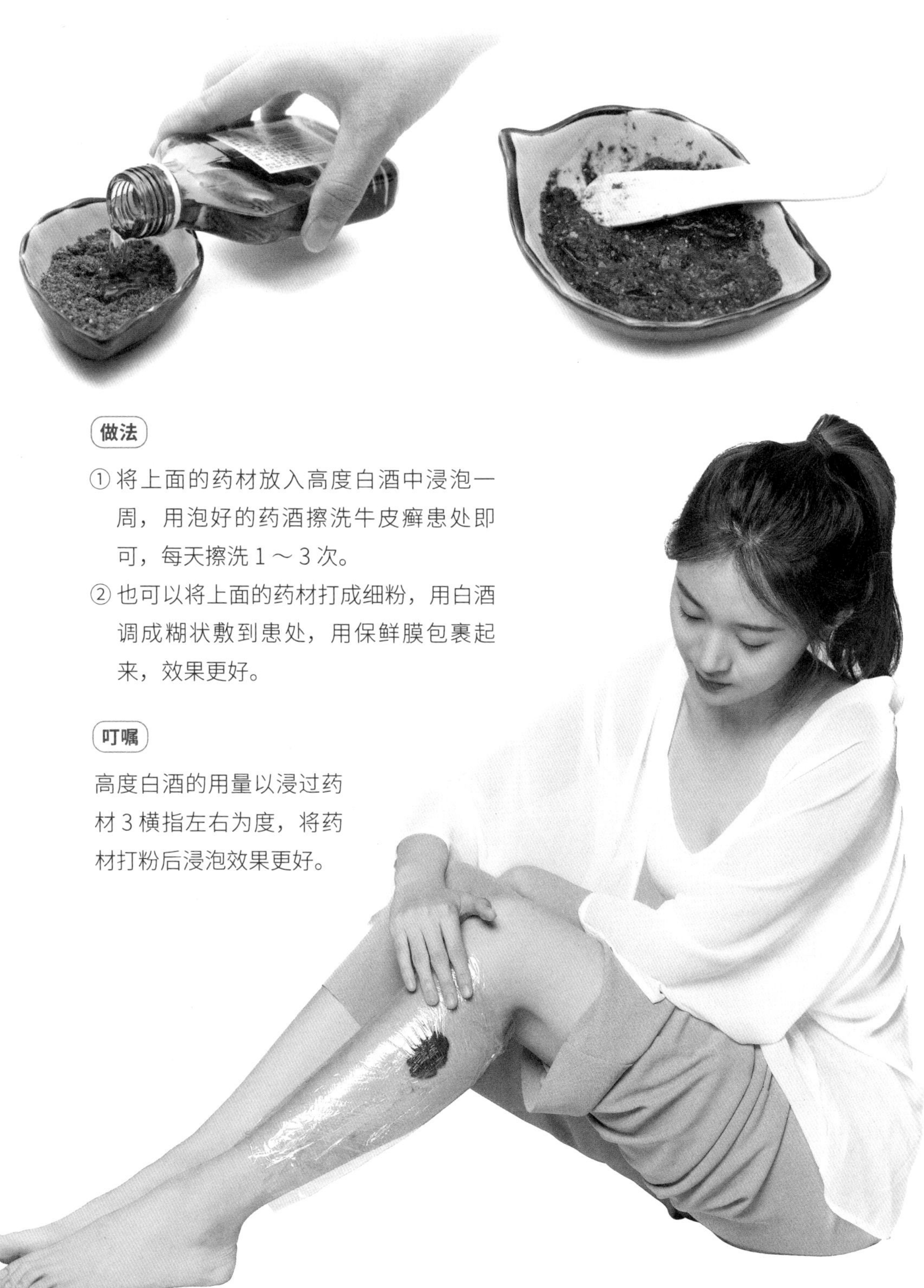

做法

① 将上面的药材放入高度白酒中浸泡一周，用泡好的药酒擦洗牛皮癣患处即可，每天擦洗 1 ～ 3 次。

② 也可以将上面的药材打成细粉，用白酒调成糊状敷到患处，用保鲜膜包裹起来，效果更好。

叮嘱

高度白酒的用量以浸过药材 3 横指左右为度，将药材打粉后浸泡效果更好。

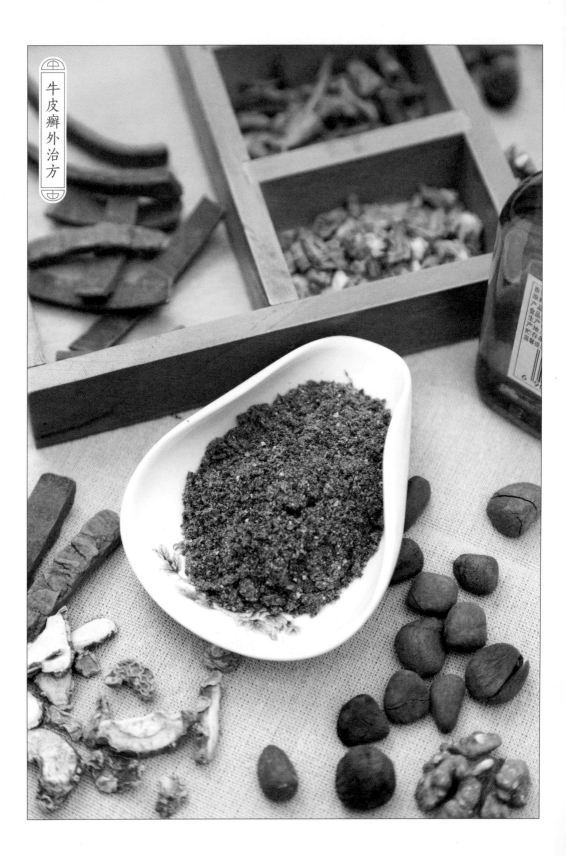
牛皮癣外治方

敷的时候以完全遮盖创面为度。第一次先取一元硬币大小的药，涂到皮肤上试敷5分钟，如果出现皮肤红肿发痒等过敏现象，则停用此法。没有出现过敏现象的话，就可以逐渐在患处延长贴敷时间至1小时以上，贴敷完，用温水清洗干净就可以了。

用保鲜膜包裹，首先避免了用药会弄脏被褥，同时又增加了用药时间。这是因为用保鲜膜包裹之后，药物的温度和体温散失得更慢了，毛孔也打开了，药物的有效成分就会被吸收得更多。

刚才我说了，牛皮癣病人很少出汗，当他的皮肤被保鲜膜裹上之后，就有一个保湿发汗的作用，所以我觉得，病人有时候是我们大夫最好的老师。

20 荨麻疹，用两个中医外治法标本兼治

荨麻疹是过敏引起的一种皮肤病，我在上高中的时候就得过两次。得了荨麻疹会非常痒，而且越挠越痒，挠过的地方全是那种成片的高出皮肤的风团，所以老百姓又把它叫作风团。

荨麻疹是由过敏引起的，比如病人接触了花粉、海鲜、一些蛋白质类食物后，身体局部会释放组胺，组胺释放在组织间隙，就是高出皮肤的荨麻疹。这就像您被蚊虫叮咬之后会痒，那也是组胺释放到您组织间隙的结果。所以治这个病，要进行抗过敏治疗。

很多人进行抗过敏治疗后，症状会得到缓解，但总是容易反复。因为它跟湿疹一样，都是身体的过敏反应，所以湿疹和荨麻疹要想彻底治好，一定要忌食蛋白类食物，因为蛋白质会催化过敏反应。

荨麻疹的快速止痒方：用药酒涂抹患处

荨麻疹在中医的六淫——风、寒、暑、湿、燥、火里面，属于风邪，比湿疹要好治一些。

治疗荨麻疹有一个比较简单的治标之法，能快速止痒。

荨麻疹的快速止痒方

配方 苦参、百部、蚤休各 30 克，75% 的酒精 500 毫升，冰片 10 克。

做法 将苦参、百部、蚤休浸泡到酒精中，一周后把药材去掉再加入冰片，装瓶备用。荨麻疹发作时涂抹于患处，能快速止痒。

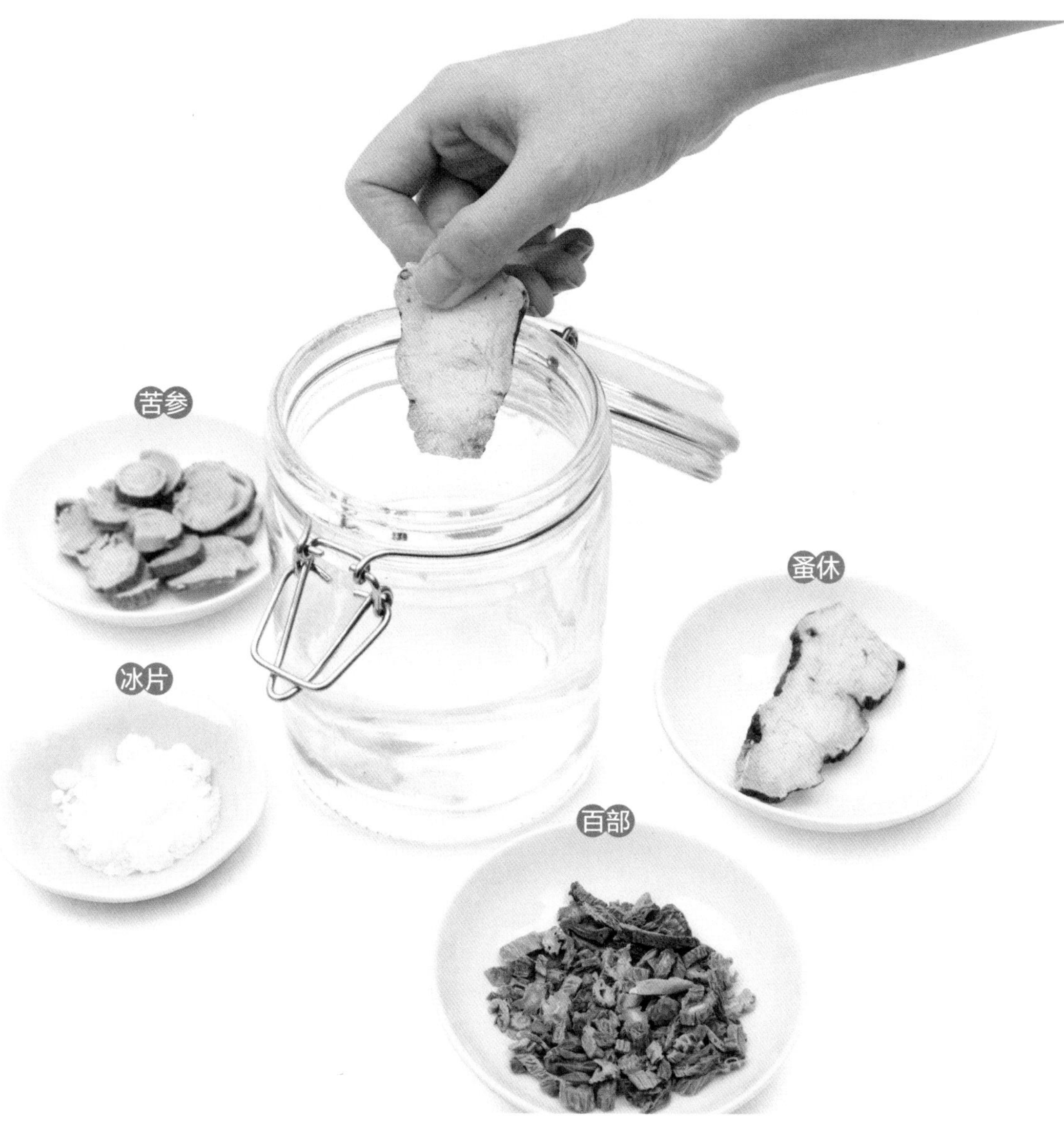

荨麻疹的治本方：荆芥煎水泡澡

在中药当中，有一个治疗过敏非常经典的中药叫荆芥，相当于西医的氯雷他定，能够抗过敏，抑制组胺的释放。

荨麻疹的治本方

配方 荆芥 100 克。

做法 将荆芥放入水中煎煮以后泡澡，一般十五天到一个月可以根治荨麻疹。

叮嘱 荆芥在水中煎煮半小时左右，水量以浸过药材 3 横指以上为度，然后根据您沐浴的水量，用清水勾兑就可以了。荨麻疹发作期间可以每天用荆芥水泡澡。

治荨麻疹不忌口，就会反复发作

治荨麻疹跟治湿疹一样，一定要忌口。如果不忌口的话，这个病就会经常找上门，反复发作。鸡蛋、肉类、牛奶、酸奶、花生、瓜子等这些富含蛋白的食物，都会活化过敏反应，要忌吃这些食物。

荨麻疹的高发人群就是高蛋白饮食人群。现在有一种病叫花粉症，以前中国人很少得这个病。现在很多人天天喝牛奶，蛋白的摄入已经明显偏高了。当然适当喝牛奶对人体是有益的，但是不能太过。

有的人天天高蛋白饮食，体内的蛋白质消化不了，就会变成抗原，引发过敏反应。以前西方人得花粉症的特别多，现在我们东方人得这种病的也逐渐多了，其中高蛋白的摄入是一个很大的诱因。

民间有一种说法认为，荨麻疹得了三年后就能自动好了，不到三年怎么也好不了。这种说法是不对的，这个病病程越长，越容易反复，越不容易根治，所以得了荨麻疹，还是要及早治疗。

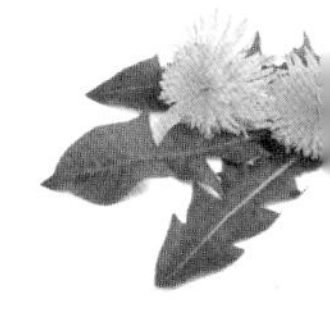

21 得了痔疮不一定要做手术，中药熏洗法就能解决

有一句广告词，相信您一定非常熟悉，叫“贴肚脐治痔疮”。这个广告之所以能被记住，是因为贴肚脐和治痔疮，很多人认为是风马牛不相及的两件事，其实这就是一种中医外治法。

人为什么会得痔疮呢？现代医学认为，人久坐或便秘，导致肛周静脉丛结节、曲张，就是您看到的痔疮。中医认为肝经环阴器，足厥阴肝经既经过生殖器，又经过后阴（肛门），前后二阴都归肝经所属，所以中医治疗痔疮，都是从肝经来论治的。

比如，槐花、地榆、黄芩、芍药等都能用来治痔疮，而这些药都是入肝经的。痔疮的形成还和人的情志有关。很多人天天坐着也不得痔疮，这种人的情绪一般都比较好。

痔疮熏洗方，可以治疗内痔、外痔、混合痔

前面我提到的那个贴肚脐治痔疮的药叫荣昌肛泰。其实荣昌肛泰的成分很简单，主要就是五倍子和地榆，再加点冰片。而这几味药，下面介绍的外治方里都有。

痔疮熏洗方

配方 荆芥、防风各 10 克，鱼腥草 100 克，生大黄 15 克，五倍子 15 克，黄柏 10 克，芒硝 20 克，冰片 3 克。（如果出现了痔疮出血，再加上地榆和槐花各 30 克。）

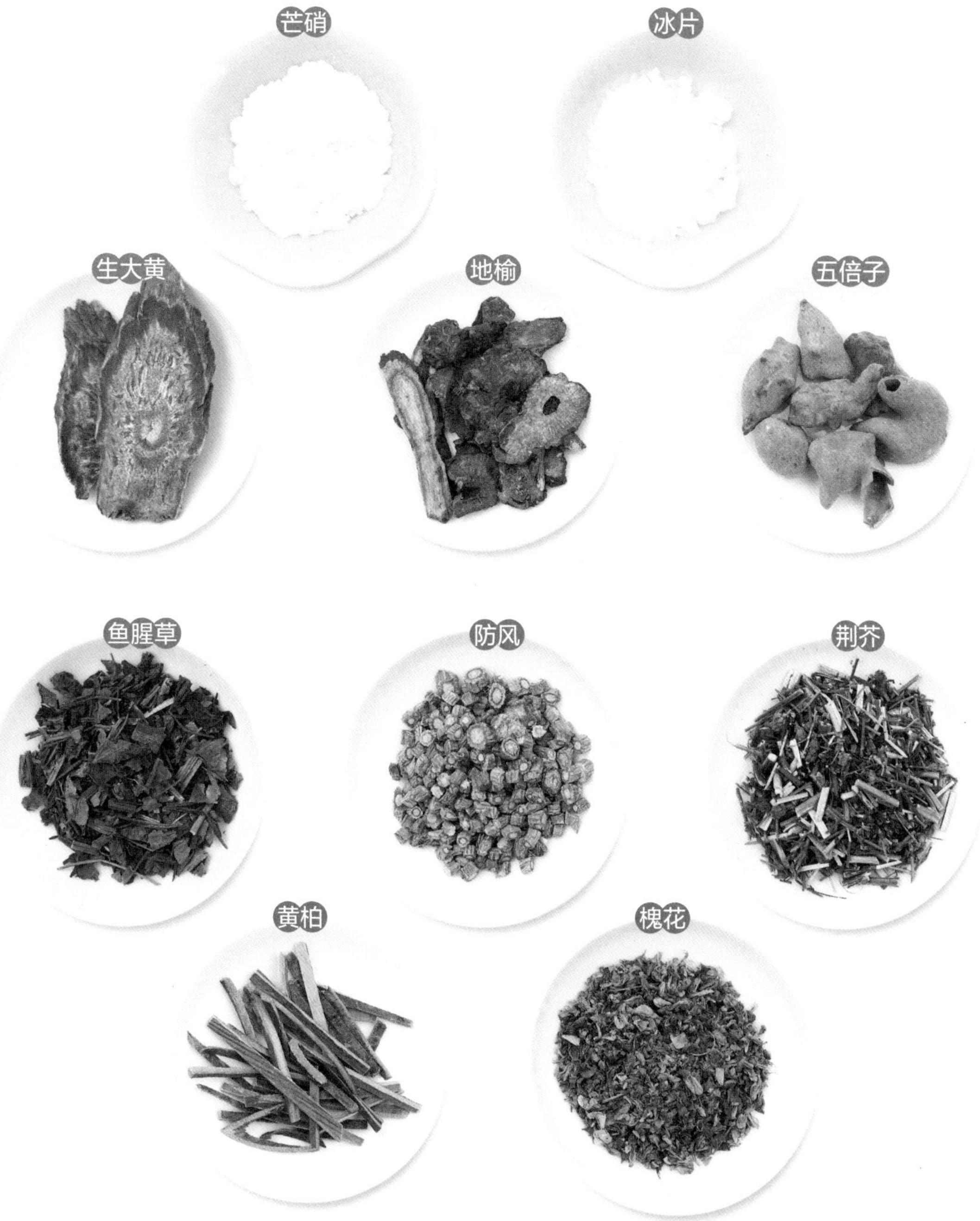

做法 将上面的药材加水煎煮 30 分钟左右后去渣，然后把芒硝和冰片搅拌到里面，搅拌之后趁热熏，先熏后洗，每天熏洗 2 ～ 3 次。每服药可以使用 1 ～ 3 次，下次再洗的时候加热就可以了。

叮嘱 ① 痔疮不出血的时候可以不用地榆和槐花，用上也没有问题。

② 要趁热熏洗，但洗的时候水温不要太高，以免烫伤皮肤。每次熏洗到药汤变凉就可以了。

地榆和槐花是中医治痔疮和痔疮下血的专药。另外，有一种西药叫芦丁，芦丁是槐花的提取剂，在新型冠状病毒性肺炎的治疗上，芦丁就被用上了。它可以预防休克、抑制出血，所以在很多心脑血管疾病，包括一些血液系统疾病的治疗上，芦丁都是一个非常好的血管保护剂。而含芦丁最多的中药就是槐花。

民间有一种说法，认为小孩吃多了槐花容易得腮腺炎，这是一个误传。腮腺炎是一种传染病，跟吃多少槐花没有关系，而且槐花是可以治疗腮腺炎的。槐花是一味常用的中药材，可以治疗牛皮癣、高血压、过敏性紫癜，以及痔疮。

痔疮分为内痔、外痔和混合痔，都可以用这个方子来治。

十人九痔，马应龙痔疮膏治疗初期、中期痔疮，效果非常好

中国有句俗语叫"十人九痔"，这说明痔疮的发病率非常高。这是因为人以前是爬行的，当人直立行走后，您的重心、血液就会往下降和堆积，尤其现在生活水平提高了，人们坐得多、运动得少了，肛周静脉不被肌肉挤压，所以痔疮的发病率逐年升高。

有一个治痔疮非常出名的药，叫马应龙痔疮膏。它治疗初期和中期痔疮效果非常好。

马应龙痔疮膏是局部涂抹用药，而上面介绍的熏洗方是通过熏洗用药，这两个方法可以相互配合，就是您先熏洗，熏洗完了再涂抹马应龙痔疮膏，效果更好。

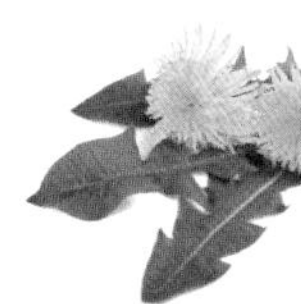

肛肠科的病，为什么要吃抗焦虑的药？

我读研究生时的一个同学，是专门从事肛肠科工作的。这个同学跟我说，他们在做完肛肠手术后，会让病人吃一些抗抑郁的药，而且病人吃了这些药之后，手术的疗效会普遍提升。

为什么呢？这就涉及现代社会的一个问题，就是很多人都很焦虑，很多人得病都跟心态有关。我同学告诉我，据他临床观察，病人吃了抗抑郁的药之后，治疗效果明显比原来好，恢复得也快。

其实中医也是这样认为的，百病皆生于气。很多病人来医院看病，觉得自己很痛苦，其实他的身体并没有太大的问题，而是因为情绪抑

郁、压力大导致的各种身体不适。当他的情绪缓解了，身上的疾病也就缓解了。

遇到这样的病人，我经常会给他开一些甘松、郁金、菖蒲、合欢花等能缓解焦虑的中药，来进行抗焦虑治疗，结果发现治疗效果明显提高。

古代人是身体常动，而心是静的。因为他们大多没有太大的贫富差距，也就没有那么大的欲望。像我小时候，周围的人跟自己吃的一样，穿的一样，都没有见过特别有钱的人，也就不会嫉妒、攀比。人们都日出而作，日落而息，反而合乎养生之道了。而现在很多人，一看到别人开着豪车，自己却骑着自行车，就不平衡了。

佛家讲相由心生，医家讲病由心生，其实很多时候病都是从情绪上来的。

22 麦粒肿、急性乳腺炎等疔疮，用蒲公英外敷、外洗患处来治

疔疮在没有化脓之前不能挤，否则容易引起感染

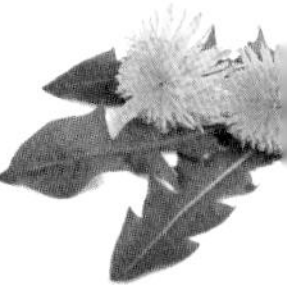

什么是疔疮呢？疔疮相当于现代医学说的疖子，就是皮肤上一个化脓性的感染灶。麦粒肿就属于疔疮的一种。疔疮一般长在面部，身体其他部位，比如后背、臀部也会出现。

皮肤科篇

疔疮只有等化脓之后才能挤，没有化脓之前挤破很容易走黄。走黄是一个中医名词，就是如果在疔疮没有化脓之前挤压，会使炎症进入血液，引起血液感染。

很多人脸上长了疔疮喜欢去挤，好像挤了才舒服。但在它还没有成熟，没有化脓之前挤是很危险的，尤其是在脸部的危险三角区（以鼻根和两个嘴角画一个三角形，这片区域就叫危险三角区）。因为这里的静脉血液回流会经过大脑，所以这个地方如果出现了感染，病毒和细菌极有可能会进入大脑，很容易引起脑膜炎，甚至会危及生命。

蒲公英煎水外洗患处，就可以治疗疮

中医外治法治疗疔疮的用药很简单，这个药在夏天的时候随处可见，就是蒲公英。蒲公英是一个抗炎效果非常好的药，是清热、治疗疔疮的第一要药。

夏天的话，您可以采摘新鲜的蒲公英，捣碎之后直接敷在患处就可以了，每次外敷 1 ～ 2 小时，每天 1 次。如果是其他季节，您可以去药店买干蒲公英，买回来之后用水煎煮，外洗患处就可以了。

蒲公英煎水外洗患处方

配方 干蒲公英 90 克。

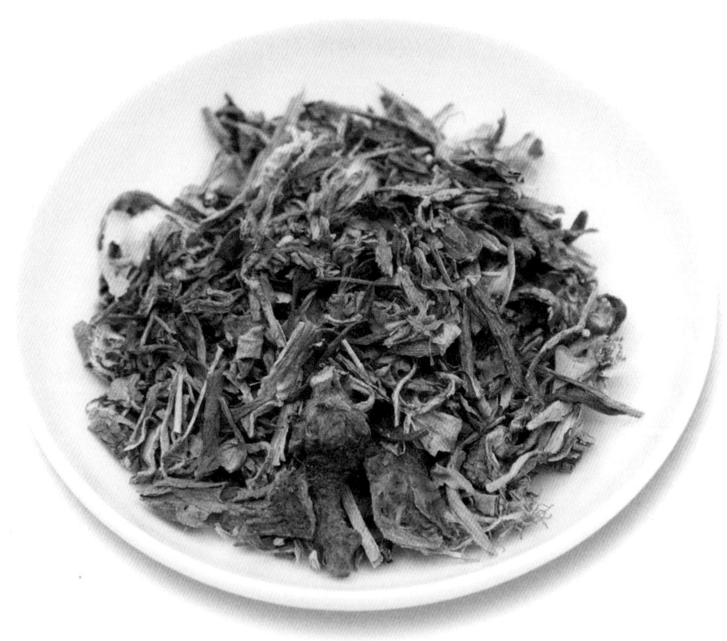

做法

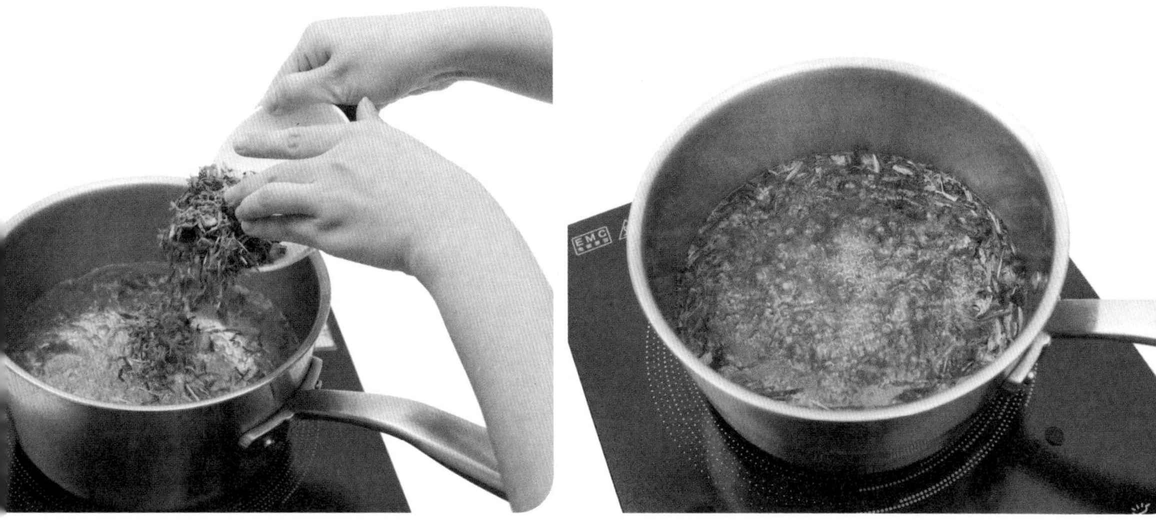

① 将药材放入水中煎煮，煮开之后 10 分钟左右关火。

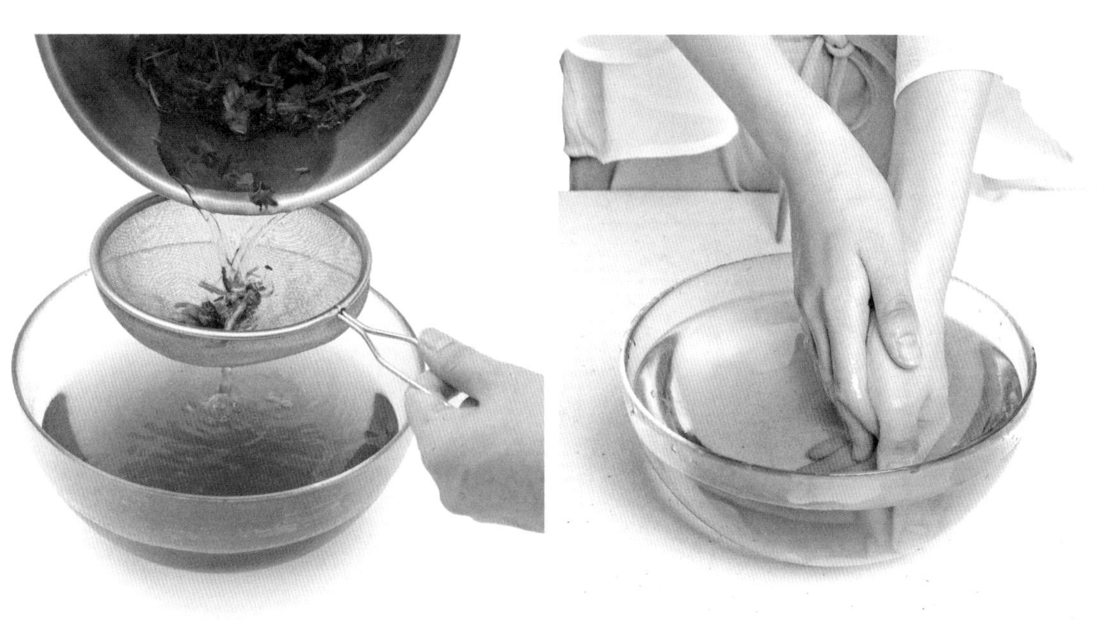

② 去掉药渣，用温水外洗患处就可以了，洗到水变凉为止。

哺乳期急性乳腺炎，用蒲公英外敷、外洗患处来治

蒲公英的用途非常广泛。有的女性朋友在生完孩子之后，因为乳腺管不通，导致急性乳腺炎。这个病非常棘手，一些医院会给病人输抗生素，控制不好甚至还要切开引流，对病人影响非常大。

但是，中医的治疗方法非常简单，一味蒲公英就可以。具体用法和上面一样，如果是新鲜的蒲公英，直接捣烂外敷就可以；如果是干蒲公英，用水煎煮之后，外洗患处就可以。

有一个病人经常找我看病，她生完孩子之后，带着孩子去她老公家过年，结果得了急性乳腺炎，打电话问我该怎么办？我就把这个方法告诉了她，她用了之后一次而愈。

我在医院的时候，偶尔会遇到比较严重的急性乳腺炎病人，有时候乳房已经发生了溃烂，西医的一个方法就是开刀引流，这时可以用蒲公英来辅助治疗。不光这种情况，包括治疗乳腺癌，蒲公英照样能起到一定的作用。

当然像这些比较严重的情况，蒲公英能起到一定的辅助治疗效果，肯定还要同时用其他的治疗方法来治疗。

蒲公英泡水喝，还可以治胃病、降血压、保肝

很多人还经常用蒲公英泡水喝，这可以治胃病。因为有一种胃病是由幽门螺旋杆菌感染引起的，而蒲公英就是一个特异的抗幽门螺旋杆菌的药物。

还有一些人用蒲公英泡水喝来降血压，这是因为蒲公英是一个清热药，所有的清热药都有一定的降压作用。

但体质虚寒的人，不适合单独使用蒲公英。比如，大便稀溏、不敢吃凉的东西、手脚冰凉的人最好少用蒲公英，或者不能单独使用蒲公英。

蒲公英还有一个妙用，就是可以保肝，它是一种非常优质的保肝药。很多有肝功能损伤的人，或者是乙肝病人，都可以用蒲公英泡水喝来保肝。

脾胃虚寒的人，可以在锅里将蒲公英炒黄，来减少蒲公英的寒性。

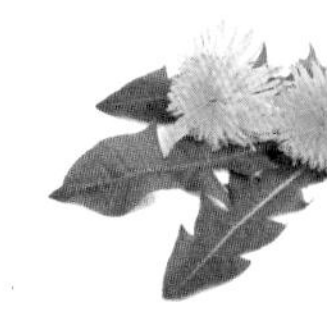

马应龙痔疮膏、京万红软膏，对身体上的红肿热痛等炎症反应都有效

除了上面的方法外，还有没有其他的方法，能有效地治疗疔疮呢？

我母亲就有一个问题，她一到春天就会上火，上火的表现就是鼻腔里边长疔疮。这时候蒲公英就不太好用了，因为它不太好放到鼻腔里面，所以我家里常备两种药，一个是马应龙痔疮膏，一个是京万红软膏。鼻子里长疔疮时，把这两种药中的任何一种涂到鼻腔中，几天就好了。

因为这两种药都是非常好的消炎药，对身体上的红肿热痛等炎症反应都有效。

23 皮肤科的“不治之症”褥疮，用木耳散就能治好

有一种病被称为皮肤科的不治之症，就是褥疮，这是让大夫和病人都很头疼的一个病。

得褥疮的人，一般是长期卧床的病人。正常情况下，要每两小时给病人翻一次身，如果不能经常翻身，病人的后背和臀部血液循环会变差，慢慢地就会缺血坏死，形成褥疮。

中医认为，长时间不翻身的人就容易气滞血瘀，从而导致身体局部坏死引发褥疮，当然也有久卧伤气、正气不足的原因。

治褥疮的经典名方——木耳散

治褥疮，有一个经典的方子叫木耳散。这个方子很多中医都知道，包括我在读大学的时候就知道这个方子，但是没有用过。为什么没有用？就是觉得太简单了。有时候我们往往更喜欢复杂的东西，越简单的东西越觉得它没有用。

等我工作之后，发现褥疮处理起来特别棘手，很难完全治好。于是我就去查资料，发现文献上记载的都告诉我，有一个方子管用，这个方子就是木耳散。

后来我家有个亲戚得了褥疮，当时我就跟他家里人说用这个方子治，结果只用了五天，我这个亲戚的褥疮就好了。

其实这个方子非常简单，就是您常吃的木耳和白砂糖。很多人都觉得这太简单了，连现代医学都头疼的褥疮，厨房里的两种食物就能治好吗？但是事实证明它确实有效，而且疗效奇好。

这个方子治褥疮的原理非常简单。白砂糖具有高渗性，能够吸水，把它铺到疮面上之后，细菌就会脱水而死，而且白砂糖是高能量的，可以促进疮口生长。在临床上，很多大夫都说，一味白砂糖就可以治褥疮。

木耳的作用主要是吸水，您知道用木耳做菜之前，要先用水泡发一下，水一泡木耳就发大了。褥疮病人的疮面有很多渗出液，这种渗出液让疮面不容易干燥和愈合，木耳在这里的作用就是吸干这些渗出液，创面干燥之后就更容易愈合了。

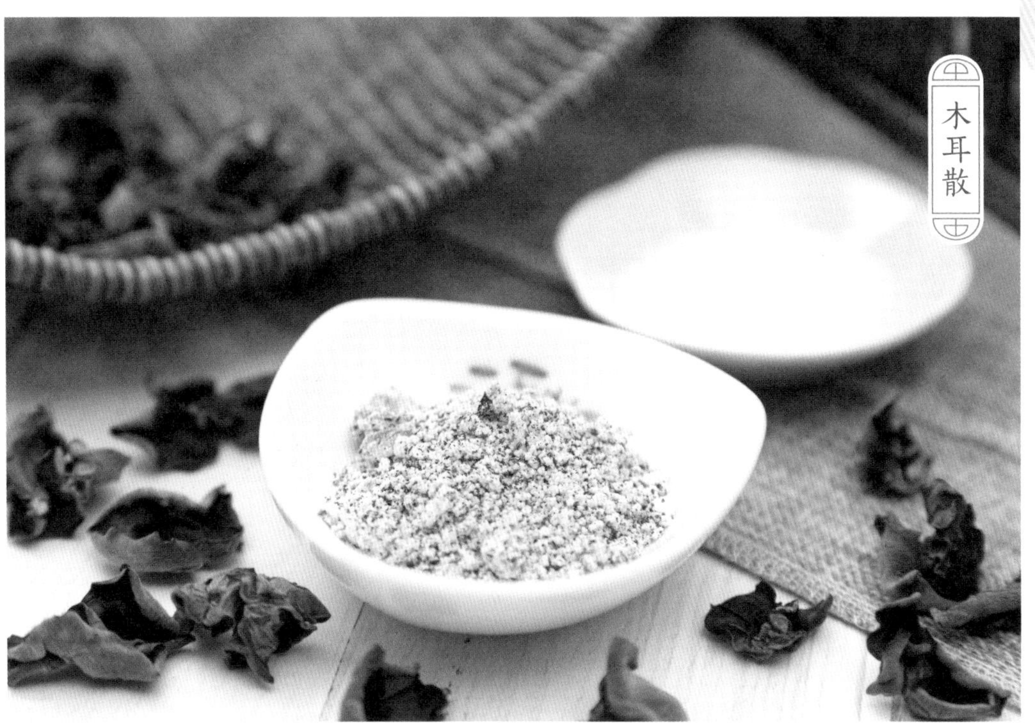

褥疮的外治名方：木耳散

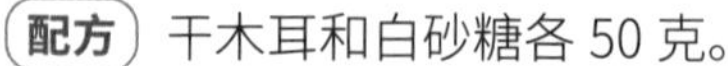

配方 干木耳和白砂糖各 50 克。

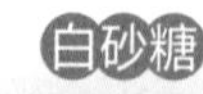

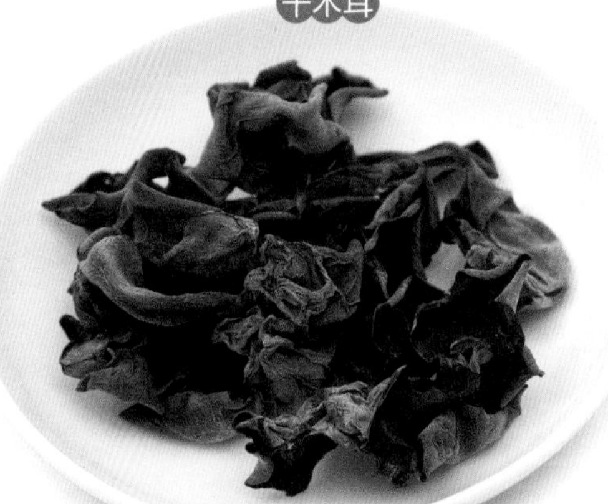

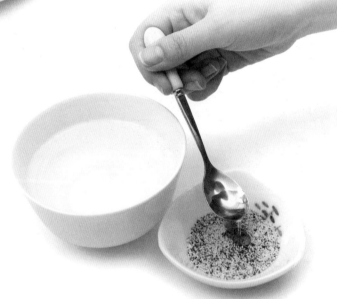

做法

将木耳和白砂糖打成细粉，用开水调成糊状，敷到褥疮的表面，用纱布、胶条固定就可以了。每次敷 1～2 小时，以完全覆盖患处为度，每天 1 次。

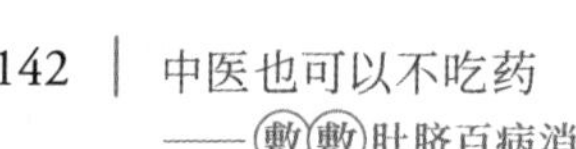

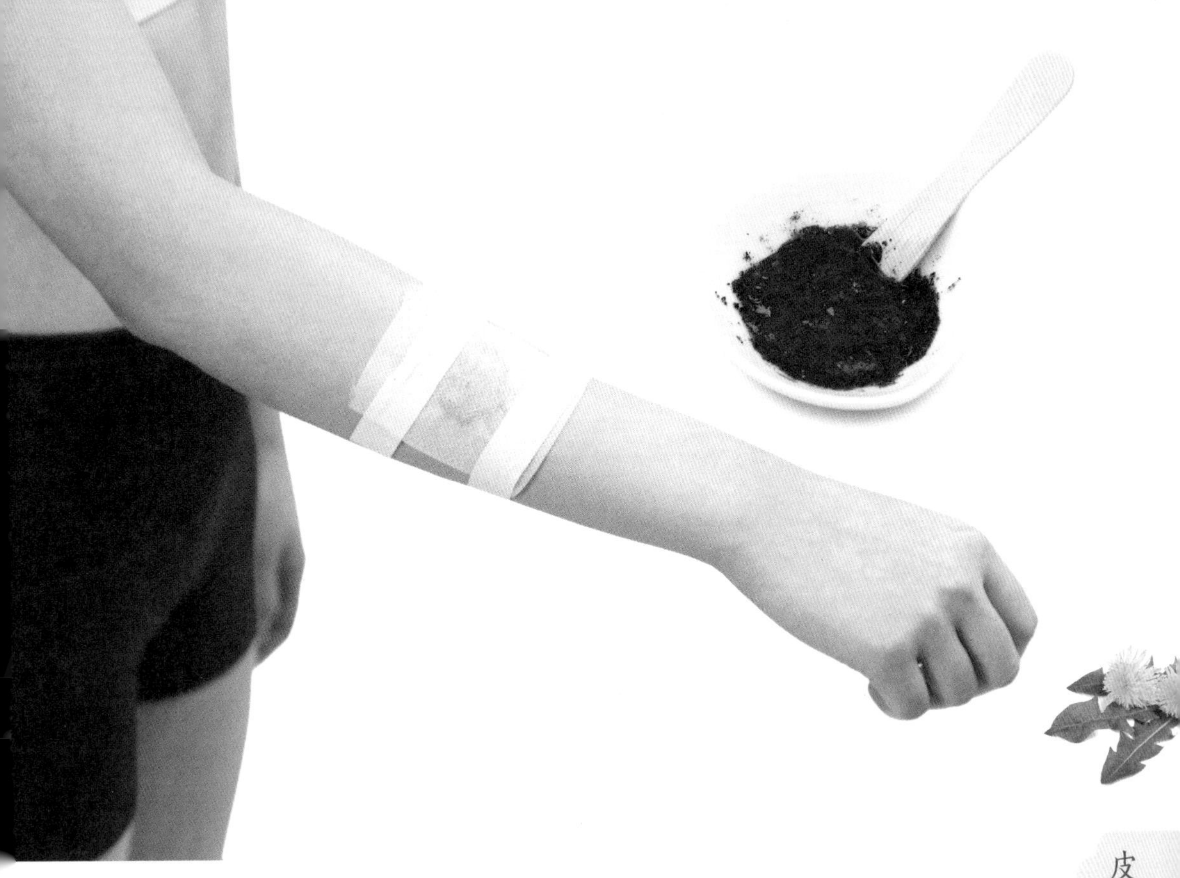

有人担心，这个方子会不会引起其他感染？一般不会，因为白砂糖具有高渗性，病人的创面本身已经溃烂，有细菌在生长，敷上白砂糖之后会让这些细菌脱水而死。

用木耳散前，用艾条烤一烤创面，效果更好

治疗褥疮，木耳散是效果最好的，您还可以配上下面这个办法来联合增效。这个方法是我亲戚用过的。当时我告诉他用木耳散治褥疮的方法以后，他又加了一个方法，就是敷木耳散之前，先用艾条在疮

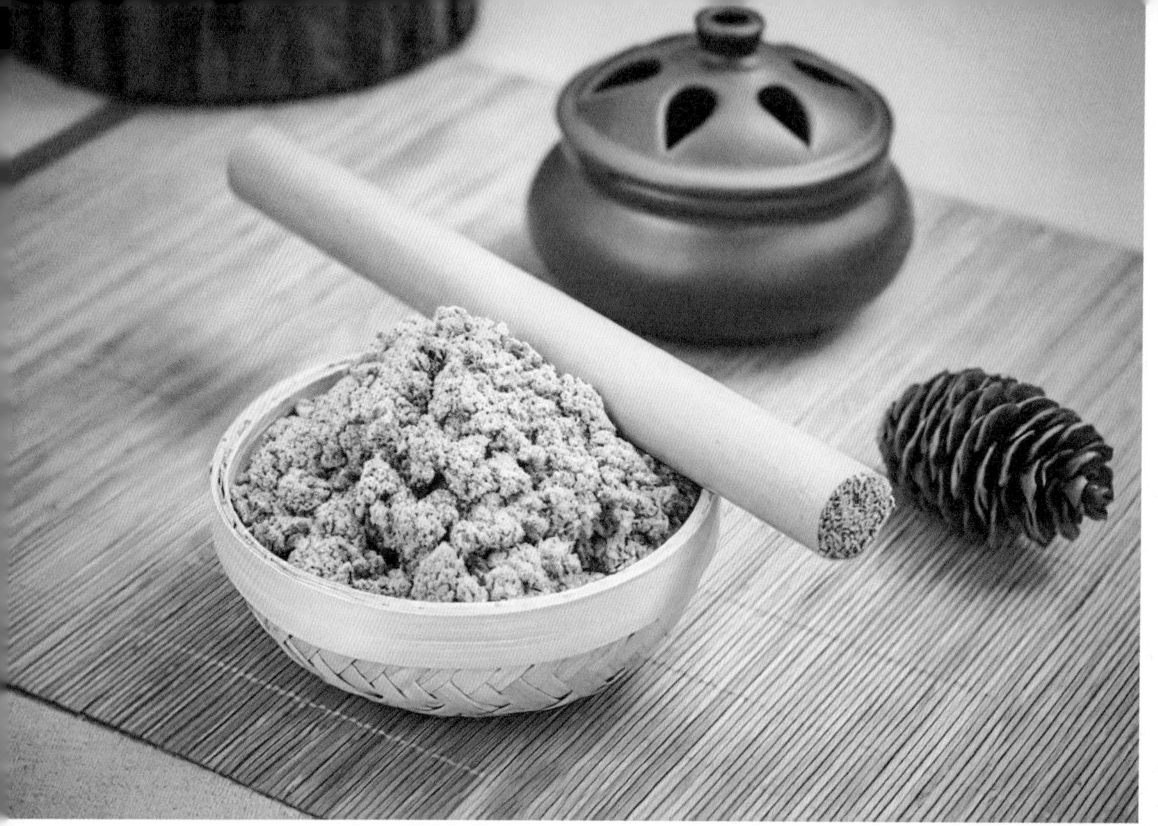

↑ 艾条

面上烤一烤，因为艾灸具有杀菌、促进伤口修复的作用。我这个亲戚用了五天，褥疮就好了。

当然这不是我的功劳，而是清代名医王清任的功劳。木耳散是王清任在《医林改错》这本书中推荐的。《医林改错》这本书非常有意思，里面的很多处方仔细想一想，都有很深刻的道理，而且这些处方多是一些奇思妙想的小方。《医林改错》是中医人必读的一本中医典籍。这本书很薄，如果您对中医感兴趣可以读一读。

24 肛裂等皮肤皲裂用白及油外治；肛周湿疹用苦参煎水外洗

肛裂可以说是很多人的难言之隐，多见于便秘或长有痔疮的人。他们大便的时候经常用力，把肛周的皮肤撑破了，会渗出血，这就是肛裂。

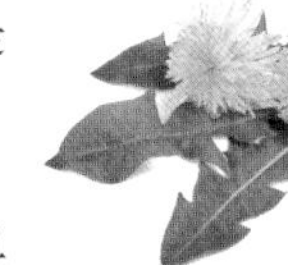

肛裂的人每次大便时，肛门部位都比较疼，有的会出血，如果裂开的口子比较大，甚至会一直有血渗出。肛裂和痔疮经常是一起发生的，痔疮严重了，可能就会出现肛裂，肛裂的人大部分都有痔疮。

得了肛裂和痔疮应该注意些什么呢？首先要保持大便通畅，多吃蔬菜，少吃动物性食物，还要适量做一些运动，因为肛裂就是腹压太高、大便干燥引起的。

白及油、锡类散可以治肛裂等所有皮肤皲裂

中医外治法治肛裂有一个非常经典的处方——白及油，用到了白及和蛋黄油两种中药。白及是一种收敛止血和促进黏膜修复的中药。

蛋黄油可以治疗湿疹、润肤，还可以治疗肛裂。我小时候大便比

肛裂外治妙方

配方 白及 20 克，蛋黄油适量。

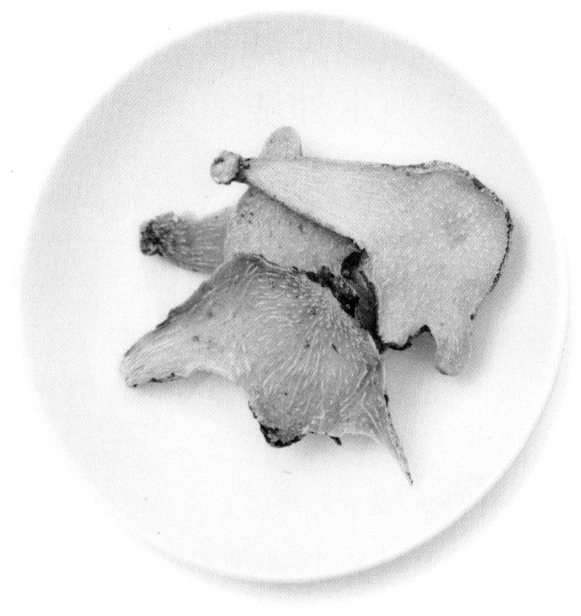

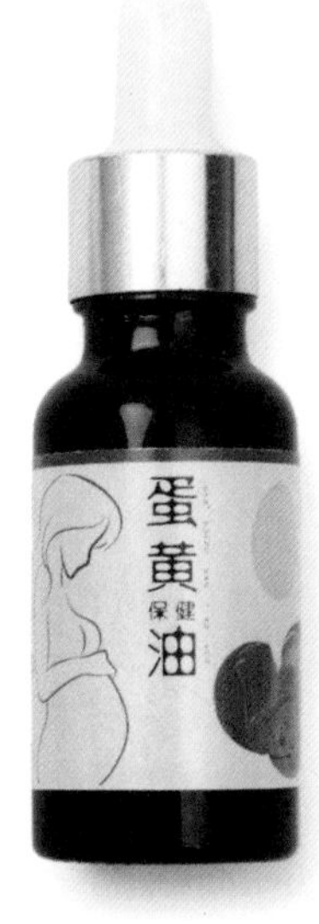

做法 ① 将白及打成粉状。

② 加入适量的蛋黄油搅拌成膏状，密封保存。

③ 肛裂的时候涂到患处就可以了。每天使用 1 ～ 3 次。

功效 涂上的当天就会止血，三五天后，肛裂基本就愈合了。

较干燥，经常出现肛裂，大人用一个蛋黄油就能治好。这个方法能起到止血、止疼等治疗的作用，当然想治本还是要保持大便通畅。

再次介绍一下蛋黄油的制作方法。把十个左右的鸡蛋水煮之后，去掉蛋清，只留下蛋黄，在锅里反复翻炒，可能会出现蛋黄变黑的情况，没有关系继续烤就会出油了，烤出来的油装瓶备用。如果您不方便制作蛋黄油，也可以直接从网上购买。

白及油不仅能治肛裂，所有的皮肤皲裂，像乳头皲裂、嘴唇皲裂、脚底板皲裂、脚后跟皲裂等都可以用这个方子来治。

还有一个更简单的药可以治疗肛裂、口疮、口角皲裂等皮肤黏膜溃烂。这个药叫锡类散，是一个传统古方，在药店就能买到，把锡类散涂抹到皲裂的创面就可以了。

肛周湿疹，用苦参煎水外洗

肛周湿疹多见于男性。因为男性的雄性激素容易导致湿热下注，所以很多男性经常会得阴囊潮湿、股癣和肛周湿疹。肛周湿疹和病人的饮食也有很大关系，平常喜欢吃一些辛辣食物和肉类，又不爱运动的人更容易得肛周湿疹。

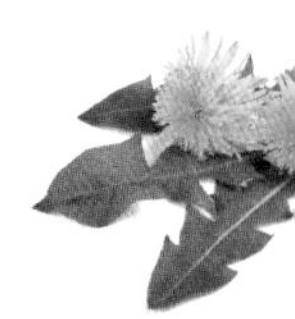

肛周湿疹外治方

配方 苦参100克。

做法 将苦参放入水中煎煮，煮开10分钟左右关火，去掉苦参，趁热熏洗患处。每次熏洗30分钟左右，每天熏洗1～3次。

叮嘱 苦参治肛周湿疹见效非常快，一般一两次就能见效，但要根治必须忌口。一定要忌食辛辣刺激的食物，尤其是酒，还要多运动，多吃蔬菜，少吃肉类。

治肛周湿疹，中医有一个非常经典的药叫苦参。用苦参治肛周疾病，是医圣张仲景提出来的。因为苦参可以杀虫、止痒，还可以抗过敏，所以很多妇科病和男科病，用苦参一味药煎水，熏洗患处就可以治好。

我山东老家有个小外甥，长得比较胖，他在上高三时，学习一坐就是一天，又不运动，他出汗又比较多，时间长了就出现了肛周湿疹这个问题。小孩子不好意思说，所以病程拖得比较长，后来他妈妈发现了，打电话问我怎么治？我就给他开了苦参煎水外洗的方子，没想到洗了几天就好了。

Chapter 6

内科篇

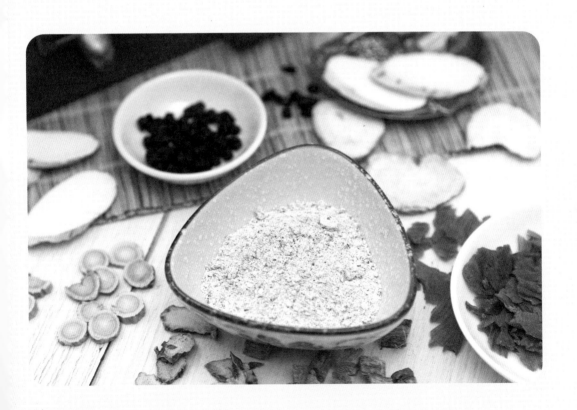

25 风寒感冒，还是风热感冒？你给家人用的感冒药可能都错了

发热不一定就是感冒

感冒是一个常见病，几乎每个人都得过。那么发热就等于感冒吗？其实，发热不一定就是感冒。

有一次，我的一个朋友发热了，去医院验了血常规，当时给他看病的大夫告诉他是病毒性感冒。于是，他来找我开几服治感冒的药。

因为医院已经明确诊断为病毒性感冒，我也就被这个病名牵着走了，给他开了几服治感冒的药。结果，他吃了药之后就开始发热，进行了刮痧放血退热后，热退下来了，但是一吃药又开始发热，反复如此。

直到有一天，我这个朋友发现自己的小便有异味，他去查了一下尿常规，结果发现原来是泌尿系统感染。因为他的泌尿系统症状不明显，没有出现尿频、尿急、尿痛这些症状，只是单纯地发热，结果被误诊为感冒了。

那什么情况下可以判定是感冒呢？西医认为感冒一定要并见卡他症候群，简单说就是鼻黏膜和呼吸道黏膜的一个炎症，主要症状有打喷嚏、流鼻涕、咳嗽，甚至会出现身疼、头疼。在发热的情况下，伴见这些症状才是感冒。

大部分人用中药治感冒都治错了

我在给病人看病时发现，很多人，尤其是一些家长，在孩子感冒之后都排斥用抗生素和激素治疗，首先想到的是给孩子用点中药。然而我发现家长给孩子用药，尤其是用中药治感冒，几乎没有用对的，很多是越用越重，反而延误了病情。

其实感冒是一种自限性疾病，就是您不治，它也可以痊愈，一般是七天。但是如果误治了，比如说您得的是风寒感冒，却用了一些凉性的药物，比如双黄连、桑菊感冒颗粒、风热感冒颗粒或四季抗病毒颗粒，这些药都是清热的，如果您得的是风寒感冒，却用了凉药，那就是雪上加霜。

我见过很多这样的病人，吃了中药，本来七天可以自己痊愈的，结果治了一个月还没好，这 就是中药的误治，延迟了他的痊愈。

怎样判断得的是风寒感冒，还是风热感冒呢？我在给病人看病的过程中，发现了一个快速区分风寒、风热感冒的规律。只要记住一点，您摸一下病人的手，风寒感冒的人，他的手一定是凉的，或者是冰凉的。这跟受凉的程度有关，手越凉说明风寒的程度越重。

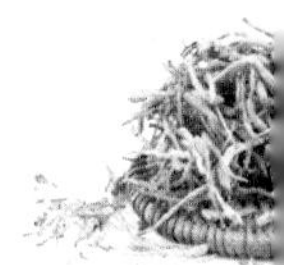

相反，如果感冒伴有流鼻涕、咳嗽，或者身痛、头痛这些症状，同时手是热的，那就是风热感冒。

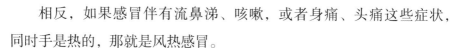

初期感冒、查不出原因的头疼、胃疼……用小柴胡汤擦拭后背膀胱经，或热敷额头和手脚

分清了风寒感冒和风热感冒，那么感冒该如何用药防治呢？首先，感冒初期，在体温还不高或者轻微升高时，可以选用小柴胡颗粒（小

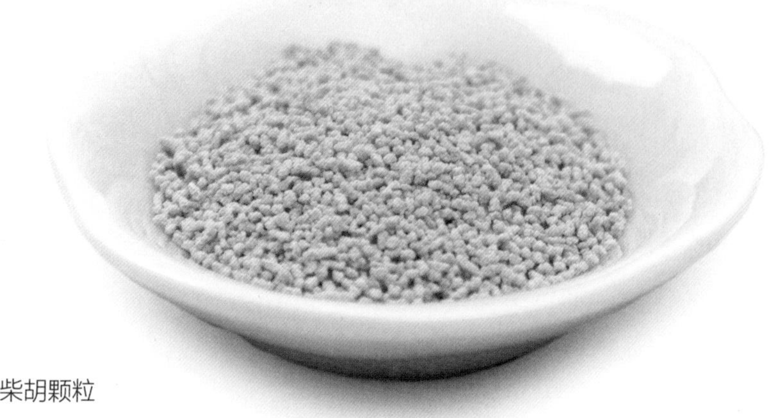

↑ 小柴胡颗粒

柴胡汤）来治疗。

关于小柴胡汤的作用，张仲景是这样论述的："上焦得通，津液得下，胃气因和，身濈然汗出而解。"什么意思呢？就是在中医里面，身体膈肌以上叫作上焦，膈肌到肚脐之间的部位叫作中焦，肚脐以下叫作下焦。小柴胡汤可以开上焦、和中焦、通下焦，调和三焦的气机。

也就是说，对于治疗全身功能性的疾病，小柴胡汤一般都有效。

什么是功能性疾病呢？比如，您觉得自己不舒服，但是去医院检查却什么毛病都没有。您头疼时，做完脑 CT，脑部没有任何问题，血管也没有问题；胃疼时，做胃镜显示胃部也正常，但就是胃疼。对于这种功能性疾病，用小柴胡汤就有效。

在感冒初期，还无法判定是风寒感冒还是风热感冒时，只要觉得身上略微不舒服，有打喷嚏、流鼻涕这些症状，就可以用小柴胡汤来治。

在中医外治法中，小柴胡颗粒（小柴胡汤）该怎么用呢？

第一种用法是，用开水把小柴胡颗粒化开，然后用手或毛巾蘸着，在病人后背的膀胱经（脊柱两边）上反复擦拭、搓磨一小时左右。用量一碗开水化开一包小柴胡颗粒就可以。注意室温最好保持在 26 ～ 28℃。

还有一个方法，就是把小柴胡颗粒冲化成药汤，将毛巾浸泡之后，适当拧干，敷在病人的额头和手脚上。这就像小孩子发热时，父母用浸泡过热水的毛巾给孩子敷额头，进行物理降温一样，只不过把热水换成了小柴胡汤。

在小柴胡颗粒的使用说明里面，出现了“发热恶寒，交替出现”这八个字。当身体抵抗邪气时，会出现发热与恶寒交替出现的症状。这是因为，当人体感受到病毒或细菌的侵袭之后，免疫细胞就会分泌一种内源性的激素——干扰素，干扰素会导致身体发热与恶寒交替出现，而小柴胡就有拟干扰素的作用。感冒初期分不清寒热时，就可以用小柴胡来治。早在《金匮要略》中就提到用四时加减柴胡饮来治感冒。

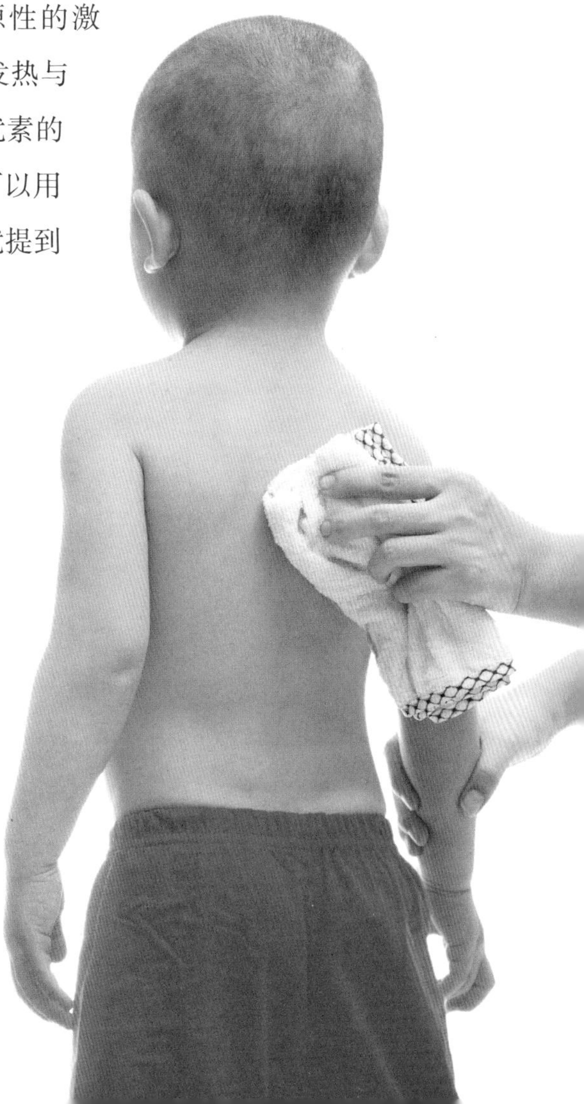

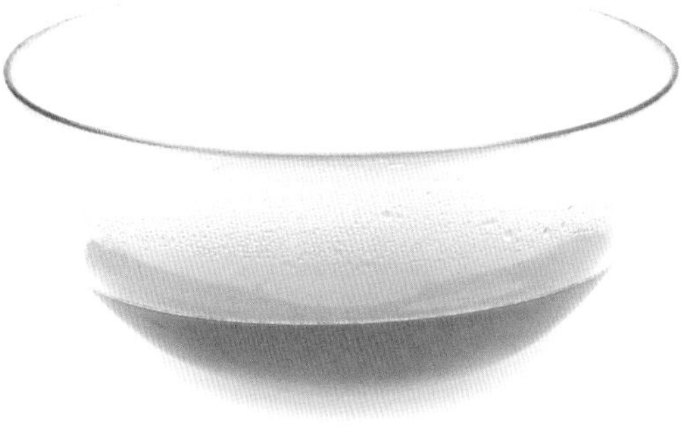

→ 小柴胡汤擦拭后背膀胱经

风寒感冒，用风寒感冒颗粒擦拭后背膀胱经，或热敷额头、手脚

治疗风寒感冒，中医最典型的处方就是麻黄汤。麻黄汤没有现成的中成药，但是麻黄碱是一个代表性的退热药物。含有麻黄碱的代表性药物就是风寒感冒颗粒。

风寒感冒颗粒如何外用呢？它的用法与小柴胡颗粒的用法是一样的。第一种用法是，将其冲化成药汤后，在病人的足太阳膀胱经，也就是后背进行擦拭；第二种用法是，将毛巾浸入药汤，然后热敷额头和手脚。

为什么要擦拭足太阳膀胱经呢？首先从中医上来讲，太阳主一身之表，所以治疗外感类的疾病，比如感冒，首选的经络就是足太阳膀胱经。足太阳膀胱经有两条，主要位于后背脊椎的两侧。

从现代医学来讲，膀胱经所在位置的皮肤面积比较大，而皮肤是人体最大的感受器官，特别是通过刺激皮肤可以兴奋阳气，从而达到治病强身的效果。

风热感冒，用风热感冒颗粒擦拭后背膀胱经，或热敷额头、手脚

对于风热感冒，治疗的药物就很多了，比如双黄连口服液、莲花清瘟胶囊、四季抗病毒合剂，还有桑菊感冒颗粒，以及风热感冒颗粒。

风热感冒颗粒中主要含有金银花、连翘、桑叶、菊花等性寒凉的药材，用法与前面一样：第一个是将感冒颗粒化成药汤，擦拭后背膀胱经；第二个是用药汤热敷额头和手脚。

另外，桑菊感冒颗粒是一个非常经典的药。它除了可以治疗风热感冒，还可以清肝明目、降血压。因为桑叶和菊花都是入肝经的，可以降血压、止出汗、清肝明目。如果您眼睛疲劳不舒服，可以用两个纱布，浸泡在桑菊感冒颗粒化的药汤中，然后敷到眼睛上，可以起到缓解视疲劳、眼睛不舒服的效果。

中暑绝对不能用藿香正气水来治

在夏天的时候，很多人会得胃肠型感冒，其症状表现为呕吐恶心、食欲不振，而且舌苔比较厚腻。对付这类感冒，用什么办法呢？

先纠正一个误区，很多人认为中暑与胃肠型感冒一样，应该喝藿香正气水，这其实是不对的。中暑是人在高温的环境中受到了热刺激，从而导致体液大量丢失发热，应该把病人尽快移到凉快的地方，解开衣服通风散热，而不能给他吃辣椒、生姜等辛温的药物，不能抱薪救火，而藿香正气水中的藿香、苏叶、厚朴、半夏全是辛温的药物，所以，藿香正气水绝对不可以用来治中暑。

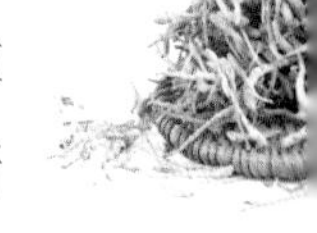

胃肠型感冒，用中医验方煎水泡浴

那为什么夏天会经常用到藿香正气水呢？因为夏天特别热，很多人会贪凉，比如喝冷饮、吃冰镇西瓜，吹空调、风扇，或者睡觉时不搭盖被褥，结果就着凉了。夏季受凉导致的感冒，经常伴有呕吐恶心、食欲不振等胃肠型感冒的症状，这时藿香正气水非常好用——温阳散寒，调和肠胃。

胃肠型感冒还有一个症状表现就是舌苔厚腻。其实，冬季因为受寒而感冒也可以用藿香正气水来治。

除了藿香正气水，还有没有其他的治胃肠型感冒的外治法呢？给您推荐一个验方。

有一年夏天，一个同学给我打电话，说他一个亲戚的儿子得了胃肠型感冒，舌苔比较厚腻，不爱吃饭。我就把这个方子发给他了。没想到他反馈说疗效特别好，只洗了一次孩子就热退病愈了。

从那以后，凡是遇到胃肠型感冒的病人，但见舌苔厚腻的，我就用这个方子来治。这个方子特别适合小孩用，因为小孩一般都拒绝吃药等其他治疗手法，但是如果您让他洗澡玩水，他还是比较喜欢的。

治胃肠型感冒验方

配方 香薷、柴胡、厚朴、扁豆花、防风各30克，金银花、连翘、淡豆豉、滑石、甘草、薄荷、石膏、板蓝根各50克。

做法 将上述药材放入清水中煎成汤，给孩子或成人沐浴或者坐浴就可以退热。清水要没过药材10厘米以上，水开后煎煮15分钟左右就可以了。

叮嘱 沐浴的时间尽量长一些，浸泡的时间越长，药物吸收越好，但药汤变凉以后要及时加入热水，或停止沐浴。

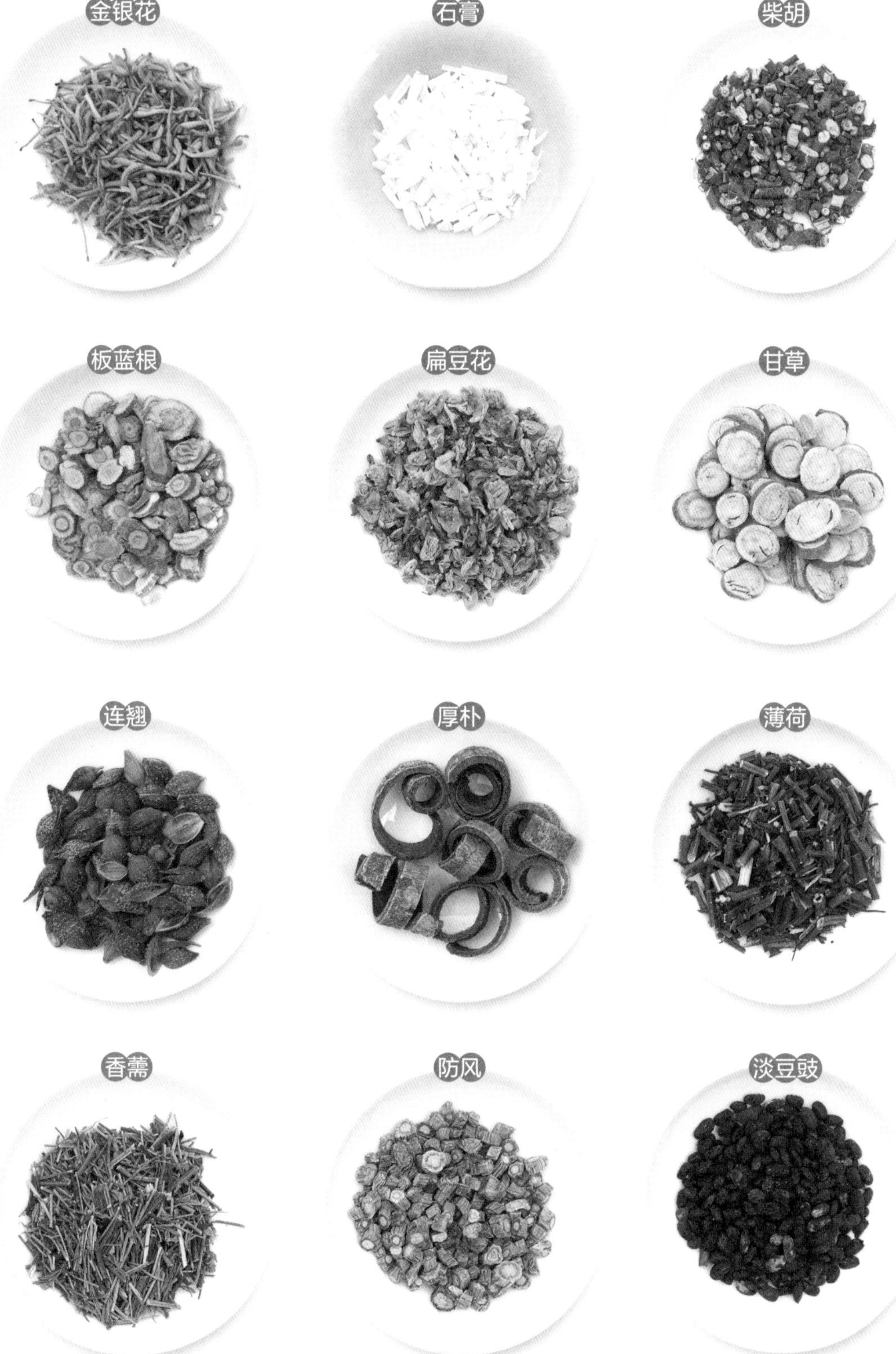
金银花
石膏
柴胡
板蓝根
扁豆花
甘草
连翘
厚朴
薄荷
香薷
防风
淡豆豉

推拿、刮痧、点刺对治感冒，尤其是退热有特殊疗效

孩子是非常适合用中医外治法来祛病强身的，因为孩子的皮肤比较娇嫩，神经感受器比较敏感。

为什么小儿推拿的疗效那么好呢？就是因为孩子的皮肤感受器比成人更敏感。所以，在孩子的身体上进行擦拭、按摩，通过反复刺激皮肤来调节他的神经系统，进而调节他的内分泌和体液，可以治疗很多疾病。

其实年纪大了，通过推拿按摩皮肤来治病调养，也是有效的，只是没有儿童效果那么明显。

有一次我得了重感冒，那时首先想到的是吃药，便给自己开了麻黄汤，但喝了之后烧没有退下来。于是，我就教了我太太一招小儿推拿——退六腑，推了大约 500 下，高热竟然一次而愈了。从那以后，我对小儿推拿刮目相看，没想到它对成年人也这么有效。

六腑在前臂尺侧（近小指的一侧），从阴池穴至肘成一直线。阴池穴位于前臂尺侧腕横纹上 1 寸处。用拇指或食指、中指指腹自肘部推向腕部，力度宜柔和持久，一次推半小时左右为宜，每天 1 ～ 3 次。皮肤有伤口的人慎用，这个方法对祛除各种感冒引起的发热都有效。

有人问："刮痧对感冒有没有特殊的疗效呢？"答案是肯定的。

我认为在后背膀胱经刮痧，是治疗感冒和退热的第一解法。只要没有出现咽喉肿痛、吐痰这些呼吸道炎症，只是单纯地发热，那么在后背膀胱经刮痧，10 分钟就可以退热，只是孩子有时候嫌疼接受不了。

刮痧手法宜柔和持久，刮痧后背皮肤时以后胸段为主，以刮出痧为度，每天刮拭 1 次即可。皮肤有伤口的人慎用，本法主要用于退热，

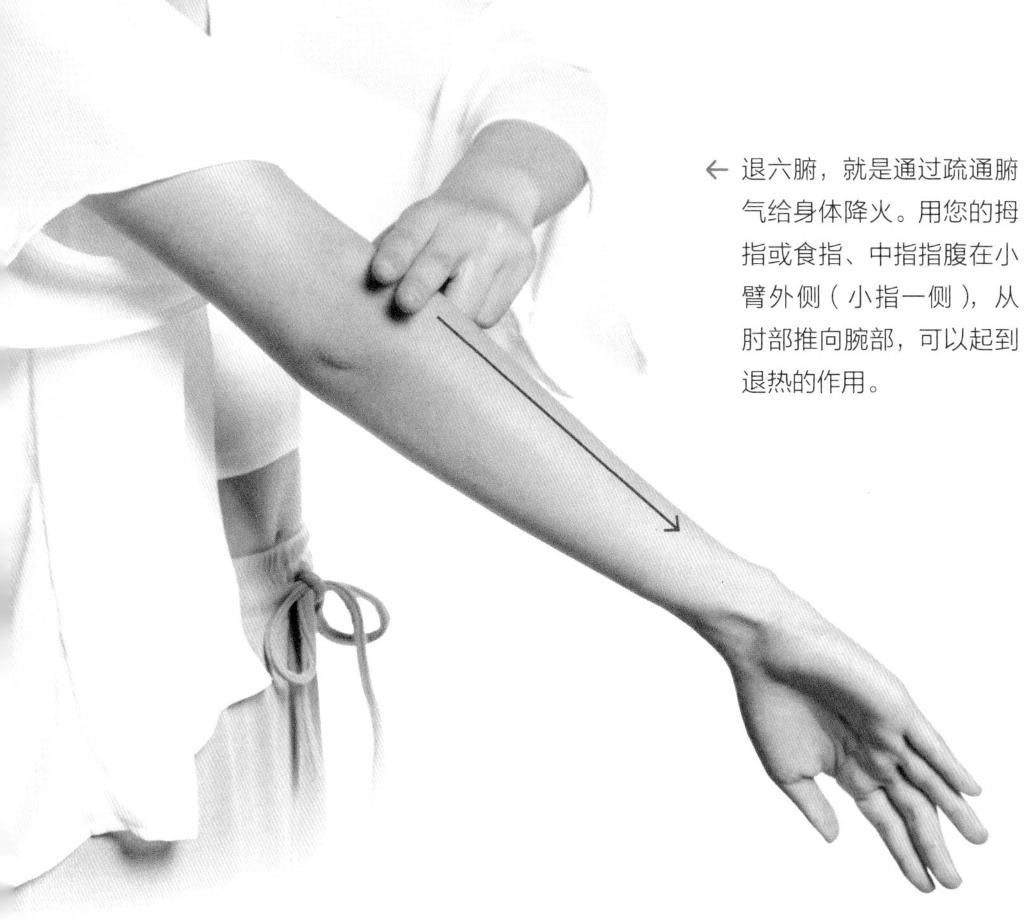

← 退六腑，就是通过疏通腑气给身体降火。用您的拇指或食指、中指指腹在小臂外侧（小指一侧），从肘部推向腕部，可以起到退热的作用。

内科篇

因为脊髓胸段具有发汗退热的作用。

放血疗法也是中医的一个特色疗法。在指尖放血为什么可以快速退高热？因为人在受到疼痛刺激时，交感神经会兴奋，就会内源性地释放肾上腺皮质激素。

如果病人的体温持续不退，或者高烧到40度以上，西医没办法了，就会给他打一针激素，10分钟就退热了。而中医没有外源性激素可用，该如何退热呢？那就使用内源性激素，就是**在指尖点刺一下，挤出数滴血，就可以起到退热的作用。**

自制中药香包抗病毒

很多感冒是由病毒引起的，而病毒有一个特点就是不耐酸碱，喜欢在偏中性的环境中生存繁殖。在酸性或碱性环境中，病毒自己就死亡了。

在中医外治法中，有一个既简便又能够长期使用的，有效预防病毒感冒的方法，就是自制中药香包来抗病毒。

每到端午节，很多农村人家都会在门口插一枝艾草。这是为什么呢？就是用它来预防温病、预防流感的。农历五月俗称五毒月，在端午节时，气温升高，空气中的有害细菌繁殖特别快，而艾草中含有很多挥发油，可以杀灭空气中的有害病菌。所以，很多人会在家门口插一枝艾草，来净化门口的空气。

如果在冬季或春季，找不到新鲜的艾草，可以把含有挥发油的中草药，做成中药香包悬挂于室内，就可以预防感冒。

自制中药香包抗病毒

配方 荆芥、防风、桑叶、菊花、薄荷、苏叶、苍术、白芷、鹅不食草各 60 克，羌活、川芎、山柰各 30 克，檀香 10 克。

做法 把上述药材打成细粉装进布包里，放到枕下或悬挂于室内、门口就可以了。

叮嘱 药包半个月左右需要进行更换，因为中草药的挥发油经过半个月左右就挥发掉了。

26 糖尿病病人的控糖妙招：金匮肾气丸、黄连素打粉敷肚脐

糖尿病分1型糖尿病和2型糖尿病，具体表现有哪些？

糖尿病被称为一种富贵病。在医学上，糖尿病分为两型——1 型糖尿病和 2 型糖尿病。1 型糖尿病，就是胰岛素绝对缺乏，一般都是用打胰岛素来治疗；2 型糖尿病，就是胰岛素相对不足，可以用中药或西药来控糖。

胰岛素是中国人首次用猪的胰腺合成的，当时还差点因为这个获得诺贝尔医学奖。在医学上，糖尿病的典型表现被归纳为“三多一少”——多饮、多食、多尿，病人会变得消瘦，体重减少。

一般来说，得 1 型糖尿病的人多与遗传因素有关，小孩或青年人都可能得；2 型糖尿病一般是后天得的，多发于中年人或年龄比较大的人群。

糖尿病外治法一：金匮肾气丸打粉敷肚脐

针对 2 型糖尿病，中医外治法有什么好的控糖办法呢？

有一次，我在陕西中医药大学办了一次讲座，当时有一个大夫跟

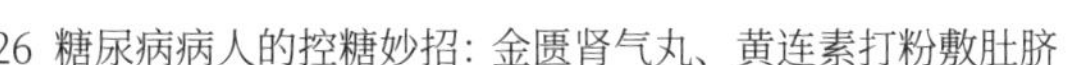

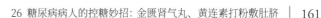

金匮肾气丸敷肚脐降糖外治方

配方 金匮肾气丸 30 克左右。

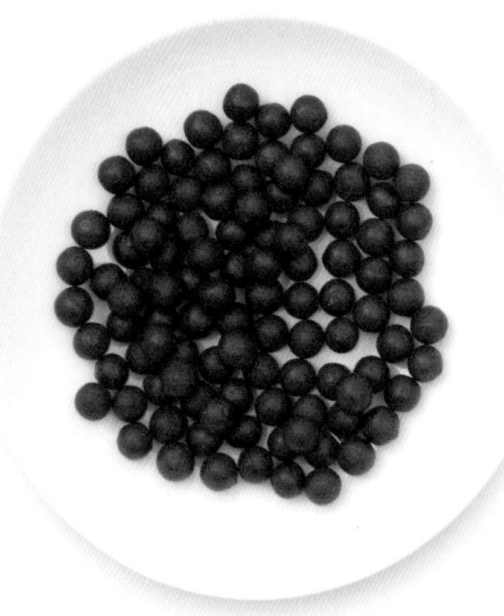

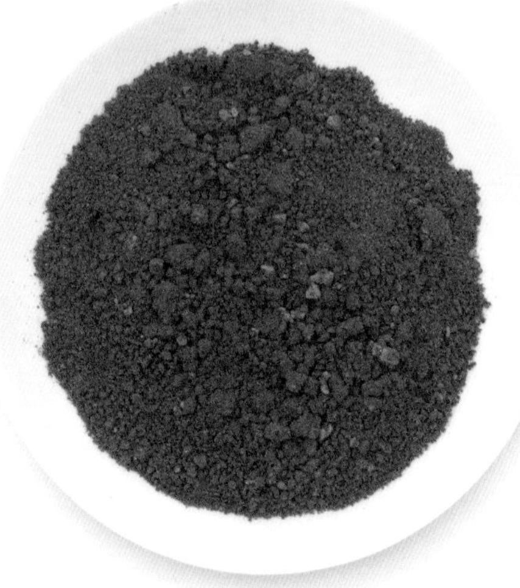

做法

① 将金匮肾气丸打成粉。

② 取一元硬币大小的药粉，放到空白贴凹槽内。

③ 睡觉之前贴到肚脐上，贴一晚上，第二天早上起来揭掉。

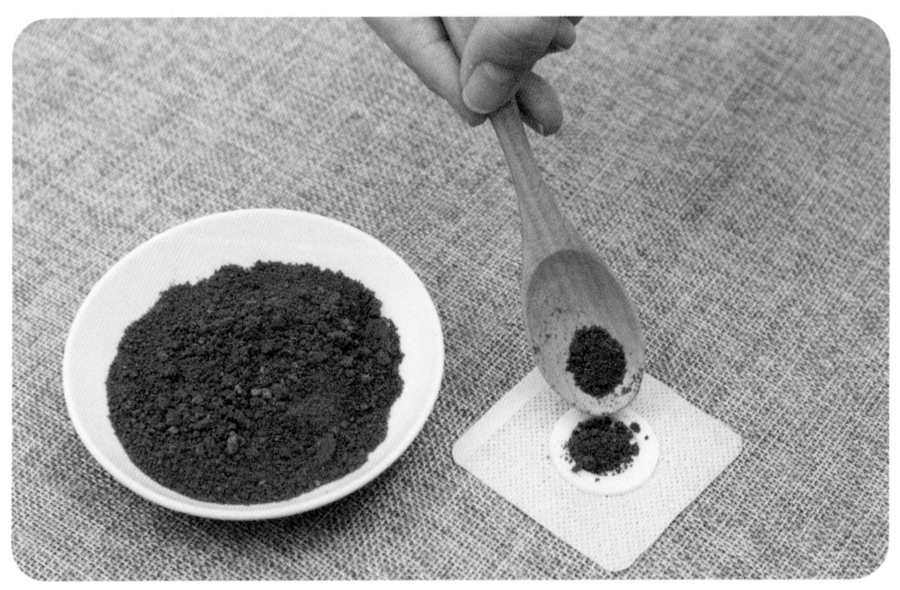

叮嘱

① 金匮肾气丸的蜜丸不建议用，因为它里面含有蜜，蜜本身具有升高血糖的作用。

② 金匮肾气丸比较平和，没有特殊的禁忌，它最适应的症状是糖尿病伴见小便多，或者伴见腰痛，这种情况下效果最好。

③ 金匮肾气丸捣碎用过一次之后，一般就不再重复使用了。将药粉放到空白贴凹槽内后，可以在凹槽上贴一层纱布，避免药粉撒落。

④ 如果每天使用，可以把药粉放到眼罩中，每天晚上戴到肚脐上，第二天早上摘下，因为长期使用胶布，皮肤会出现过敏现象。

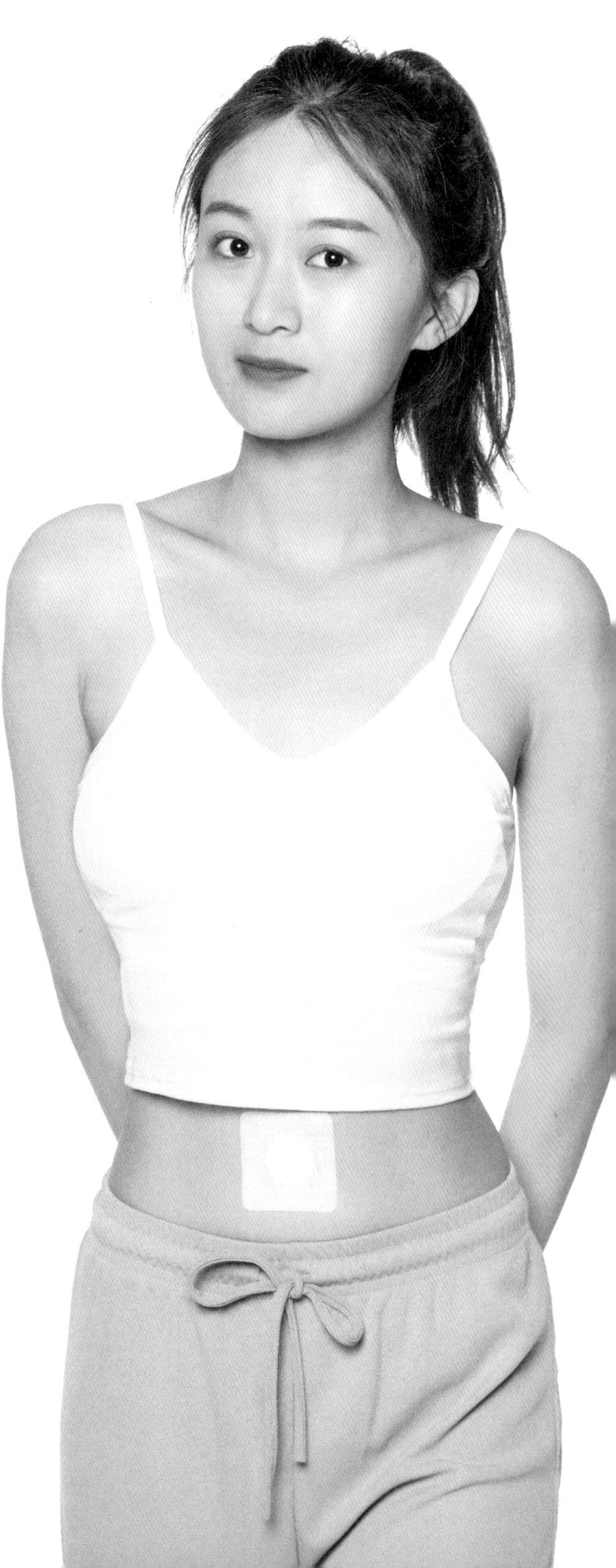

我说，他家有个亲戚得了2型糖尿病，用药物控制的效果不理想，问我有什么好的控糖办法。当时我脑子里飘过了一个方子，就是《金匮要略》中提到的，“男子消渴，小便反多，以饮一斗，小便一斗，肾气丸主之”。这是一个治疗糖尿病的经典方，叫肾气丸。

当时我建议他去药房买一瓶金匮肾气丸，打粉后贴到病人的肚脐上。结果过了一个月左右，这个大夫跟我说：“王老师，我这个亲戚用了您上次说的方法之后，六天血糖就降下来了，太感谢您了。”

一般人认为，金匮肾气丸是补肾阳虚的药，它是在六味地黄丸的基础上加了桂枝和附子。那它为什么会对调治糖尿病这么有效呢？

中医认为，糖尿病的早期会表现为实证——阳明热盛，但随着病程的发展，会损伤病人的脾胃，进而损伤他的肾气，所以很多得糖尿病时间比较长的人，会久病及肾，导致肾阳虚。**而肾气丸就是针对肾阳虚型糖尿病的代表药。**

另外，现代药理研究发现，金匮肾气丸的主要成分地黄、山茱萸、山药、肉桂、附子，均有明显的降糖作用。

糖尿病外治法二：用张锡纯的黄芪降糖方敷肚脐

如果身边没有肾气丸，还可以用一些常用的中药材来进行外治。下面是张锡纯治疗糖尿病的一个验方。

民国的时候，有一个非常了不起的大夫，叫张锡纯，他写了一本书叫《医学衷中参西录》。张锡纯是把我国中医和西医相汇通的先驱性代表人物，他的医德和医术都非常高。

张锡纯是比较早治疗糖尿病，并提出糖尿病治疗的方法和方药的

黄芪降糖方

配方 生山药 30 克，生黄芪 15 克，知母 18 克，鸡内金 6 克，葛根 5 克，五味子 9 克，天花粉 9 克。

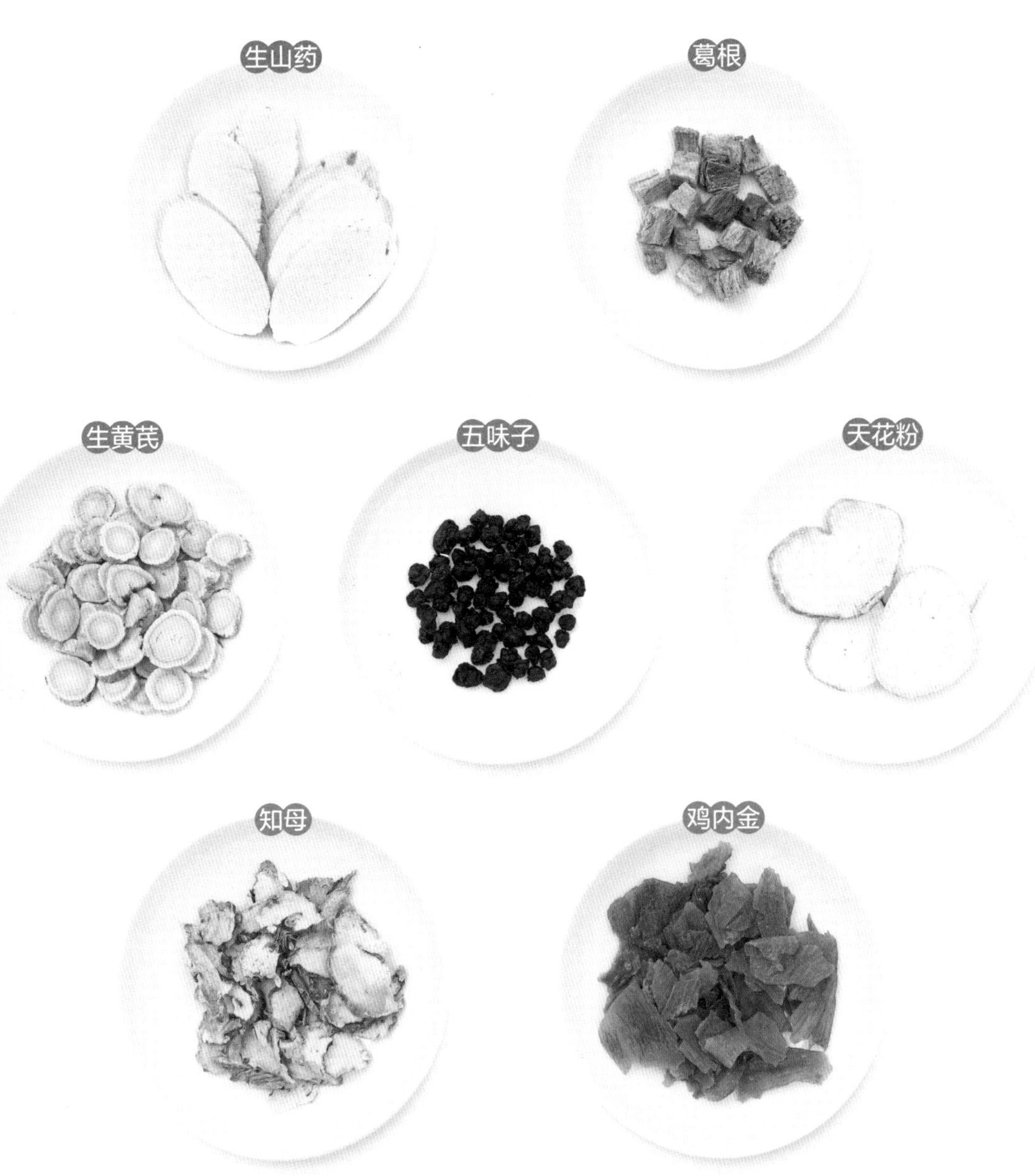

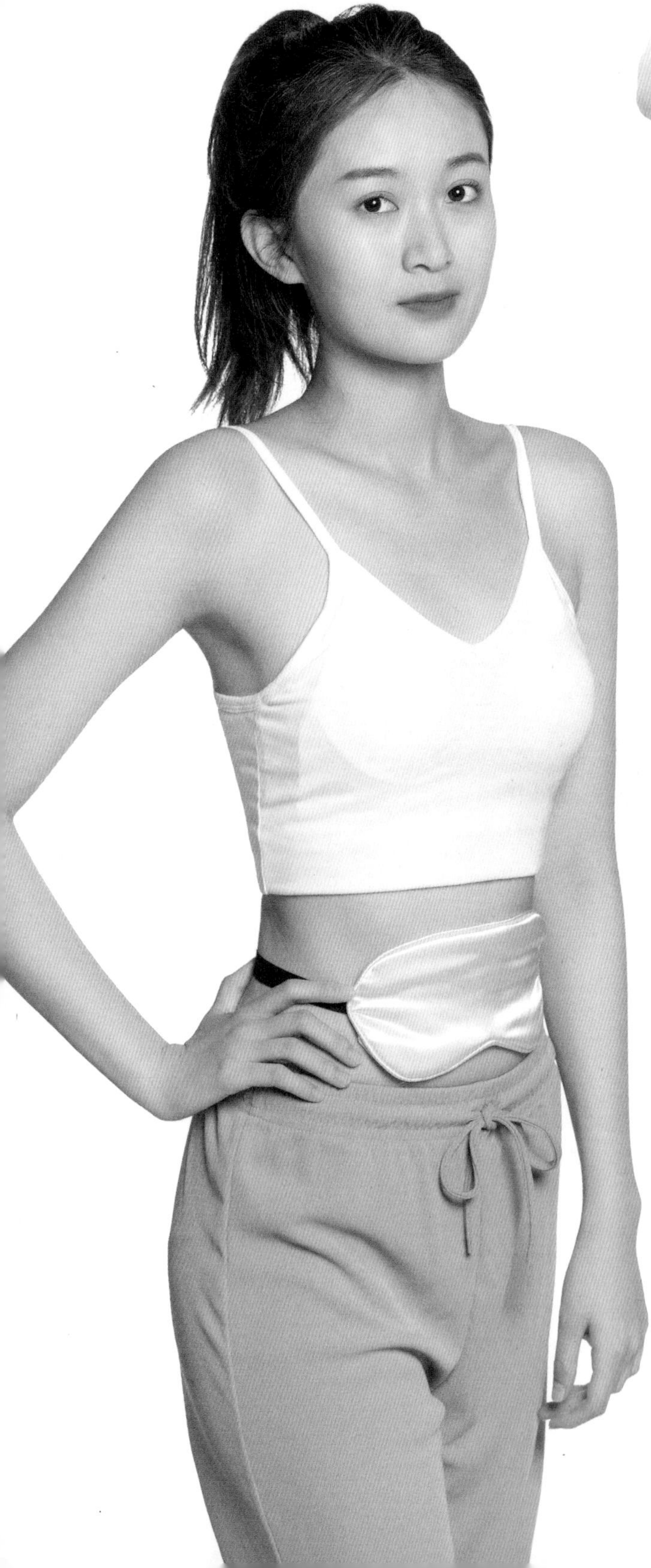

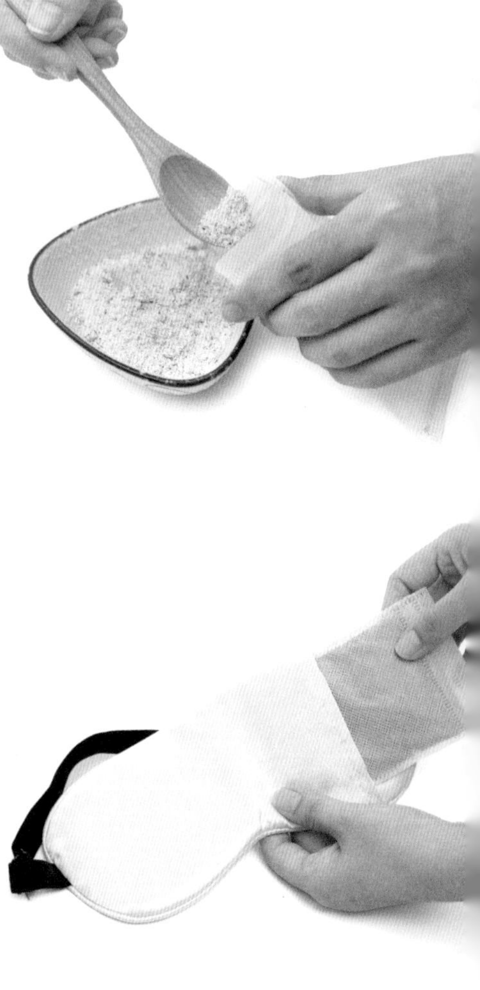

做法

① 把上面的药材打成细粉。

② 将药粉装到中药药包中，然后放到眼罩中。

③ 将眼罩戴到肚脐上，晚上睡觉前戴上，早上起来摘下就可以了。

叮嘱

眼罩中的药粉每半个月换一次。

人。因为糖尿病病人容易口干，张锡纯从自然界的现象——如果大地干燥了，老天就下雨给它湿润中得到启示，模仿自然界云雨生成的原理，主要用黄芪配知母和天花粉等药来调治糖尿病。

因为黄芪是补气的，相当于天上的云，当黄芪的气升到身体里的高处再遇到点冷空气，是不是就变成雨了？知母、天花粉就相当于自然界中的冷空气。

现代药理研究也发现，黄芪配知母和天花粉具有很强的降糖作用。

糖尿病外治法三：黄连素打粉敷肚脐

生活中有一些人用黄连素来控糖，这也是有依据的。有一种食物叫苦瓜，苦瓜的口感并不好，但很多人还是会每天用它泡水喝或者当菜吃。一般来说，吃苦瓜的人大多是易上火的人或糖尿病病人。

苦瓜和黄连素降糖的原理是一样的。在人的大脑里，有一根神经叫迷走神经，它支配着内脏的功能，主要支配着呼吸系统、循环系统和消化系统的功能。

现代医学认为，糖尿病是胰腺功能减退导致的。通过兴奋迷走神经，可以促进胰岛素的分泌，而黄连素、苦瓜，以及一些苦寒的中药，像蒲公英、菊花等，都可以兴奋迷走神经，进而促进胰岛素的分泌，起到降血糖的作用。

很多人认为消渴就是糖尿病。在几千年前，中医就已经发现了人类有消渴这个问题，那消渴是不是就相当于现在的糖尿病呢？

把消渴等同于现在的糖尿病是不合适的。中医的消渴是一个症状，只要病人表现为口干舌燥，中医就叫消渴症。但是口干舌燥的病人，

黄连素打粉敷肚脐

配方 黄连素适量。

做法 将黄连素打成粉之后，装在中药外敷袋中，之后再放到眼罩当中，以眼罩能装得下为宜。每天晚上睡觉的时候戴到肚脐上，早上摘下就可以了。

叮嘱 眼罩中的药粉每半个月换一次，脾胃虚寒者慎用。

不见得血糖高，而血糖高的病人，也不见得一定会口渴。但是您可以用中医治疗消渴的办法来治疗糖尿病，因为中医一些养阴的药物，大部分都可以降糖。

降血糖的茶饮方：枸杞、甜味菊泡水

有没有一种更简便的办法，不用把中药打成粉敷肚脐，通过喝一些具有降糖效果的代茶饮，也可以起到控糖降糖的作用呢？其实，有很多中药材口感非常好，适合做代茶饮，既能养生又能降糖，比如枸杞、甜味菊。

枸杞中含有天仙子碱、莨菪（làng dàng）碱，而它们全是温阳的，所以很多人吃了枸杞会上火。还有一些人吃了枸杞会腹泻，这是因为枸杞中含有大量的胆碱，胆碱吃多了之后，就会导致腹泻。在糖尿病的治疗上，枸杞可以促进胰岛素的分泌，从而起到降糖的作用。

然而枸杞含有多糖，还有甜味，糖尿病病人可以用枸杞泡水喝吗？其实糖尿病病人不可以吃的糖是蔗糖，而枸杞含有的糖是多糖。多糖在体内会降解成寡糖，而多糖和寡糖都不会令血糖升高，而且多糖还具有抗癌的作用。

比如，猕猴桃多糖、灵芝多糖、猪苓多糖都是抗肿瘤的药物。所以很多老年人经常用枸杞泡水喝，这样可以预防肿瘤。

前面我讲过脸上有痤疮的人不适合用枸杞。有人就问了："我脸上有痤疮，还有糖尿病，这时候该怎么办呢？"您可以用甜叶菊代替枸杞。

甜叶菊很甜，常用来调和中药的口味，减轻中药的苦感。因为中药大部分是苦的，比如吴茱萸、黄连、苦参都特别苦，病人喝的时候口感不好，很多小孩都喝不下去，为了改善这些中药的口感，大夫有时候会加一些甜叶菊进去。甜叶菊虽然是甜的，但是它不含糖，甜味是由甜叶菊甙引起的，反而可以降糖、降血压，所以高血压病人、糖尿病病人，都可以用甜叶菊作为代茶饮来喝。

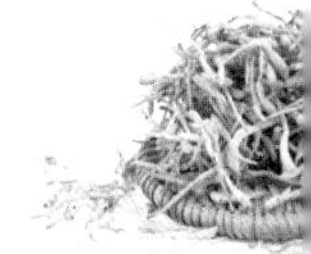

中医外治法+饮食控制+合理运动，一般就能控制好血糖

很多人问我，得了糖尿病是不是终身都需要服药？对于 1 型糖尿病，肯定是需要终身服药的。对于 2 型糖尿病，如果发现得早是有可能治愈的，但如果病程长了，就很难根治。但这并不是说治疗就没有意义了，像我前面介绍的四种方法都是可以降糖的。

我曾经有一个病人得糖尿病十多年了。他刚得糖尿病时，通过口服用药来降糖，后来控制不住了，就开始打胰岛素。打了五年的胰岛素，血糖还是很难控制住。可是近几年，他的血糖控制得很好，您知道他是如何把血糖控制好的吗？

他就是通过饮食控制、体育锻炼，再配上上面的中医外治法把血糖控制好的。

他用的方法就是：控制糖类食物的摄入，每天自己做饭，限量、定点吃饭；吃完饭半小时后，进行40分钟到1小时的走路锻炼。我个人治疗糖尿病的体会是，通过外治法，再加上对饮食的控制和合理的运动，一般都能比较好地控制住糖尿病病人的血糖值。

读者反馈

用黄连素粉敷肚脐，空腹血糖降到了6.2 mmol/L

钱媛：我是一个糖尿病病人。前两天开始用王老师给的降糖方黄连素粉敷肚脐，这两天我的空腹血糖是6.2 mmol/L和6.3 mmol/L。真开心，自从得了糖尿病，空腹血糖从来没这么低过（之前还不太相信这个方法，最近才开始做）。感谢王老师！

27 单侧按压人迎穴、中药打粉敷肚脐，都可以降血压

高血压是人体潜在的不定时炸弹

以前中医没有高血压这个病名，中医叫眩晕或类中风。但是有眩晕症状的人不一定都血压高，只是一部分有眩晕症状的人会伴有血压高，而血压高的人也不一定都有眩晕的症状。

现代医学认为，收缩压大于140 mmHg，舒张压大于90 mmHg，就可以定性为高血压了。

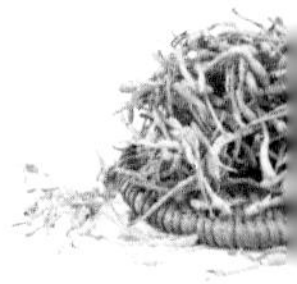

得了高血压会对人体造成什么样的伤害呢？人体的各个器官和大脑动脉，是适应在一定血压范围之内的。如果血压长时间特别高，会对您的心、肾以及大脑造成功能性和器质性损伤。

比如，常见的心衰、心肌肥厚，以及一些肾病，都是高血压引起的。所以，积极控制血压对心、肾和大脑的保护都非常有意义。

高血压是一种不得不治的病。很多高血压病人因为平时没有症状，就不定点、定时、定量服药，结果导致突发性脑溢血。

有的人高压高达200 mmHg，但平时一点症状都没有，只是到医院例行体检时，才发现自己患有高血压。对生命而言，这就是一枚潜在的不定时炸弹。因为高压200 mmHg，血管面临的压力已经非常大了，一旦血管出血得不到有效控制，最后会发生无可挽回的后果，所以高血压病人一定要积极治疗。

梅花针叩打头皮、单侧按压人迎穴，快速降血压

中医外治法中有没有好的方法，能达到控制血压或者降低血压的效果呢？

如果高血压比较严重，有十几二十年的病程，那么通过外治法、针灸、中药内服可以降低血压，但很难根治；如果是新发的，或者病症比较轻、病程比较短的高血压，通过针灸、中药内服、外治法是可以治愈的。

在2011年的时候，我就得过高血压。当时没有什么症状，就是感到有轻微的失眠，在体检的时候发现，血压高压在150～160 mmHg，低压在100～110 mmHg之间，属于中度高血压。当时我没有口服降压药，而是用梅花针叩打头皮来进行降压治疗。因为发现得比较及时，治疗了一个月左右，血压就正常了，而且再也没有高过。

在我们的头部有两条重要的神经，一条是枕大神经，巡行于头部正中的两侧，相当于中医的足太阳膀胱经经过头部的位置；还有一条叫枕小神经，巡行于足少阳胆经的位置，也就是侧头部。当用梅花针刺激它们时，它们一兴奋会产生副交感神经效应，从而起到扩张血管、降压的作用。

一次叩打5分钟左右，不用出血，一天一次，时间不限。

用梅花针叩打还是比较疼的，其实在中医外治法中，降血压疗效最好的是按一个穴位——人迎穴。它位于喉结两旁2～3厘米的位置。在这个位置会摸到一根动脉在嘣嘣地跳，叫颈动脉窦。

它是人体的一个压力感受器，当按压的时候，会出现血压下降、心率变慢的现象。如果两侧同时按压，很容易造成血压快速下降，心

率没了，人也就死了。所以，按压人迎穴时，禁忌两侧同时按压，只能一侧一侧地按，一般按压 10 分钟左右就可以了。

体质偏热的人，用钩藤打粉敷肚脐降血压

在中药中有很多特殊的药物可以降血压。比如猪毛菜，夏天经常可以在公园或者野地里见到，长得像扫把一样。它含有的猪毛菜碱具有降血压的作用。

还有另一种中药叫钩藤，又叫双钩。

钩藤是一种特异性降压药，其降压效果与使用剂量有关。使用剂量太低，比如，6～9 克，很难起

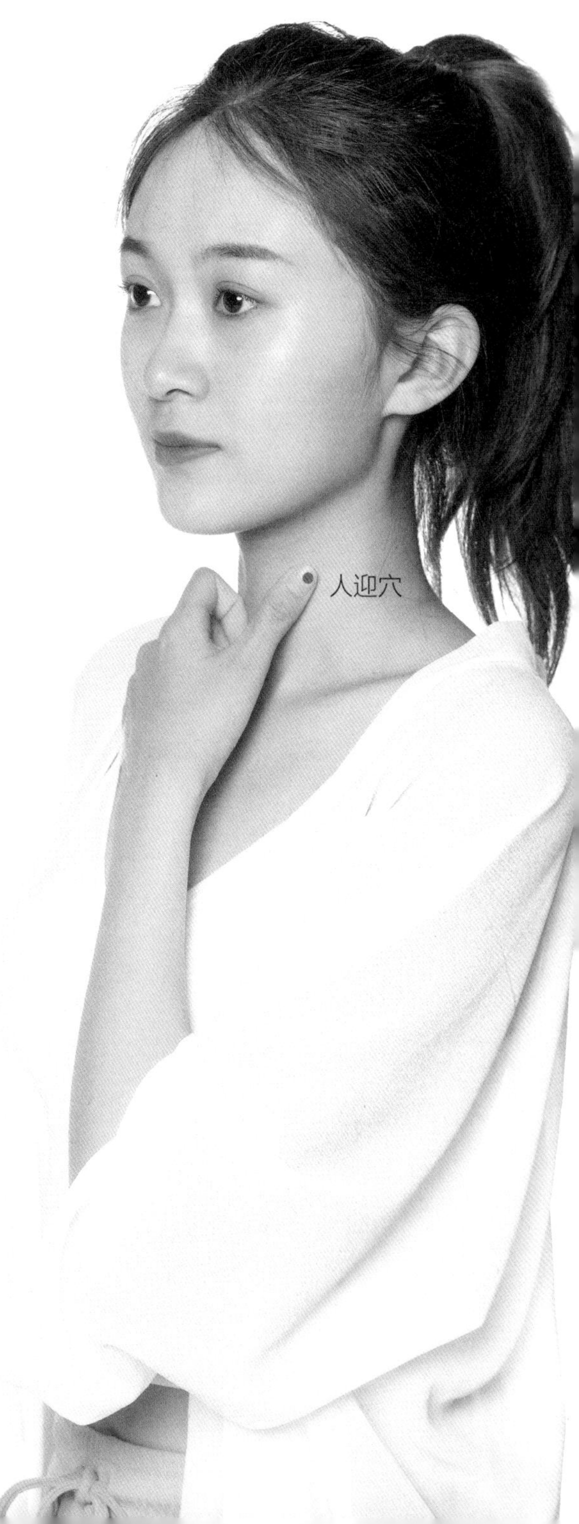

→ 血压偏高或突然升高时，可以用大拇指按压一侧的人迎穴，稍微用力，一般按压 10 分钟左右，血压就会降下来。

钩藤打粉敷肚脐

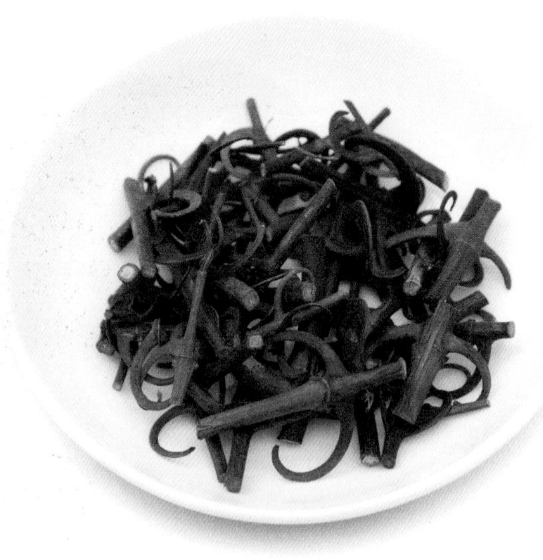

配方 钩藤 80 克。

做法 ① 将钩藤打成细粉。

② 将药粉装入中药外敷袋中，然后放入眼罩中。

③ 每天上午 5 点到 10 点和下午 3 点到晚上 8 点戴在肚脐上就可以了。

叮嘱 这个方法适合体质偏热的人使用，体质虚寒的人尽量不要用。

到明显的降压作用。当钩藤用到 80 克以上才能起到明显的降压作用。

钩藤还有一个禁忌，就是不能久煎。钩藤煎煮 15 分钟以后，它的一些成分就被破坏掉了，降压作用会明显减弱，所以钩藤入汤剂，一定要等药快煎好的时候再放。

而中医外治法因为不涉及煎煮，所以钩藤的有效成分不容易被破坏掉，反而效果强于内服。

因为血压的高低，受肾上腺皮质激素的影响，而人体有两个皮质激素分泌的高峰期：一个是上午 6 点到 10 点；一个是下午 4 点到晚上 8 点。这两个高峰期是脑血管发生意外，比如高血压引起的脑出血、脑梗死的高发期，所以在这两个时间段前 1 小时用药，能够取得非常好的控制血压的效果。

其实，西药也是这样。大夫一般要求高血压病人，每天早上起来后测量一下血压，这时候的血压一般是一天中偏高的一个数值。西药有一天一次或一天两次的服用方法。一天一次就是早上起床后服用降压药；一天两次就是早上起床服用完降压药后，在吃完午饭后2点到3点再服用一次降压药，这样正好到下午4点和晚上8点的血压高峰期，药物就起效了。

体质偏寒的人，用吴茱萸、细辛打粉贴肚脐或涌泉穴

另外，在中医外治法中还经常会用到两味药——吴茱萸和细辛贴肚脐或涌泉穴来降血压。这两味药可以单用，也可以合用。

细辛和吴茱萸为什么能降血压呢？这两味药是温阳药中具有降压效果的降压药，温阳的同时具有潜阳的作用。

对于钩藤、吴茱萸和细辛这三味中药来说，在选择的时候有没有区别呢？当然有。因为钩藤偏凉性，而吴茱萸和细辛偏温性，如果病人体质偏寒，那么适合用吴茱萸和细辛打粉，敷肚脐或者涌泉穴来降血压；如果病人的体质偏热，那么适合用钩藤打粉，敷肚脐或者涌泉穴来降血压。

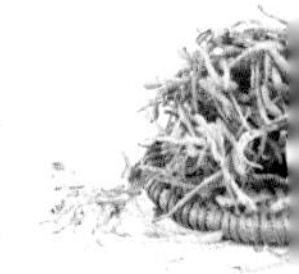

简单来说，如果病人的手脚常年是热的，那么他的体质就偏热，适合用钩藤来降压；如果病人的手脚经常是凉的，那么他的体质就偏寒，适合用吴茱萸和细辛来降压。

另外，生活中也有一些低血压的人。中医认为，低血压一般是因为阳气升不起来引起的。您可以用一些特殊的药物，比如柴胡、麻黄、附子、枳实、枳壳这些升压药来起到升压的效果。这几味药的使用方法，与上面降压药的用法一样，就是把药物打成细粉后，在对应的时间段，敷在肚脐或者涌泉穴上就可以了。

吴茱萸、细辛打粉敷肚脐

配方 吴茱萸、细辛等量。

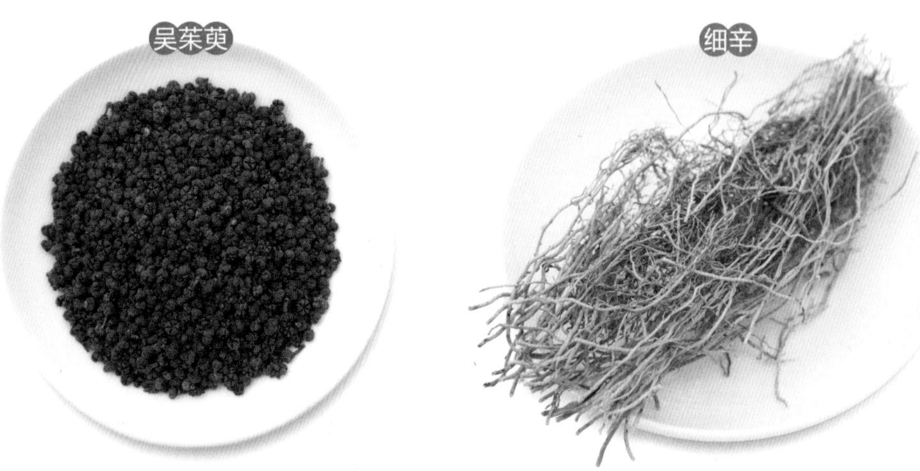

做法 将上述药材打成细粉，装到中药药包中再放入眼罩中，用量以装到眼罩中眼罩不紧绷为宜。每天上午 5 点到 10 点和下午 3 点到晚上 8 点之间，戴在肚脐上。或者用空白贴装上药粉贴到涌泉穴上就可以了。

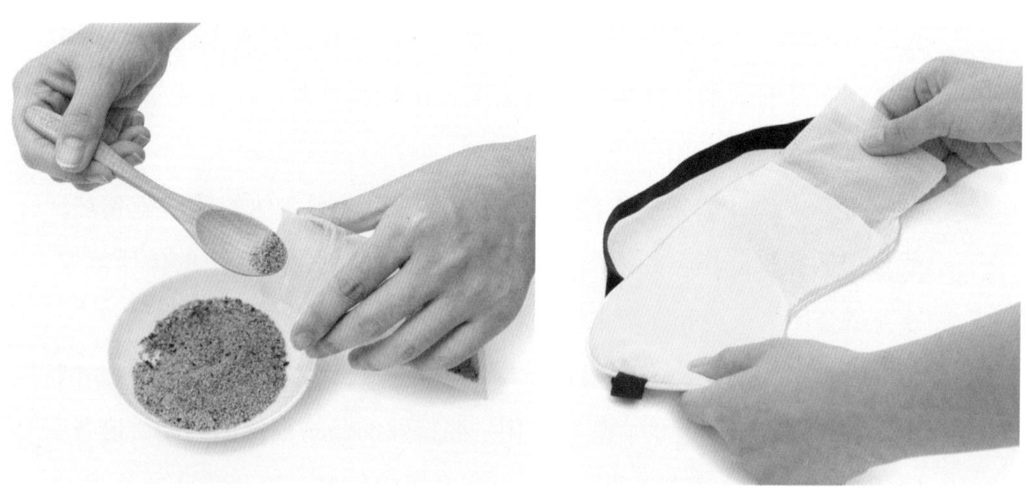

叮嘱 ① 吴茱萸和细辛可以联合使用，也可以单独使用。

② 长期使用的话，建议使用眼罩，这样不会损伤皮肤。每半个月需要更换一次药粉。

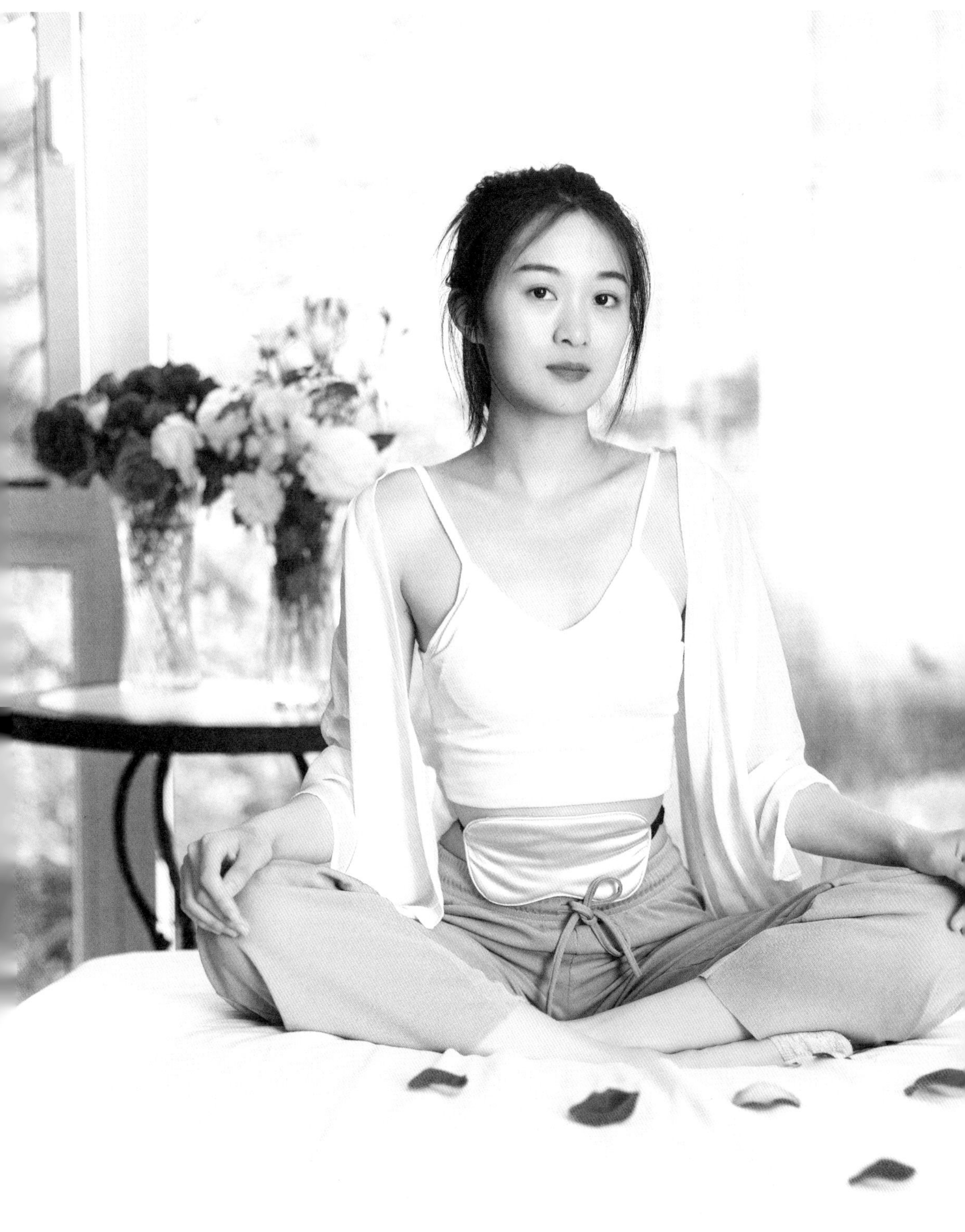

28 心脏病发作，厨房里的食材能救命

肉桂粉，藏在厨房里的“速效救心丸”

冠心病是现代人的一种高发的、非常棘手的病，它和糖尿病一样，都属于富贵病，与血脂代谢异常有关。当人们吃得太好，动得太少的时候，血脂代谢物就会堆积在血管中；当血黏稠度增高时，血脂代谢物会慢慢沉积于血管壁，形成粥样血管硬化。在冠状动脉中形成的这种粥样硬化性的心脏病，就叫作冠心病。

请记住，“冠”是“冠”，“心”是“心”，不是所有的心脏病都叫冠心病。冠状动脉是在心脏打出血来之后，自己给自己供血的一根动脉，它是给心肌供血的。如果它硬化了或者梗死了，就会危及心脏的健康，引起心脏不舒服，或者胸闷、心绞痛，甚至心梗等症状。所以，冠状动脉病变是诱发心脏疾病的一个主要原因。

您一定听说过速效救心丸。其实，这个药是用来扩张冠状动脉的。当您的冠状动脉供血不足的时候，通过口服或者舌下给药可以扩张冠状动脉，从而维持心肌供血。换句话说，“冠心病”里面的“冠”已经被斑块，也就是血脂堵死了，而速效救心丸可以起到把血管扩开的作用。

速效救心丸或硝酸甘油，通过舌下给药可以快速扩张冠状动脉。那么，在没有速效救心丸和硝酸甘油之前，古人是如何预防、治疗心

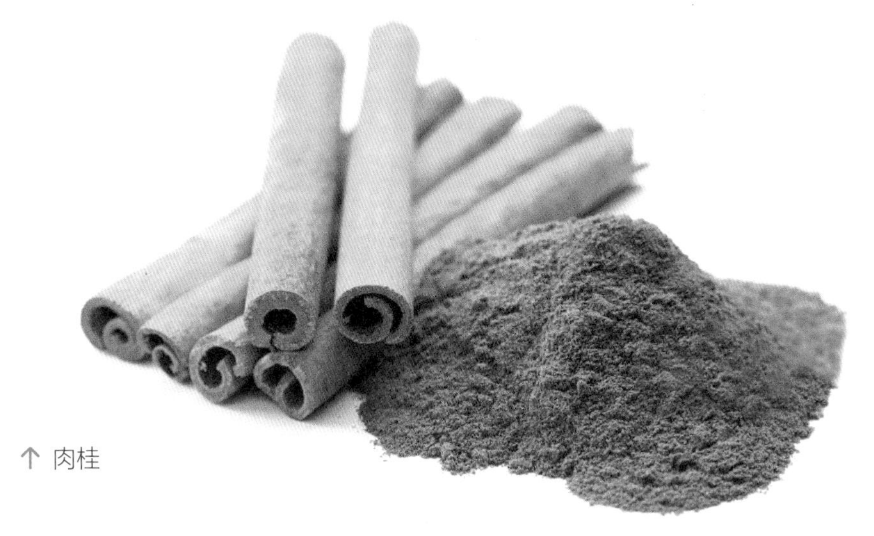

↑ 肉桂

绞痛和冠心病的呢?

在《金匮要略》中有一篇叫《杂疗方》，它是世界上最早记载舌下给药的文献。当时张仲景用的是肉桂，也就是做菜用的桂皮。桂皮中含有桂皮醛，可以扩张冠状动脉。后来日本人根据这个方法，研发了通过舌下给药的速效救心丸。

所以，如果您遇到冠心病、心绞痛突然发病的病人，而手头又没有硝酸甘油和速效救心丸，那么厨房里的肉桂粉就可能救他一命。

硝酸甘油是一种西药，虽然它扩张冠状动脉的效果比肉桂粉和速效救心丸更好，但是有一定的不良反应，就是吃了之后全身的血管都会扩张，很多人会感到头疼，脸色潮红。

您可以把它用水化开之后滴到肚脐中，通过肚脐给药的方式扩张冠状动脉，这样可以减轻硝酸甘油对人体的不良反应。

按压至阳穴，半分钟缓解胃痛、心绞痛

有人问:“如果碰到病人是无症状地突然倒下，身边既没有硝酸甘油和速效救心丸，也没有地方去找桂皮，就算找到了也没法快速打成

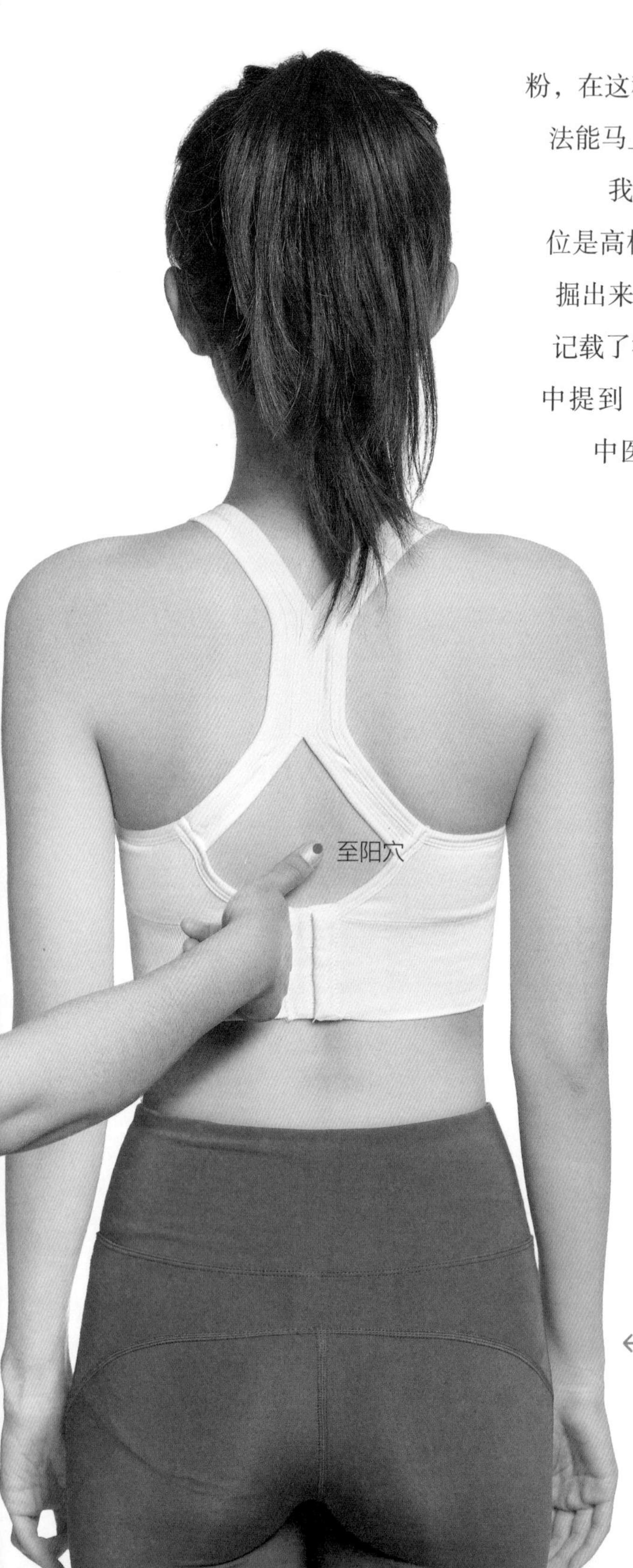

粉，在这种情况下，有没有更好的办法能马上进行抢救呢？”

我们身上有一个穴位，这个穴位是高树中教授从《灵枢经》中挖掘出来的。在《灵枢经·杂病》中记载了很多病的速效治疗办法，其中提到“心痛，当九节刺之”。而中医上心和胃是不分的，这里的“心”是指我们身体躯干的“中心”，所以它说的心痛可以是胃痛，也可以是心脏痛。

高树中教授考证后发现，古人从第六颈椎开始数，数到第九节，正好是第七胸椎棘突下方的凹陷处，这个穴位叫作至阳穴。对这个穴位进行按压，可以在半分钟内快

← 胃痛、心绞痛，按压至阳穴都能起到很好的缓解作用。

速缓解心绞痛和胃痛，对冠心病也能起到很好的缓解作用。

我有一个护士朋友，有一次她的一位同学的母亲心前区不适，非常像冠心病，便住在他们医院的心内科，按照冠心病来治疗，结果用了很多药症状都没有缓解。

后来，我这个朋友了解了情况之后，就给老太太按压了一会儿至阳穴，按压后老太太非常激动地握着她的手说：“你真是个好大夫。”

对于至阳穴，我也有特殊的感情。我跟我太太谈恋爱的时候，这个穴位还帮了大忙。那时，我们在山东中医药大学读研究生，学校的对面是千佛山，我和我太太谈恋爱时的第一次约会就在千佛山上。

当时我们买了一个烤地瓜，就一块儿去爬山了，在山上就把地瓜吃掉了。当时是冬天，济南的风比较大，地瓜本来就不好消化，我太太吃的时候，西北风也被灌进了嘴里，结果下山时，她就出现了胃痉挛，胃疼得很。

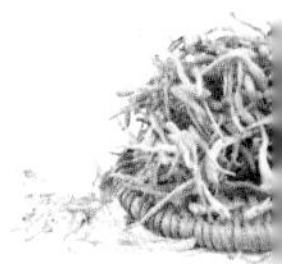

幸好我是学中医的，当时就露了一手——在她的至阳穴上按了一会儿，不到半分钟，她就破涕为笑，疼痛立马缓解了，其痛若失。

按压至阳穴缓解胃痛和心绞痛的效果特别好。

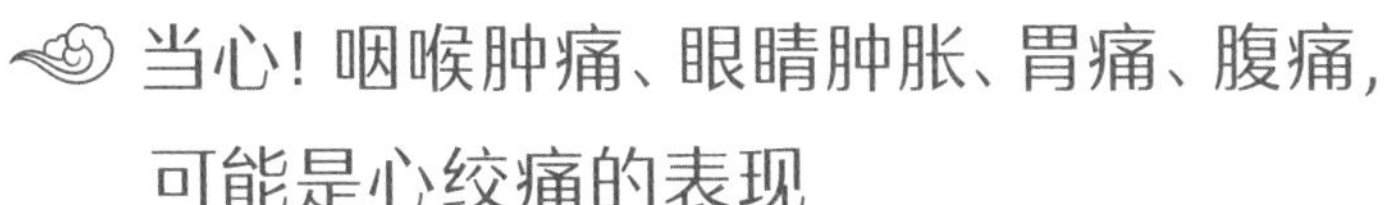

当心！咽喉肿痛、眼睛肿胀、胃痛、腹痛，可能是心绞痛的表现

前面我说了心和胃在中医上是不分的，其实西医也存在这个问题。比如您去医院检查身体，如果心脏不舒服，大夫会要求您先去排除一下胃的问题；如果胃不舒服，会要求您先去排除一下心脏的问题。

在中医上，心经的循行路线是这样的：它从心脏出来之后，“上挟咽，系目系”，意思是它有一个分支走咽喉，最后到达眼睛。所以很多心脏病病人的早期症状，不是心前区的不适症状，而是出现了咽炎、眼睛肿胀，甚至是眼睛干涩、疼痛这些症状。

但是去耳鼻喉科和眼科检查时，咽喉是正常的，眼睛也是正常的，其实这是心脏病，甚至是心绞痛的表现。有的人甚至可能变异成牙痛，其实这不是牙齿问题引起的，而是心绞痛的表现。

另外，心经的循行路线还有一条支脉，就是“出属心系，下膈，络小肠”，意思是这条支脉经过了腹腔，所以很多变异型心绞痛会出现胃痛、腹痛的情况，甚至会误诊为阑尾疼。

我母亲有一个堂弟，有一天他跟他太太说自己的老毛病犯了，然后吃了几颗胃药就躺下休息了，结果从此再也没起来——死于心梗。原来他的胃没有问题，尽管每一次他“胃”不舒服时，吃几片胃药就能很快缓解。但胃痛与心绞痛是有区别的。

胃痛一般是持续性的，而心绞痛是阵发性的，一般是几秒甚至一过性的（就是疼一下就过去了）。这种情况他吃不吃胃药，疼痛都会缓解。而我这个堂舅把心绞痛误当成胃病来治，最后非常可惜，只有四十几岁就去世了。

如果您的“胃”是持续性的疼痛，那么有可能是胃的问题；如果只是一过性的疼痛，几秒钟或者几分钟以后痛感就消失了，一定要去医院检查一下，看是不是心脏方面出了问题。

29 便秘不能靠长期吃泻药来治，用牵牛子打粉敷肚脐来通便

生活中，小孩和老人更容易便秘

生活中，经常便秘的有两种人：第一种是小孩，第二种是老人。

小孩为什么容易便秘呢？因为小孩生长得比较快，阳气比较充足，相当于西医说的交感神经兴奋，所以小孩比大人更调皮好动。而交感神经活跃会抑制胃肠道的蠕动，所以十个孩子中有八个可能会出现便秘。

老人为什么会便秘呢？《黄帝内经》中有一句话叫“年四十，而阴气自半”。就是说人过了40岁之后，肾中精气就衰减了一半，而口腔、胃、肠道等器官中，腺体的功能也会衰退。

比如，很多老年人舌头上是没有舌苔的，这是因为他味蕾的腺体已经萎缩退化了。老年人的肠液也是这样，肠液减少了，肠蠕动就会变少，就会出现便秘。

常用的通便药有通便作用，但不良反应也很明显

很多老人会用番泻叶、大黄、决明子、芦荟等中药材通便，这些

药都具有很好的通便作用。但是，它们也有非常明显的不良反应，长期用这些泻药通便，便秘可能会越来越严重。

芦荟、决明子、大黄、番泻叶为什么可以通便？因为它们都含有一种叫蒽醌（ēn kūn）类的化学成分，具有刺激肠道蠕动的作用。但是蒽醌类是有毒的，比如含有蒽醌类成分的何首乌，就具有能对肝脏造成损害的毒性。

大黄、芦荟、决明子、番泻叶这些药材同样含有蒽醌类物质，长期吃会导致肠道黑变，甚至会导致肠道癌变。这些药材还是不要长期吃为好。

身体虚的人灌肠会越灌越虚，便秘反而越来越严重

另外，在一些中医养生馆里有一个项目叫灌肠，就是直接从肠道给药，来解决便秘的问题。因为便秘会引起黄褐斑等问题，以致一些爱美的女性朋友每天都去灌一次肠。那么灌肠究竟对人体好不好呢？

有人说宋美龄女士活到了100多岁高龄，就得益于她每天灌肠。但是，灌肠对每个人都适用吗？

通过灌肠，人体的毒素可以通过大小便排出体外。在临床上，中医会经常用到灌肠。比如尿毒症病人，他的肾已经坏掉了，人体的代谢物不能通过小便排走，就通过灌肠让它从大便排出体外；再比如一些有宿便的人，通过灌肠可以达到强身养生，甚至治病的目的。

但是，有些人本身体质比较虚，再用一些泻药来灌肠，反而加重了他身体的虚弱。也就是说，身体虚的人灌肠会越灌越虚，便秘反而越来越重。

然而对体内有实火引起的便秘，灌肠是能起到治疗作用的。

灌肠的步骤也比较简单，就是将药物溶化后注入灌肠器中，将灌肠器悬挂于高处，将灌肠器的出口端缓慢插入病人肛门，灌肠半小时左右。最后，去卫生间将药物排出体外就可以了。

牵牛子打粉敷肚脐治便秘

给大家推荐一个以前老百姓常用的通便药材。在我小时候，当身边的小伙伴出现了食积、便秘的症状，很多老人会去药房，花五毛钱或一块钱买上几克牵牛子，回家磨成粉炒一炒，然后给小孩冲服，喝完以后孩子的大便就通了，食欲也开了。

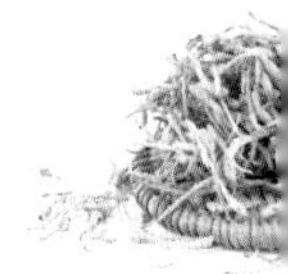

牵牛子，就是牵牛花的种子，它有黑白两种颜色，所以又叫黑白二丑。牵牛子具有非常好的生物节律性，正好在我们每天早上排便的时间开花，晚上睡觉的时候闭合，能够非常好地调节肠道的生物节律；另外，它还具有开胃健脾的作用，这是其他通便药所不具备的。所以民间用它来治疗便秘，以及小儿夜啼。

内科篇

牵牛子通便的机理就是把体内的水液吸到肠道中，肠道中的水分多了，自然就不会便秘了。

牵牛子通便在外治法中怎么用呢？

牵牛子敷肚脐治便秘

配方 牵牛子 90 ～ 100 克。

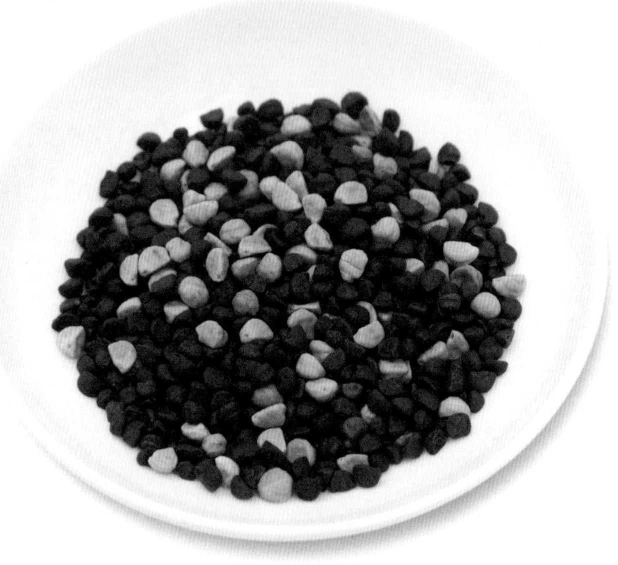

做法

① 把牵牛子打成细粉。

② 将药粉装入中药外敷袋中，然后放入眼罩中。

③ 晚上睡觉的时候将眼罩戴在肚脐上，第二天醒了之后摘掉。

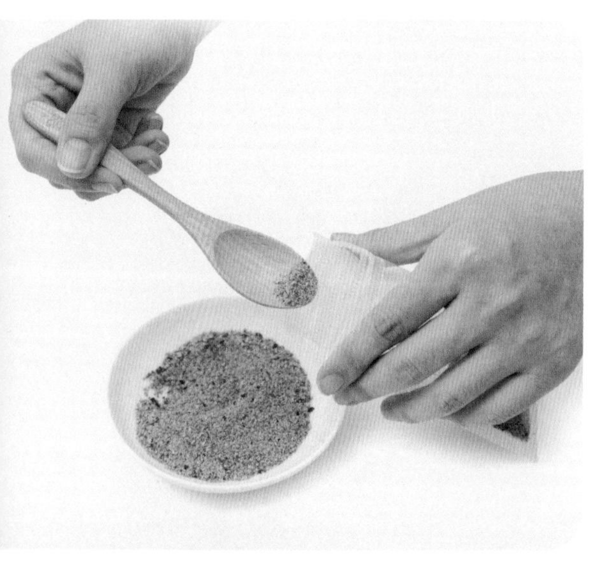

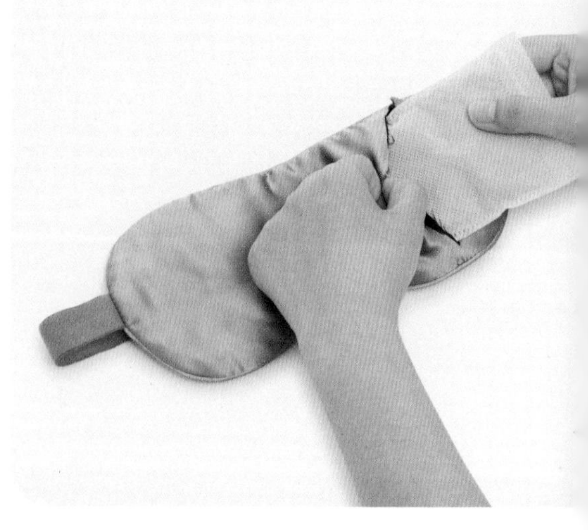

叮嘱

① 对于一些阴虚的人，就是平常容易口干、舌苔非常少的人，牵牛子会伤阴，这个方子不太适合。

② 也可以每天晚上将药粉，放入空白贴一元硬币大小的凹槽内，然后贴到肚脐上，第二天早上揭下来就可以了。

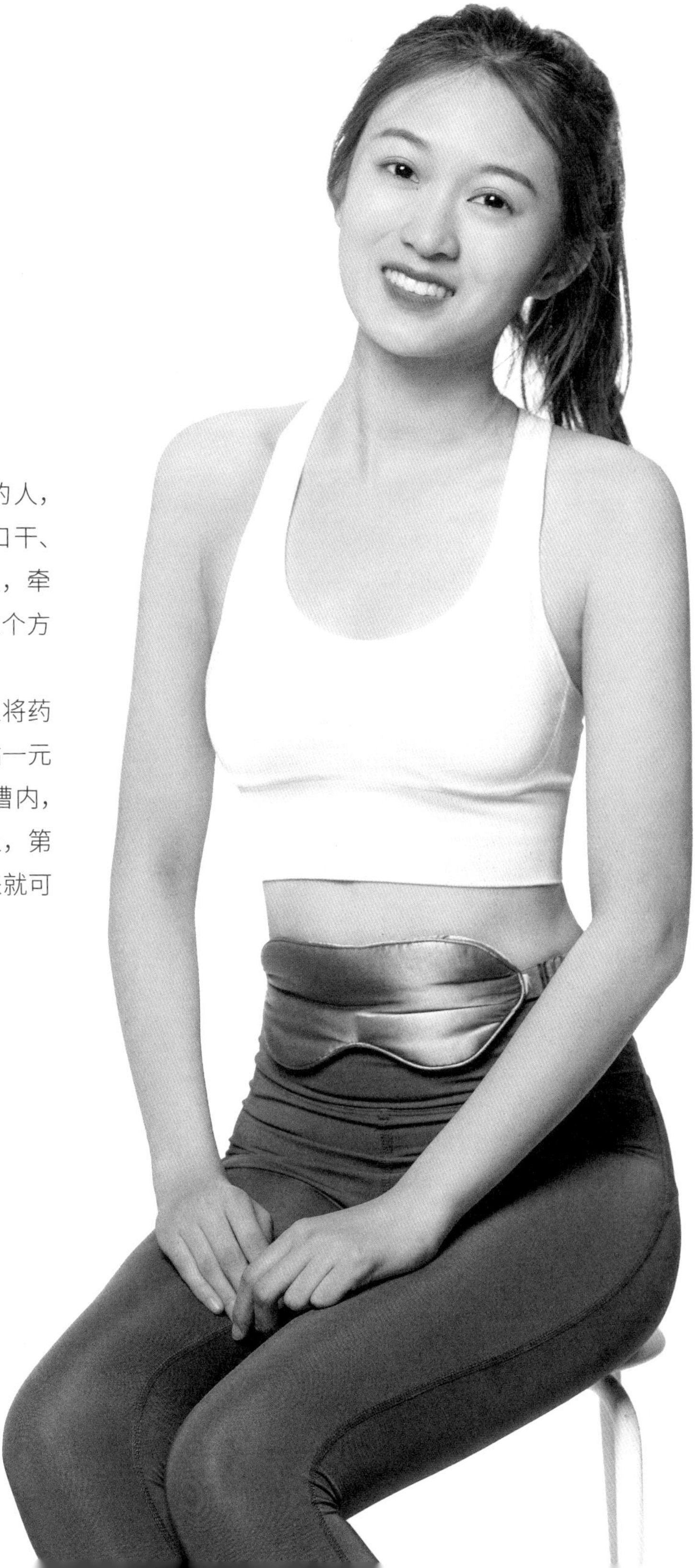

身体虚弱的人便秘，喝牛蒡茶通便

对于身体比较虚弱的朋友通便，有一个非常安全的代茶饮——牛蒡茶。

一般来说，中医用的牛蒡子是牛蒡的种子，而牛蒡茶用的是牛蒡的根。牛蒡子是中医上的一个消炎药，具有抗病毒、抗炎症的作用，也可以用来治便秘。吃了牛蒡子之后，人会长得胖一些，更有力量一些，所以老百姓又叫它大力子。很多小孩、老人身体比较虚弱，牛蒡茶可以补虚、通便、抗病毒，尤其适合小孩和老人用。

有人会问：“牵牛子和牛蒡茶能一起使用吗？”如果便秘比较严重，在单用牛蒡茶或者牵牛子外敷，效果不明显的情况下，这两种方法可以一块儿使用，把牵牛子打成粉敷肚脐，同时喝牛蒡茶，双管齐下，来联合增效。

↓ 牛蒡茶

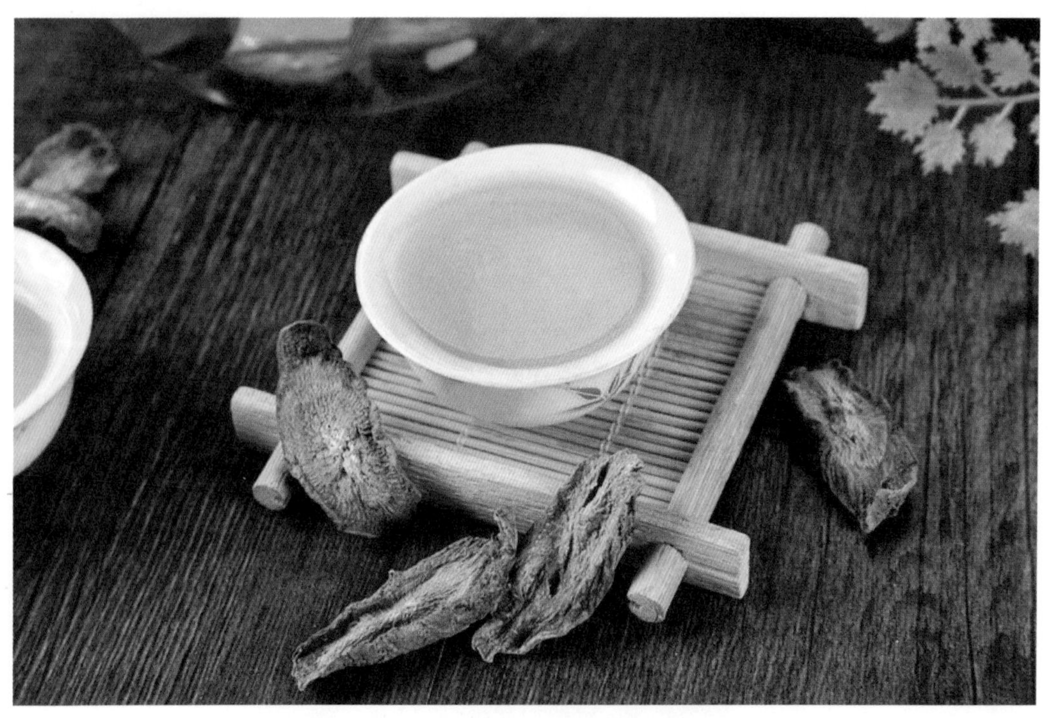

30 咳嗽、哮喘，用蒜片贴脚心

为什么冬季是咳嗽和哮喘的高发期?

进入冬季，有一种病便进入了高发期，常常可以听到谁家的小孩又咳嗽了，谁家的老人又咳喘了。为什么咳嗽和哮喘会在冬季进入高发期呢?

当天气变冷时，人体的副交感神经会兴奋，从而引起气道水肿收缩，分泌物增加。这样肺的通气就会减少，容易出现咳喘、痰多这些症状，所以冬天是气管炎和哮喘这些呼吸道疾病的高发季节。

在北方地区，到了冬天，经常会听见一些老人从晚上到早晨一直不停地咳。东北是我国风湿、类风湿、气管炎、哮喘的高发地区。很多东北人，尤其是老人，到了冬天会去海南过冬，去了海南这些病竟然不治而愈了。

咳嗽、哮喘的中医外治法——麻黄细辛散敷肚脐

有一个防治咳嗽、哮喘的验方，叫麻黄细辛散。

这个方子的药物组成是麻黄和细辛。其中，麻黄的主要成分是麻

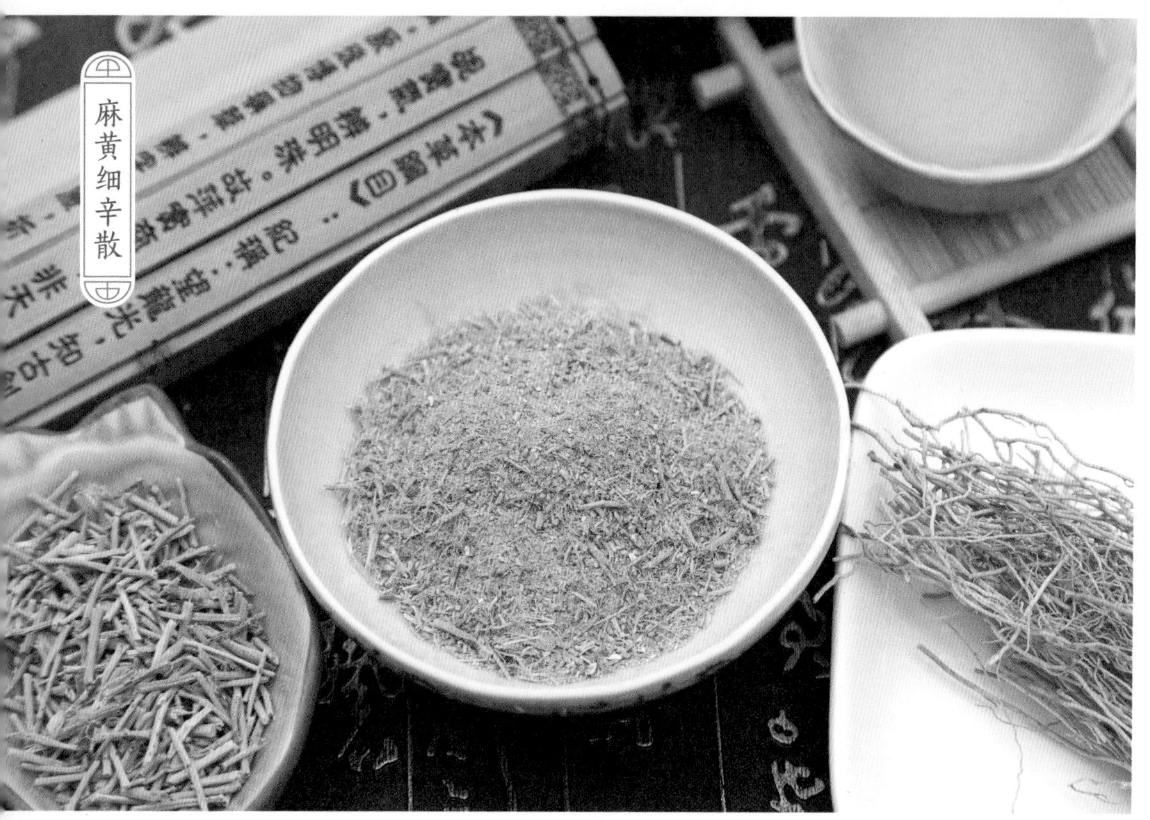

黄碱和伪麻黄碱，它们在人体上的生物活性相当于激素或氨茶碱。西医在处理症状特别严重的哮喘和气管炎时，就会使用激素疗法或氨茶碱治疗，麻黄的功效就相当于西医的这个疗法。

细辛具有很好的抗炎和免疫抑制作用，可以治疗很多病。医圣张仲景治疗呼吸系统疾病，最常用的一个药物配伍就是麻黄配细辛。

那么，在中医外治法中麻黄细辛散怎么用呢?

将麻黄与细辛，等量打成细粉，贴敷在肚脐、大椎穴、膏肓穴，或脚心涌泉穴就可以了。大椎穴位于背部正中线上，第 7 颈椎棘突下凹陷处；膏肓穴位于第 4 胸椎棘突下，旁开 3 寸处（左右 4 指宽），肩胛骨内侧。

麻黄细辛散

配方 麻黄、细辛等量。

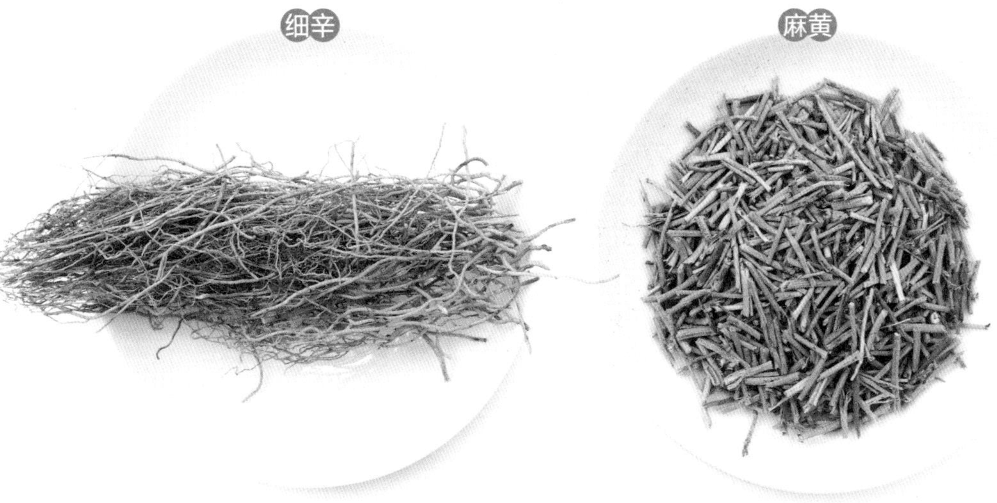

做法 ① 将上面的药材打成细粉。

② 取一元硬币大小的药粉放到空白贴上。

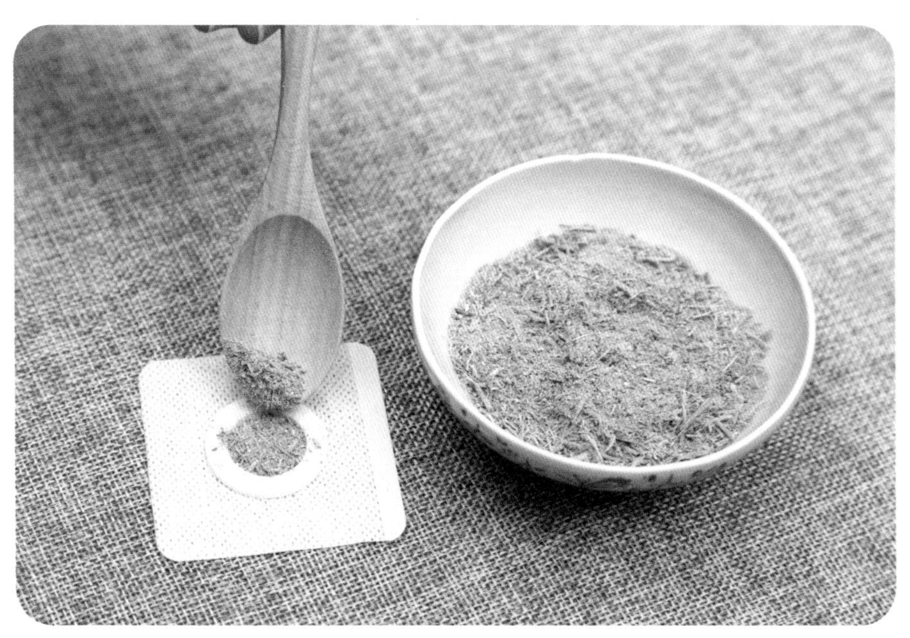

内科篇

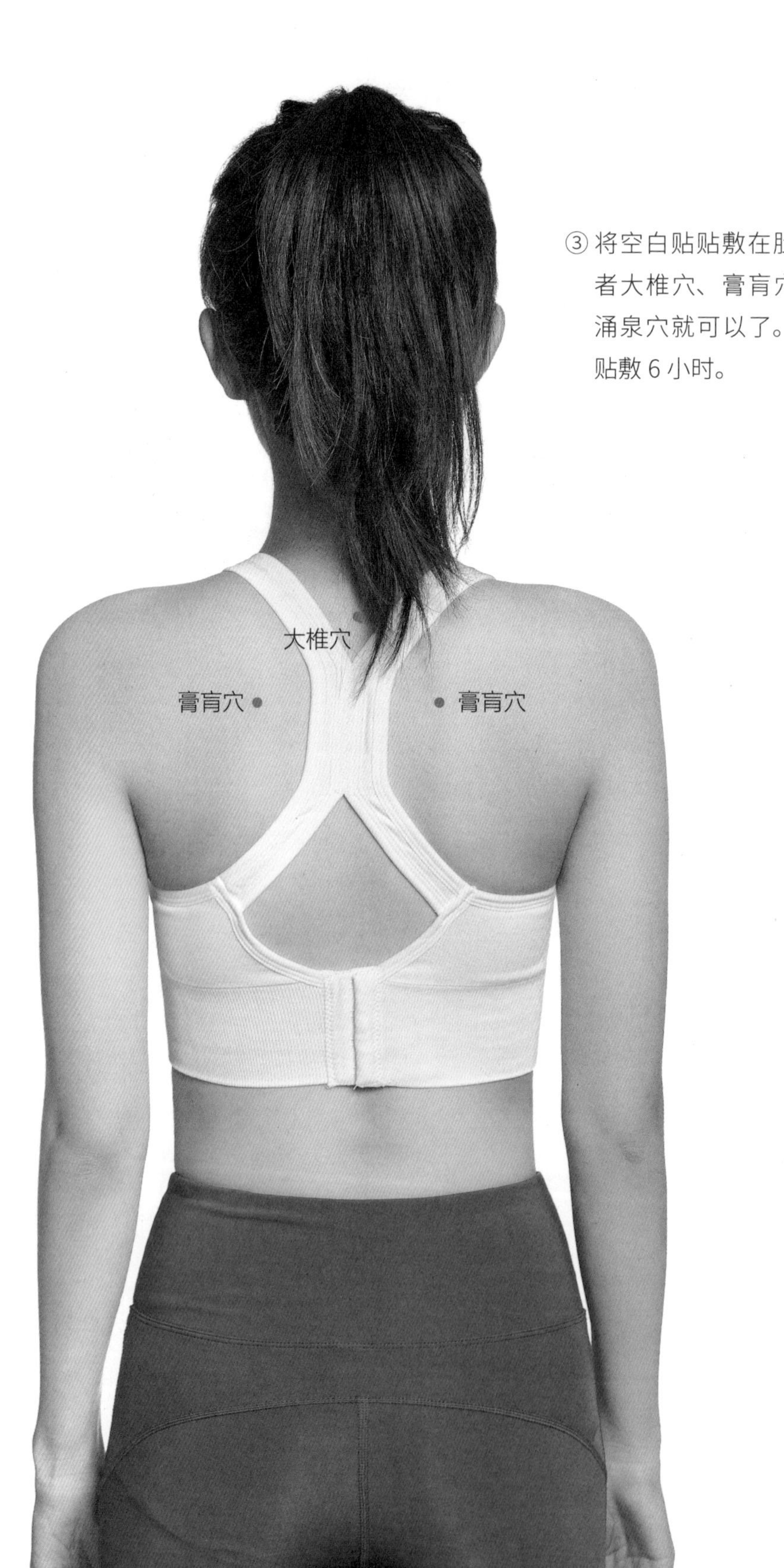

③ 将空白贴贴敷在肚脐或者大椎穴、膏肓穴，或涌泉穴就可以了。每天贴敷 6 小时。

蒜片贴脚心涌泉穴，快速止咳

中医讲究“药食同源”，在中医外治法中，有很多药物就是日常吃的食物，在厨房就可以找到。发明中医方剂的祖师爷伊尹，最早就是给商汤做饭的厨子。那有没有一种食物可以治疗咳嗽和哮喘呢？有一个能对皮肤起到很好刺激作用的食物，就是大蒜。

大蒜是一种可以让皮肤发泡的食物，就是贴敷到皮肤上后会发泡。把大蒜切片贴到脚心的涌泉穴，就可以治咳嗽和哮喘。但大蒜切片贴敷涌泉穴一般不会发泡，因为脚心的角质层比较厚，不过如果是蒜泥贴上之后，可能会引起发泡。

有一次我和母亲去厦门旅游，旅游完了回山东过年。我们坐飞机到了济南，因为济南的温度明显比厦门低，我母亲受一冷一热刺激就开始咳嗽。当时我就跟饭店要了一盘水饺，打包了蒜泥，回到宾馆以后，在我母亲的脚心上贴了蒜泥。

贴了一次我母亲的咳嗽就好了，但是第二天脚心起了一个小水泡。其实，这个水泡如果不处理的话，水泡会长时间刺激涌泉穴，起到一个长效治疗的作用。如果您觉得它妨碍您走路了，可以拿用酒精消过毒

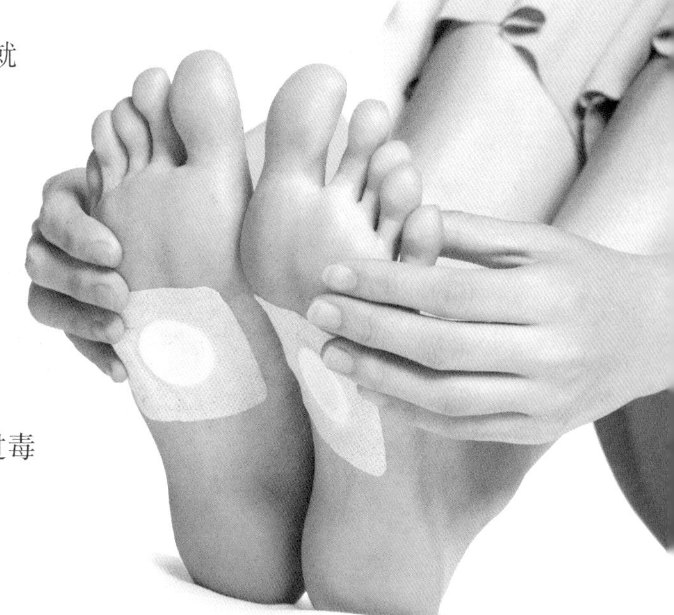

的针把它刺破，把液体挤出来，会痊愈得快一点。

特别叮嘱，给小孩或皮肤比较娇嫩的人用蒜片贴脚心的时候，可以先在脚心涂抹一层润肤霜，并缩短贴敷时间。大人可以贴敷 6 小时以上，小朋友贴敷 3 ～ 4 小时就可以了，以防发泡引起疼痛。

肺热咳嗽吃川贝炖梨，肺寒咳嗽用大蒜煮水喝

有些病人在咳嗽或哮喘的时候，会咳出不同颜色的痰液，比如白色的、黄色的，还有带血丝的。那么，这些不同症状的咳嗽，在治的时候有没有区别呢？其实，上面介绍的几个外治法都可以用。

我发现很多人在咳嗽的时候，都会用一些止咳的小妙方，但是很多时候都用错了。

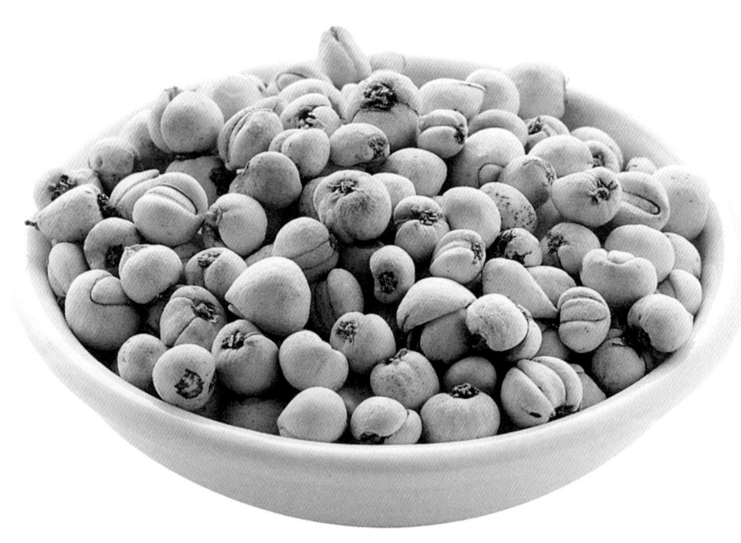

↑ 川贝

很多人喜欢用川贝炖梨来调治咳嗽，只要一咳嗽了就做个川贝炖梨吃。这其实是有问题的，因为川贝性寒，梨也性寒。这个方法虽然好，但是它有适应证，适用于肺热咳嗽。如果是肺寒咳嗽，用这个方法来治的话会加重病情。

怎么判断是肺热咳嗽还是肺寒咳嗽呢？肺热咳嗽最典型的表现就是咳出来的是黄痰，而肺寒咳嗽咳出来的是白痰。肺热咳嗽的炎症反应表现为发热，病程发展很快；而症状不明显、缠绵不愈的咳嗽多数为寒咳。

还有一个判断标准，就是寒咳在夜间会加重，白天会稍微好一点。因为晚上我们的性激素和肾上腺皮质激素水平都会降低，这样有利于休息和睡眠，以及人体的合成代谢，而当激素水平降低的时候，气道就会水肿、痉挛，由此引发咳嗽、哮喘。

那么，在寒咳的时候应该怎么办呢？用大蒜煮水喝就可以。蒜可以吃也可以不吃，如果追求口感的话，可以放点蜂蜜、白糖或者红糖都可以。

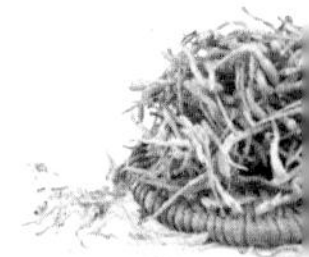

咳嗽有痰的时候，一定不能用止咳糖浆和甘草片

有些人咳嗽的时候是干咳，没有痰，无法区分寒热。那么，痰是怎么来的呢？痰是气道分泌的一些液体，以及白细胞吞噬了细菌之后的尸体。

一个人吐的是黄痰，说明他的白细胞吞噬细菌的功能是正常的，咳吐的黄痰其实是白细胞吞噬了细菌之后的尸体，也就是白细胞与细菌、病毒同归于尽，战死沙场了。

当白细胞功能太低下，不能正常吞噬细菌时，表现为咳吐白痰，咳出来的白痰就是白细胞。这时，您需要用一些温阳的办法提升白细胞的功能，比如大蒜煮水喝。

如果是干咳的话，说明病人咽喉部没有炎症，自然就不会有痰液产生。这种情况下，可以用一些缓解气道痉挛的药物，比如止咳糖浆。因为干咳主要是气道痉挛引起的，而止咳糖浆中含有很多镇咳的中药，比如枇杷叶、杏仁、罂粟壳，喝下去之后可以直接作用于咳嗽中枢，减轻咳嗽的症状。

但是，有痰的时候是不能服用止咳糖浆的。因为如果抑制了咳嗽，痰液就排不出来，就会导致病情缠绵难愈。

人体其实非常聪明，你不让它咳，只要气道里面有炎症，它还会自发性地咳嗽。这在中医上叫作“闭门留寇”，也就是暂时把咳嗽止住了，但只要有炎症，它还是会咳出来的，而且会一直好不了，本来七天的病程，误治之后可能会缠绵一个月，甚至数年。

止咳糖浆中还有一个成分叫罂粟壳，也就是制作鸦片的原材料，经常喝的话，可能会上瘾。很多人，尤其是男性，有病不愿意去医院看，自己去药房买点止咳糖浆，喝完一瓶感觉病症减轻了但没有完全好，就再买一瓶，喝着喝着就上瘾了。

还有一种药可以缓解气道痉挛，就是甘草片，它是一个价钱非常低廉的药。因为甘草中含有甘草酸，相当于西药的激素，既能缓解气道痉挛，也能抑制炎症，所以如果痰特别多的时候，吃了甘草片，当时是把炎症压下去了，但并没有把炎症去除掉，同样会导致病情缠绵难愈。

31《黄帝内经》中的小妙招，助你解除打嗝的尴尬

打嗝可能是个小病，也可能是大病来临的征兆

打嗝虽然是一个小病，却能引来大麻烦，特别是在开会或者聚会的时候，如果不停地打嗝是一件很尴尬的事情。

打嗝又叫呃逆，现代医学认为，呃逆是膈肌痉挛导致的。《黄帝内经》中说，“故寒气与新谷气俱还入于胃，新故相乱，真邪相攻，气并相逆，复出于胃，故为哕”，意思就是呃逆是胃气上逆导致的，一般是胃里有寒气，再遇到食物的热刺激引发的膈肌痉挛。

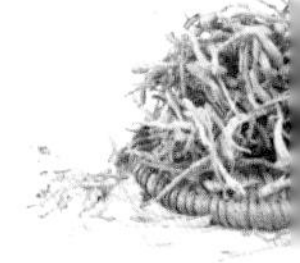

内科篇

最常见的呃逆是由受凉引起的胃痉挛引起的，这是最轻的一种病症。呃逆有时还会伴见很多重病，比如一些肿瘤病人会出现呃逆现象；一些心脑血管病病人，比如一个人快中风的时候，或中风之后会出现呃逆，这都是比较危险的。

中医认为“病深者，其声哕”，就是人快要死的时候，中医叫作元气暴脱，用现代医学解释就是，性激素和皮质激素水平很低了，不足以拮抗迷走神经的兴奋，导致膈肌神经异常痉挛。比如，当脑出血或脑梗压迫延髓（脑的最下部，与脊髓相连），或者水肿刺激到大脑时，迷走神经会异常兴奋，出现呃逆。

打嗝可能是个小病，也可能是大病来临的征兆。频繁性地或者持续性地打嗝，最好去医院检查一下。

那么，当偶然出现呃逆的时候，有什么治疗方法吗？

取嚏法、憋气法、惊吓法，《黄帝内经》中治打嗝的三个妙招

我曾经治好过一个呃逆病人，当时他尝试了各种办法都未见效，最后决定找中医试试。

我当时采用了《黄帝内经》中的一种治法，给了他一根棉签，让他捅一捅鼻毛，接着这个病人连打了三个喷嚏，结果呃逆竟然好了。

取嚏法的治疗机理很简单：当鼻腔受到刺激时会打喷嚏，这时候您会进行深呼吸，之后膈肌的功能就会得到调整。

有的人还会采用憋气疗法来治打嗝。因为憋气能够抑制膈肌痉挛，还有就是当您停止呼吸的时候，血液中的二氧化碳含量会升高，而二氧化碳可以抑制迷走神经异常兴奋，所以现代医学处理呃逆就是用憋气疗法。

其实中医的治法也一样。《黄帝内经·灵枢·杂病》中就提到了治打嗝的三个绝招。这三个方法具体操作起来很简单，不用药就能直接治打嗝。

第一种是取嚏法："以草刺鼻，嚏，嚏而已。"因为古人没有棉签，就随便找一根草刺激一下鼻腔，打个喷嚏，打嗝就好了。

第二种是憋气疗法："无息，而疾迎引之，立已。"就是暂时不要呼气，憋住。

第三种是惊吓疗法："大惊之，亦可已。"就是通过惊吓病人来

治打嗝。

因为人体在应激状态下交感神经会兴奋，而交感神经与迷走神经是一对拮抗神经，它可以对抗、抑制迷走神经的兴奋。简单说就是让一直打嗝的人受到惊吓，比如在他背后突然拍他一下，或者大声叫他一声，或者在背后突然拔他一根头发，都可以。

艾灸中魁穴，按揉攒竹穴、翳风穴，轻松治打嗝

人体上有没有一些穴位可以治打嗝呢？既然引起打嗝的主要原因是迷走神经兴奋，那么通过什么方法可以抑制迷走神经兴奋呢？

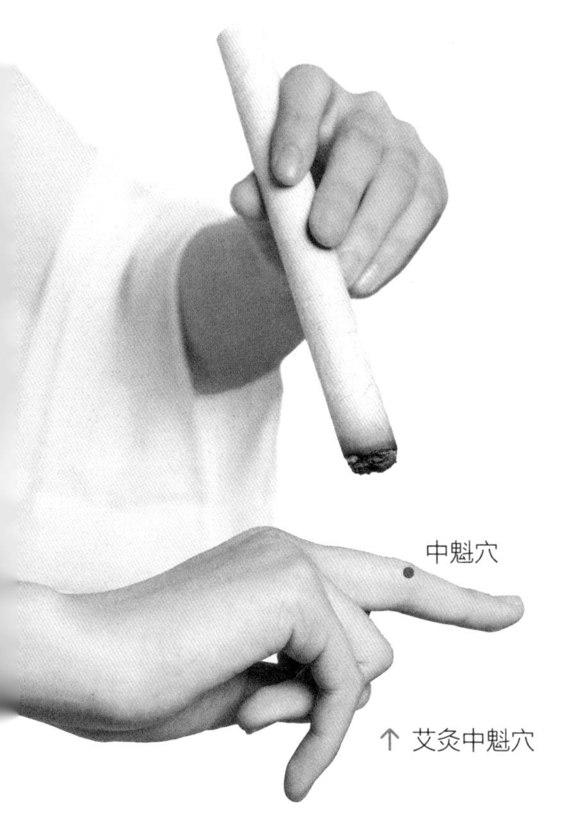

↑ 艾灸中魁穴

第一个方法是艾灸中魁穴。

中魁穴就是手背中指第二指关节横纹的中心处及周围关节。中医认为阳气生于四末，也就是说通过刺激四肢末端的穴位，都可以起到兴奋交感神经的作用。当艾灸中魁穴时，甚至艾灸井穴（五俞穴的一种，穴位均位于手指或足趾的末端处）都可以兴奋交感神经，从而抑制迷走神经的兴奋，起到治打嗝的作用。如果没有艾条，甚至可以掐指尖，哪个指尖都可以，都能起到治疗、减轻打嗝的作用。

内科篇

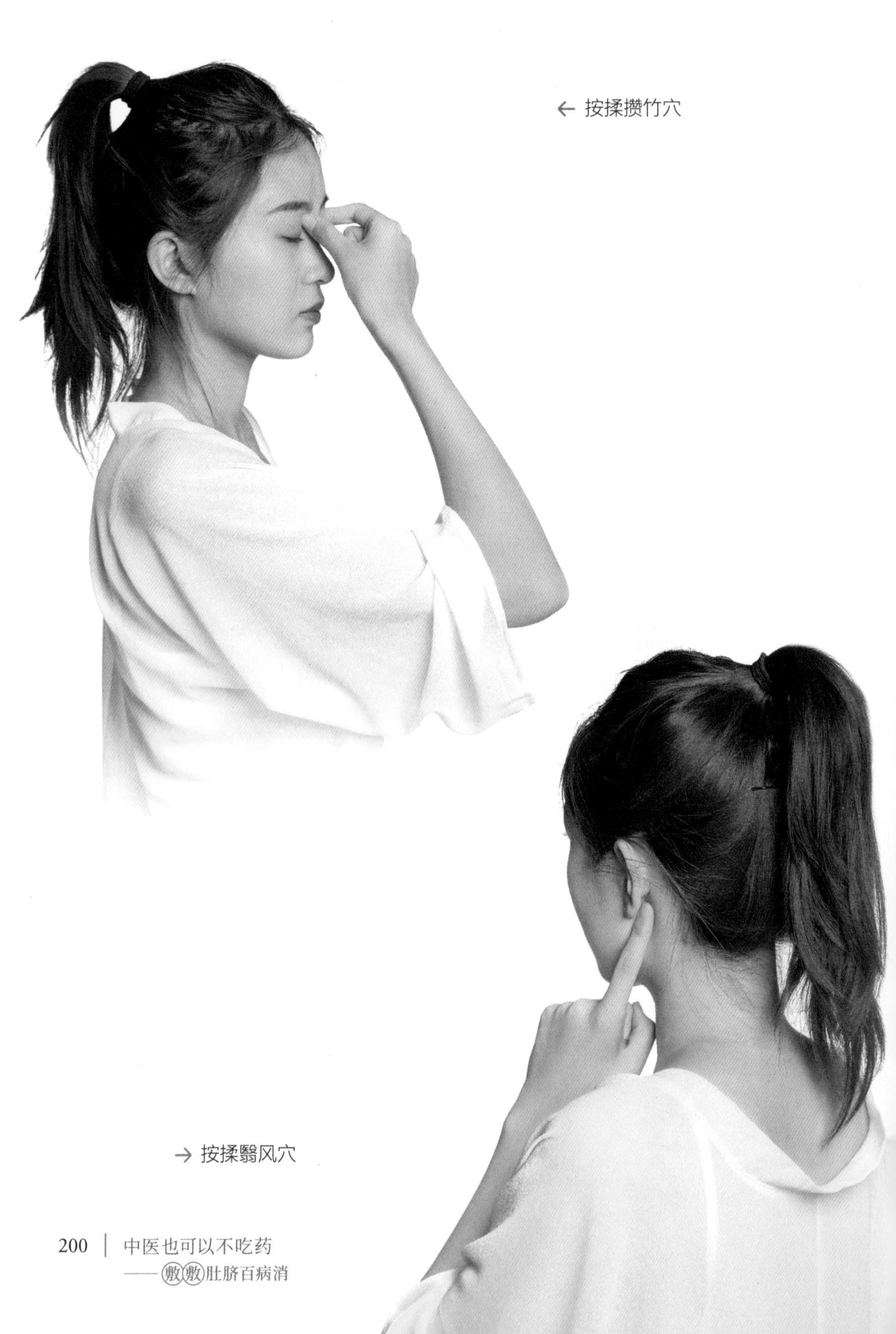
← 按揉攒竹穴
→ 按揉翳风穴

第二个办法是按揉攒竹穴。

攒竹穴位于眉毛的内侧端，通过按揉攒竹穴可以抑制迷走神经兴奋，进而止呃逆。

第三个办法是按揉翳风穴。

翳风穴在耳垂后面耳根部的凹陷处。因为迷走神经从大脑穿行出来之后，会在翳风穴深处往下穿行。既然打嗝是迷走神经兴奋导致的，那么深按翳风穴就可以减轻迷走神经的异常兴奋。

在刺激翳风穴的时候，可以直接用手按揉 1 ～ 3 分钟，如果您会针刺的话也可以针刺。

可能很多人找不到或者找不准具体穴位，再给您分享一个治疗打嗝非常舒适的办法——采耳。因为迷走神经在体表只在一个地方分布，就是外耳道，所以掏耳朵可以调节迷走神经功能，起到抑制迷走神经异常兴奋的作用，从而治疗呃逆。

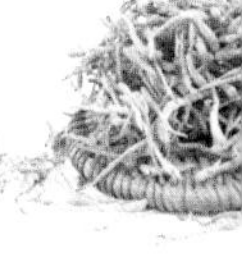

另外，掏耳朵对很多病都有一定的辅助治疗效果，比如失眠、癫痫、高血压等。

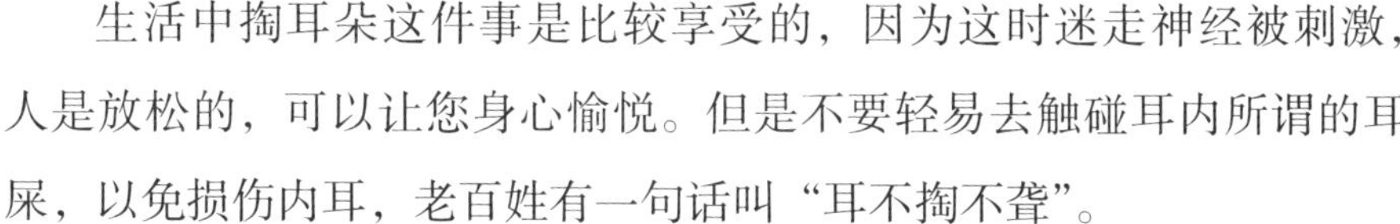

生活中掏耳朵这件事是比较享受的，因为这时迷走神经被刺激，人是放松的，可以让您身心愉悦。但是不要轻易去触碰耳内所谓的耳屎，以免损伤内耳，老百姓有一句话叫“耳不掏不聋”。

32 肩周炎，用吴萸盐散热敷肩部来标本兼治

引发肩周炎的一个重要原因是性激素减退

肩周炎是一种常见病，多发于老年人身上。肩周炎又叫冻结肩，为什么叫冻结肩呢？就是得了这个病之后，病人的肩功能会出现障碍，行动不便。肩周炎也叫五十肩，这个病多见于50岁左右的人群，尤其是女性的发病率高于男性。

《黄帝内经》中说，女子到了七七四十九岁的时候，性激素减退，天癸竭，就到更年期了。而性激素对人体的软组织和肌肉有濡养作用，失去了性激素的濡养，身体就会出现粘连、卡压、疼痛等症状，发生在肩部就是肩周炎。也就是说，引发肩周炎的一个重要原因就是性激素的减退。

那为什么这种病症多发于肩部呢？从中医上讲，性激素与阳明经、冲脉、任脉相关，而手阳明经主要经过肩膀，所以病位在肩部。另外，大部分肩周炎病人的肩部都怕风，到了晚上疼痛会加重，所以肩周炎还有一个别称叫露肩风。

外伤也可以引起肩周炎，肩周炎的全称叫作肩关节周围炎。很多人经常会问，我肩膀前面疼是不是肩周炎？肩膀上面疼是不是肩周炎？肩膀后面疼又是不是肩周炎呢？告诉您，肩膀单一的某一点、某一个区域疼痛不是肩周炎，肩周炎是整个肩关节前中后多个位置，至少是两个以上的地方出现疼痛，肩部功能出现了障碍，才叫肩周炎。

生活中，如何避免得肩周炎？

在生活中，应该怎样避免得肩周炎呢？

第一，要注意保暖。因为性激素降低了之后，软组织会收缩、痉挛，当受到冷刺激时，收缩和痉挛会加重，所以会怕风。

第二，要经常保持合理的运动。就是要把您的肢体打开，尽量伸展到最大屈度。

如果您的肩关节平时运动不开，长此以往，到了某个年龄，比如四十九岁左右，就容易得肩周炎，尤其是坐办公室的白领和开车的司机。现在的白领在工位上，经常一坐就是大半天，两个肩膀长时间保持敲字的姿势，时间长了就容易得肩周炎；而司机由于常年开车，尤其是左侧肩膀更容易患上肩周炎。

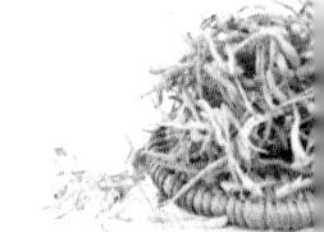

用吴薏盐散热敷肩部，缓解肩周炎的同时，补养肾中精气

那么，在中医外治法中有没有一个好的办法来治疗肩周炎呢？既然它叫露肩风、五十肩，那就用一些温热的药物刺激，来解决它怕冷怕风的问题。

其中，吴茱萸是一个大辛大热的药，具有温通经络的作用。

薏米除了具有除湿的作用，还具有缓解平滑肌痉挛的作用。张仲景有一个方子叫薏米附子败酱散，是治疗慢性阑尾炎的，就是用薏米

吴薏盐散热敷外治方

配方 吴茱萸、薏米、莱菔子（萝卜籽）、苏子、菟丝子、食盐各 30 克。

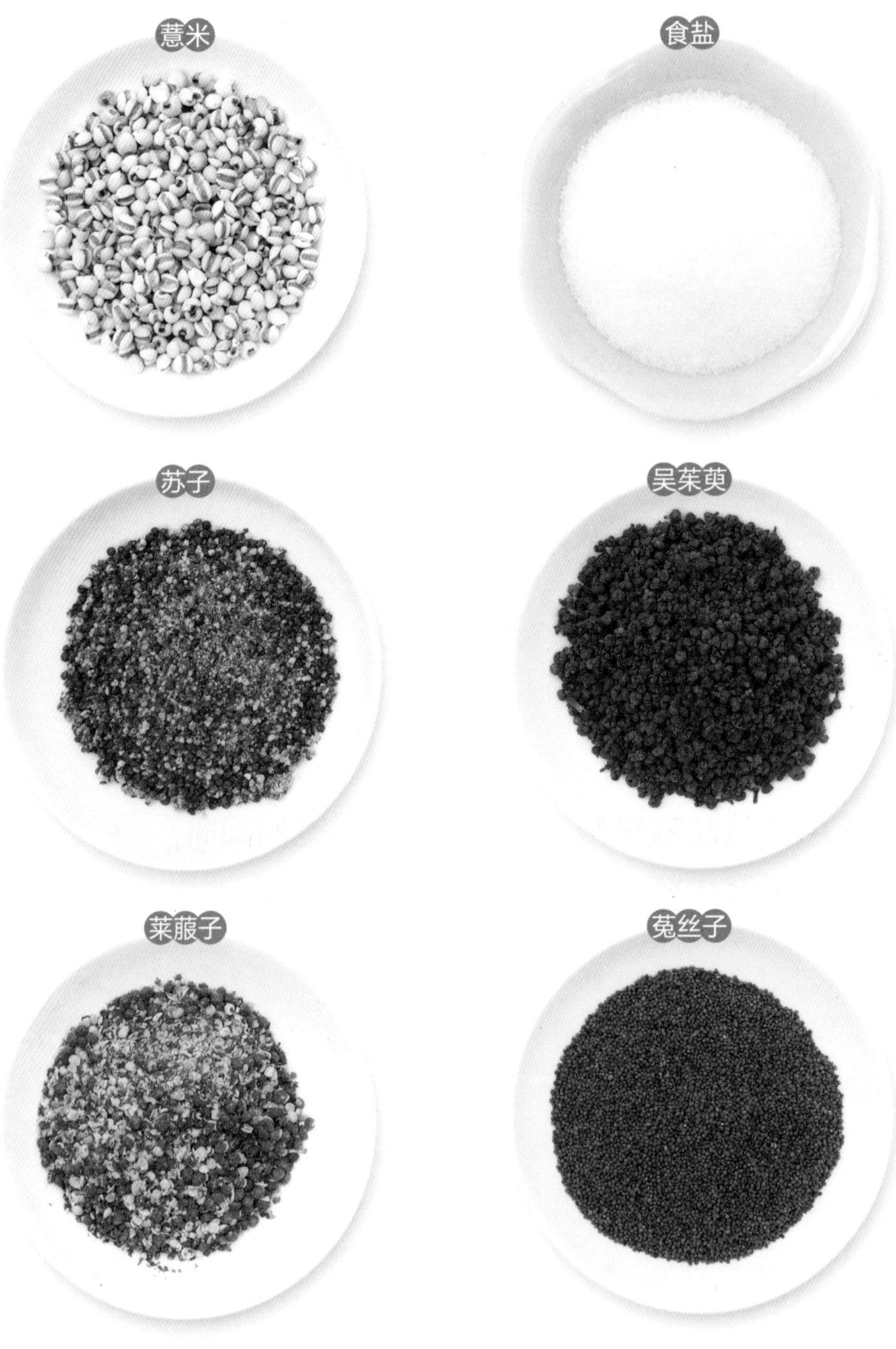

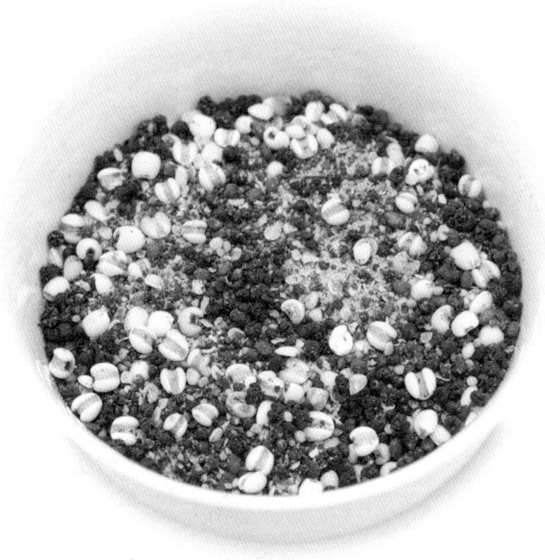

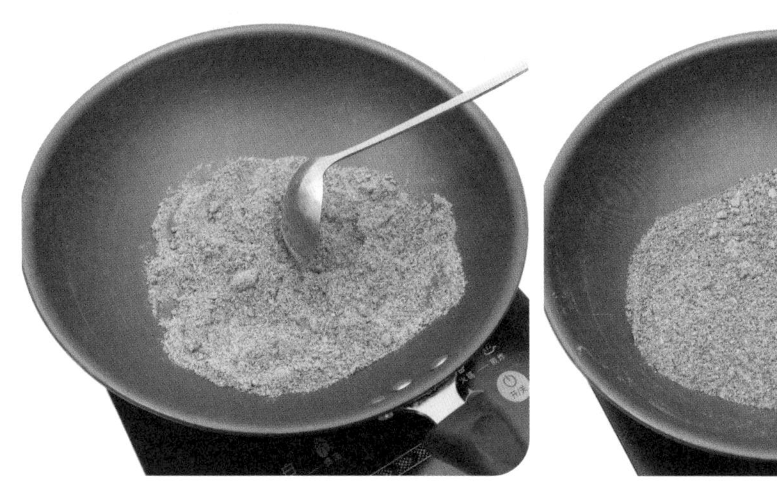

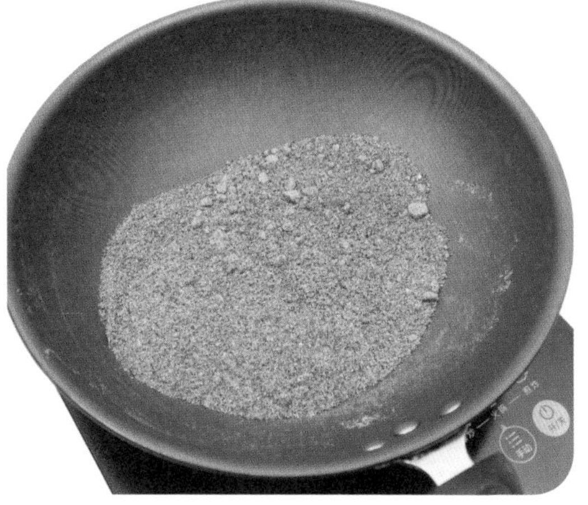

做法

① 把上面的药材打成细粉。

② 将药粉炒黄、炒热后装到肩颈外敷包中。

③ 用肩颈外敷包热敷肩部。每天 1 ～ 3 次，最好坚持一天热敷 3 小时左右，连续治疗两次为一个疗程。

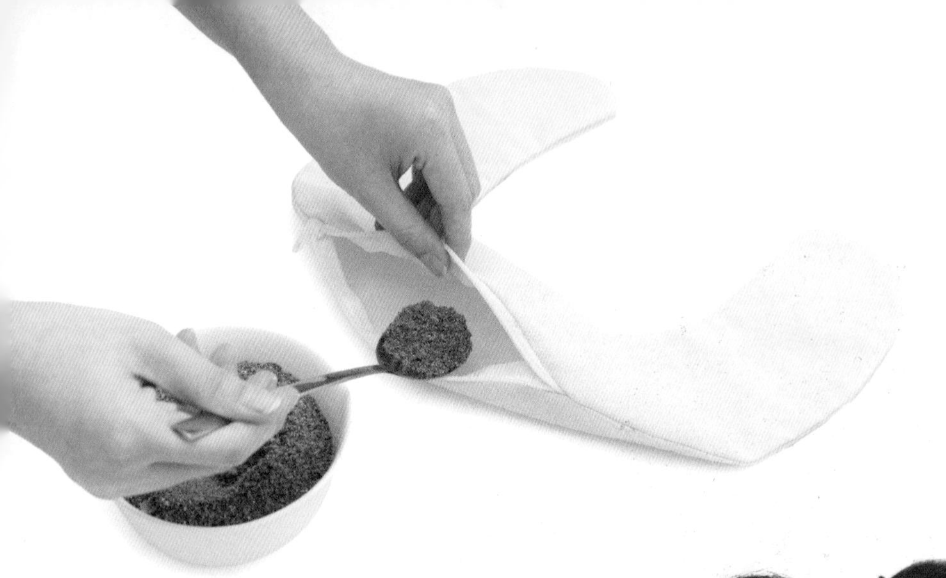

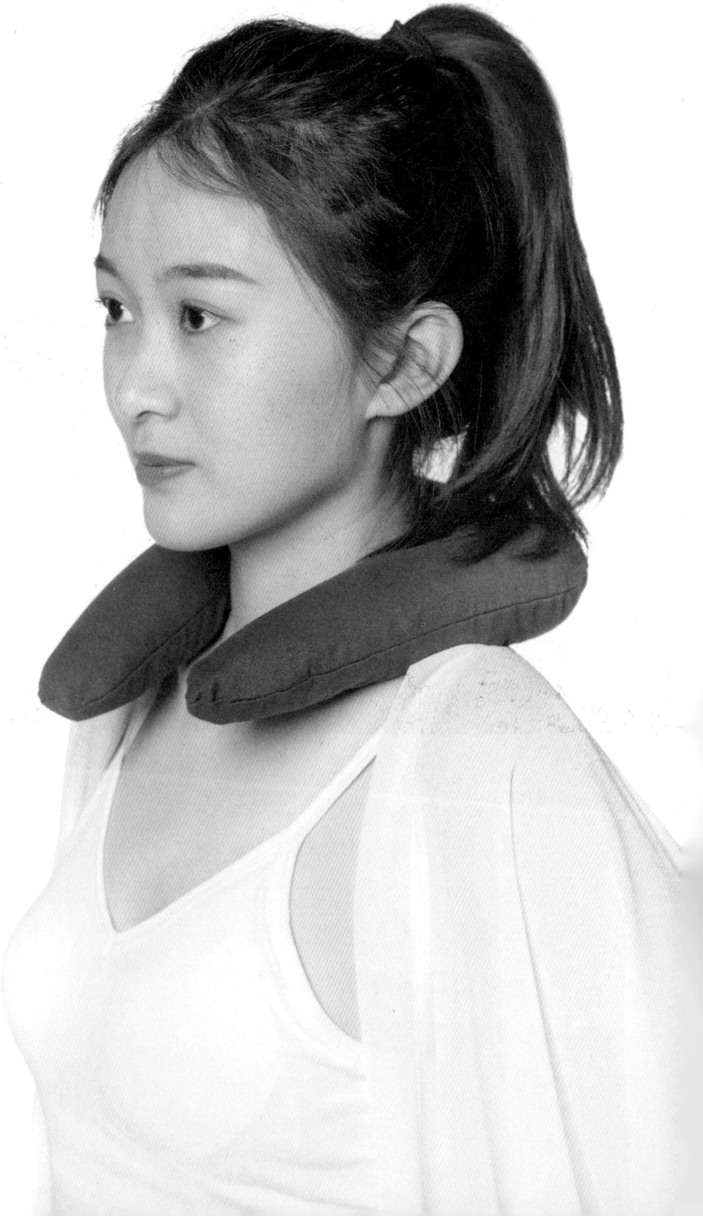

叮嘱

不需要每次热敷都坚持3小时以上，药包凉了以后用微波炉加热后再敷，每天敷3小时左右就可以了。

来止疼，缓解阑尾部的痉挛。薏米对缓解痉挛有非常好的功效，所以颈椎病、腰椎病、膝关节疼痛以及肩周炎，只要是平滑肌出现了痉挛引起的疼痛，都可以用它来缓解和辅助治疗。

莱菔子和苏子都具有很强的化痰功效。莱菔子就是萝卜子，具有很好的化痰作用，那它能化什么地方的痰呢？除了化脏腑之痰外，还可以化皮里膜外之痰。比如，甲状腺、乳腺、肩关节的经络，是不是在皮肤里面筋膜的外面？所以它可以化经络之痰。

下一个药是菟丝子，它可以升高性激素，尤其是孕激素和雌激素。因为我太太的身体先天不是很好，肾气比较弱，当她连续服用一段时间的菟丝子之后，她的肾气就会非常饱满。这其实就是菟丝子补益了她的卵巢。

菟丝子是治疗妇科病，尤其是女性调经、美容、祛斑的一个必用中药。另外，它还可以调理女性的更年期问题，还可以保胎，是中医保胎的必用药，相当于西医的黄体酮。西医治疗一些疾病，比如胆道结石，病人会特别疼，西医经常会给病人打一针黄体酮，因为黄体酮具有缓解平滑肌痉挛的作用，那中医用菟丝子就相当于西医止疼时用的黄体酮。

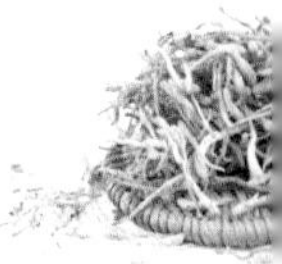

最后一味药是食盐，食盐在这里主要起到吸热和慢慢放热的作用。

肩周炎有轻有重，一般性的肩周炎，用这个方法治是没有问题的。严重的肩周炎可以配上拉筋、针灸，疗效会更好，当然还是建议您及时就医，请专业的大夫给出治疗建议。

33 失眠，用远志打粉敷肚脐，便宜又有效

看看你是哪种类型的失眠

失眠虽然看起来是一个小病，却会给人带来很大的麻烦。那人为什么会失眠呢？

不知道您有没有发现，有一类人群基本不会失眠，就是重体力劳动者。人的身体非常奇怪，当身体活动起来的时候，大脑就静下来了；当身体静下来的时候，大脑就动起来了。

比如，现在很多工作都不需要大量的体力劳动了，只要坐在电脑前，甚至用手机就能完成工作，然后用大量的时间去思考人生，思索一些烦恼的事情。长此以往，很多人就会焦虑得睡不着觉了。

失眠分为哪几种类型呢？

第一种就是《伤寒论》中描述的“反复颠倒，心中懊恼，栀子豉汤煮之”，也就是说，心里面很烦躁睡不着，在床上像摊煎饼一样，翻过来覆过去的。这种情况的失眠，可以用栀子豉汤进行调理。

《金匮要略》中也记载：“虚劳虚烦不得眠，酸枣仁汤主之。”很多人知道酸枣仁能治失眠，那它能治什么样的失眠呢？就是这种烦躁性失眠。

第二种类型的失眠就是晚上睡不着觉时躺在床上一动不动，瞪着

眼睛到天亮。这种失眠是阳气不足导致的，适合使用像桂枝类具有温阳镇静作用的药物来调理。

另外，还有一种症状的失眠多见于老年人，就是白天一直觉得困，而到了晚上应该睡觉的时候却精神了。这种情况也是因为阳气太弱导致的。

《伤寒论》中这样说："少阴之为病，脉微细，但欲寐也。"也就是说，如果一个人该睡觉的时候睡不着，不该睡的时候又总犯困，这是因为阳气太弱了。《黄帝内经·素问》中说："阳气者，精则养神，柔则养筋。"意思就是，阳气充足的人的神，是该饱满的时候饱满，该休息的时候休息，节律性非常强。然而，当我们的年龄渐大、身体机能衰退之后，经常会遭受这种该睡的时候睡不着，不该睡的时候又总是犯困的困扰。

合欢花做药枕或泡茶喝，安神助眠

古代女性经常会采摘一些花，做成枕头或者泡茶喝，来解决失眠的困扰。她们采摘的花就是合欢花，有淡淡的香味，可以改善人的情

内科篇

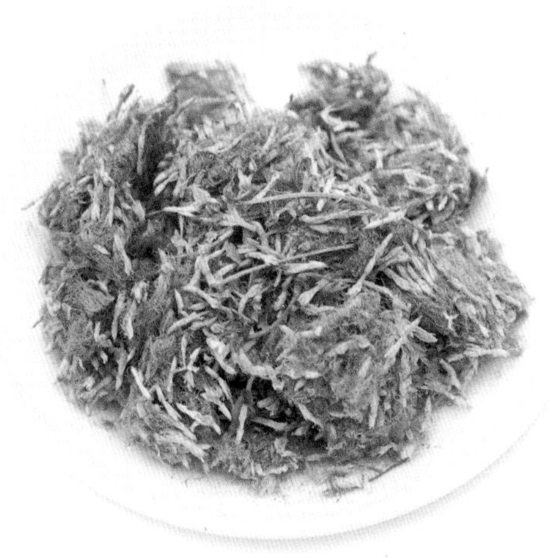

← 合欢花

绪。将晒干的合欢花装到枕头中，每天枕着睡觉就可以助眠。合欢花药枕需要半个月换一次合欢花，因为半个月左右，合欢花的药效就挥发得差不多了。

合欢花白天开放，晚上合拢，具有非常好的昼夜节律，能够调节人的睡眠节律，对人体产生镇静的作用，所以用合欢花做成枕头，每晚枕着睡觉可以起到安神、助眠的作用。

远志打粉敷肚脐治失眠，便宜又有效

有一个药对失眠有很好的治疗效果，就是远志。远志可以调节人的情志，治疗很多神志方面的疾病；更重要的是它可以交通心肾，也就是中医说的水火既济，让心肾相交，阴阳调和。远志有两个特点：第一，它可以作用于大脑皮层，用来镇静安神；第二，它可以作用于人体性中枢，可以壮阳治疗阳痿，但不会引起失眠。远志治疗失眠的效果有时候超乎您的想象。

远志打粉敷肚脐

配方 远志 9 克。

做法 ① 将远志打成细粉。
② 将一元硬币大小的药粉放到空白贴凹槽内。
③ 睡前 2 小时敷贴在肚脐上，贴敷一晚，晨起揭掉就可以了。

叮嘱 皮肤过敏、肚脐周围有伤口的人禁用。

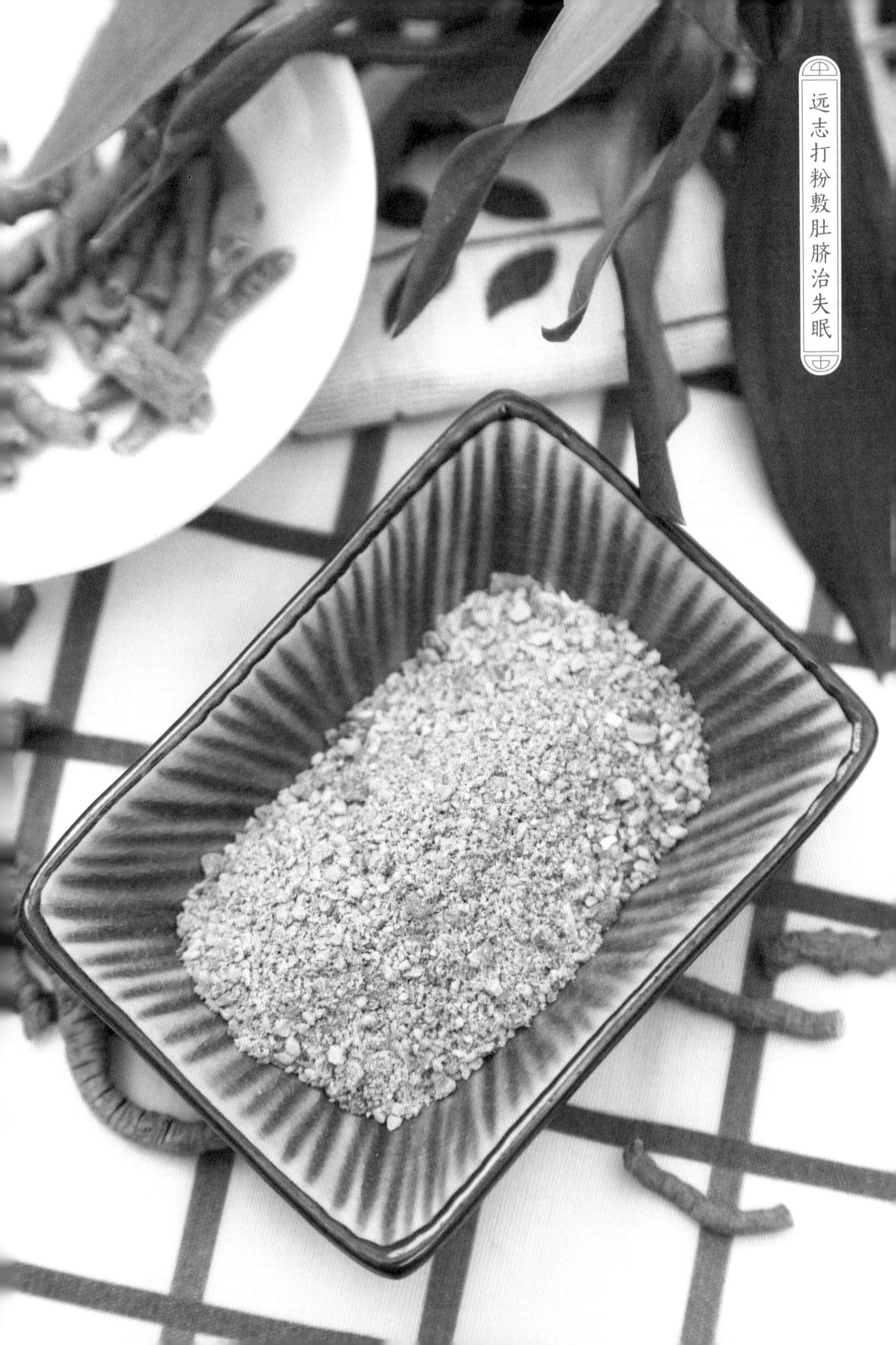

远志打粉敷肚脐治失眠

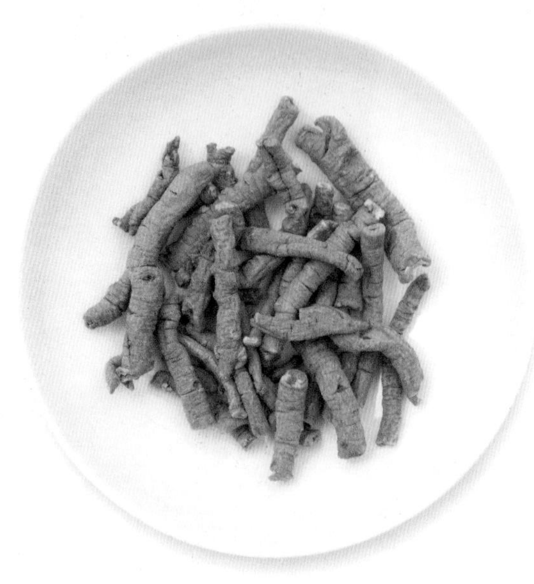

↑ 远志

我曾经有个学生，遇到一个失眠近 20 年的尿毒症病人。因为得了尿毒症之后，病人不能服用安定类的药物，所以失眠一直困扰着他。我这个学生就给这个病人推荐了远志打成粉贴肚脐，以辅助睡眠。

没想到的是，这个以往只有吃了安定才睡得着的病人，在敷了远志粉之后，当晚就非常安稳地入睡了。后来，因为远志也比较便宜，我这个学生做了很多远志粉，分给他的亲友和邻居，结果他们用了之后都说效果非常好。

脾胃问题引起的失眠，用半夏打粉敷肚脐来治

如果是其他原因引起的失眠，单纯用一味远志来治疗，用药就显得有点单薄了。比如，《黄帝内经 · 素问》中讲："胃不和则卧不安。"这句话的原意是指哮喘，因为胃部不适引起的呼吸障碍而睡不着觉。

晚上吃得太多也容易睡不着，这是消化道问题引起的失眠。由于

胃部、消化道问题引起的失眠，可以用半夏来调治，可以单独用半夏，也可以远志加半夏同时使用。

在《黄帝内经》中记载了十三个处方，其中有一个叫半夏秫米汤，就是用半夏和秫米煮汤喝来治失眠，秫米就是小米。但是很多人用了以后效果并不好。这是因为用半夏治失眠的效果跟半夏的使用剂量有关，也就是说，剂量达不到，效果就会很差。

半夏打粉敷肚脐

配方 半夏 9 克。

做法 将半夏打成细粉，用空白贴固定，睡前 2 小时贴敷到肚脐上，贴敷一晚上，晨起揭掉就可以了。

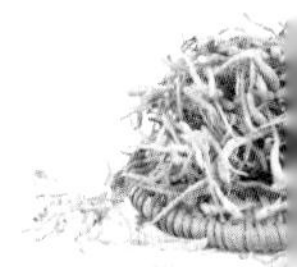

只有身体动起来，大脑才能静下来

如果治疗重度失眠的话，比如一天连一两个小时都睡不了的情况，可以用一些其他的方法。我通过临床观察发现，中药治疗失眠的效果不如针灸，而针灸治疗失眠的效果不如运动。

在失眠的治疗上，只有让您的身体动起来，大脑才能静下来。但现在更多的人是坐在办公室电脑前，一直在不停地思考工作、思考人生等，大脑一直静不下来。遇到这种情况，您不妨把一些身外的东西先放一放，让大脑静下来休息休息，毕竟没有什么比好好地睡一觉更美的事了。

读者反馈

爱辉：我是一个常年失眠的人，以前每天晚上只能睡3～4小时，吃中药调理效果也不明显。用王栋老师给的远志打粉敷肚脐的方法进行脐疗后，做了两次就能睡着了，又坚持做了三次，睡眠就很好了，现在已经能一觉睡到天亮了。王栋老师的脐疗太好了，不用吃药，效果还好！

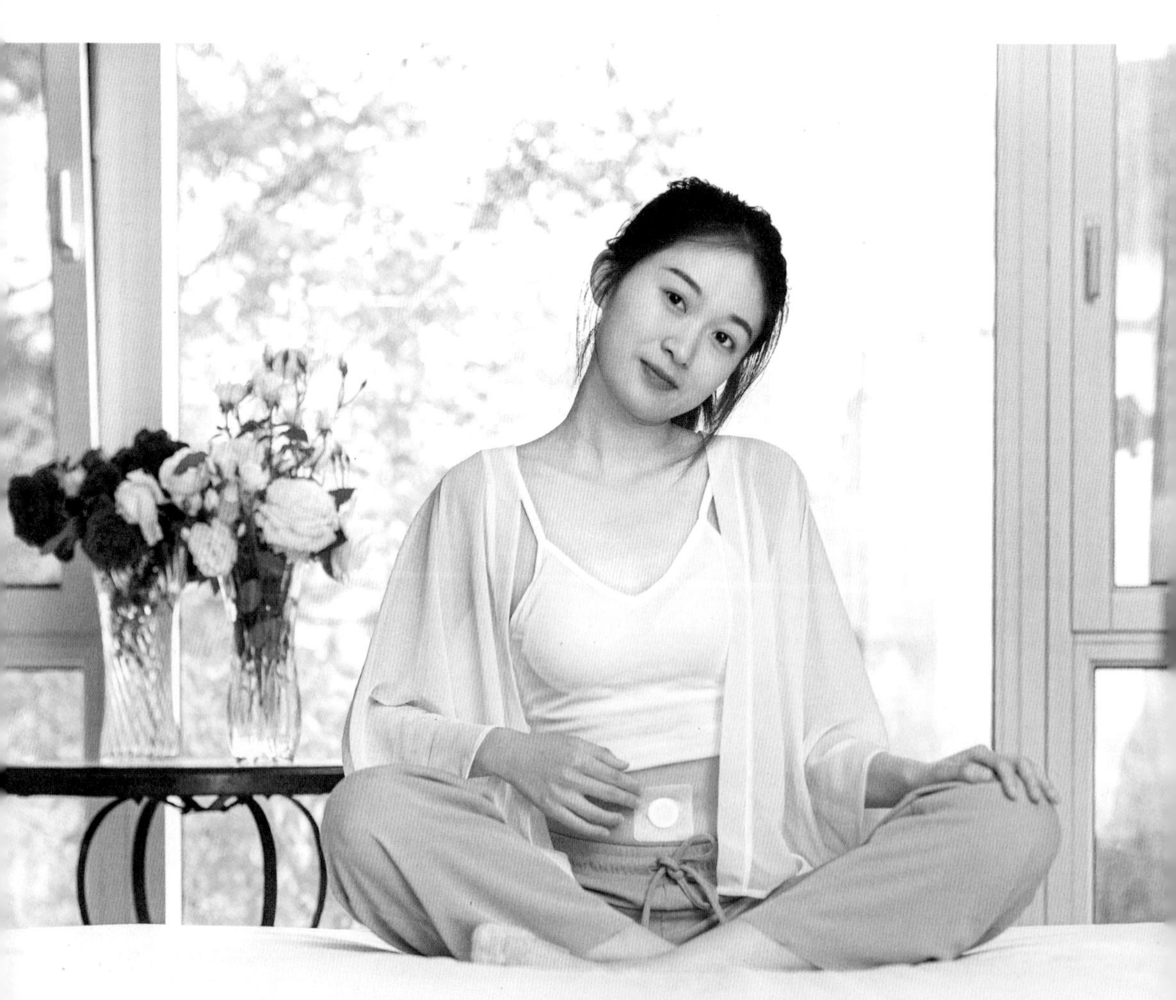

34 仙鹤点水操、中药药包外敷，都可以治好颈椎病

为什么现在得颈椎病的人越来越多？

现代人长期伏案工作，往往会得一种病，就是颈椎病。其实古人也会得颈椎病，只是没有现在发病率这么高。随着手机、电脑的普及，人们伏案工作的时间增多了，低头族也越来越多，所以才会出现大量的颈椎病病人。

颈椎病是人类学会直立行走后才出现的一种病，动物在爬行的时候，一直要抬头不停地四处张望，所以很少得颈椎病。

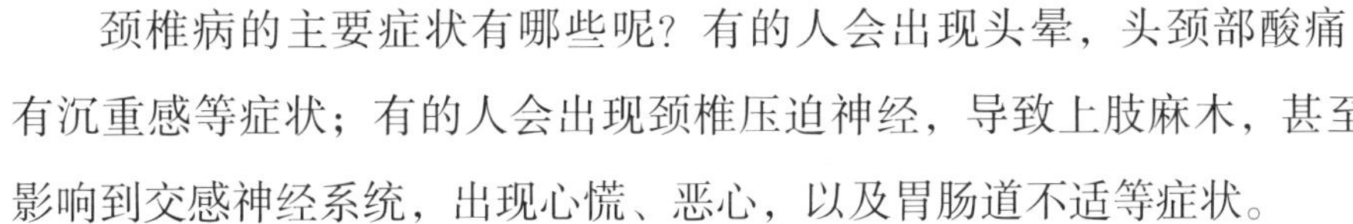

颈椎病的主要症状有哪些呢？有的人会出现头晕，头颈部酸痛、有沉重感等症状；有的人会出现颈椎压迫神经，导致上肢麻木，甚至影响到交感神经系统，出现心慌、恶心，以及胃肠道不适等症状。

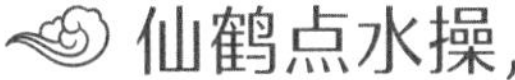

仙鹤点水操，治颈椎病效果最好的一个养生操

治疗颈椎病，中医外治法是有优势的，我个人的体会是，治疗颈椎病最好的方法，是道家的一个养生操，叫仙鹤点水。

具体的动作就是下巴尽量前伸，然后画圆；接着下巴回到原来位

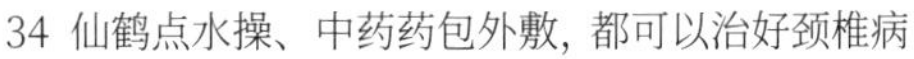

置，再尽力向后伸，画圆。通过这个动作反复拉伸颈椎周围的韧带肌肉，可以让颈部放松下来，动作做得越夸张，效果越好。每画 9 次圆为一组，每天做两次就可以。

做这个动作的时候，如果您的颈椎没有发出咯吱咯吱的声音，说明您的颈椎是正常的；很多人在扭脖子的时候，会听到脖子咯吱咯吱地响，出现这种情况，就要注意自己的颈椎很可能出问题了。

① 双脚并拢站好，可以双手叉腰，也可以双手垂直放下。
② 下巴尽量向前伸，向前方画圆。
③ 下巴回到原来位置，再尽力向后伸画圆。
④ 恢复双脚并拢，双手垂直站立的姿势。

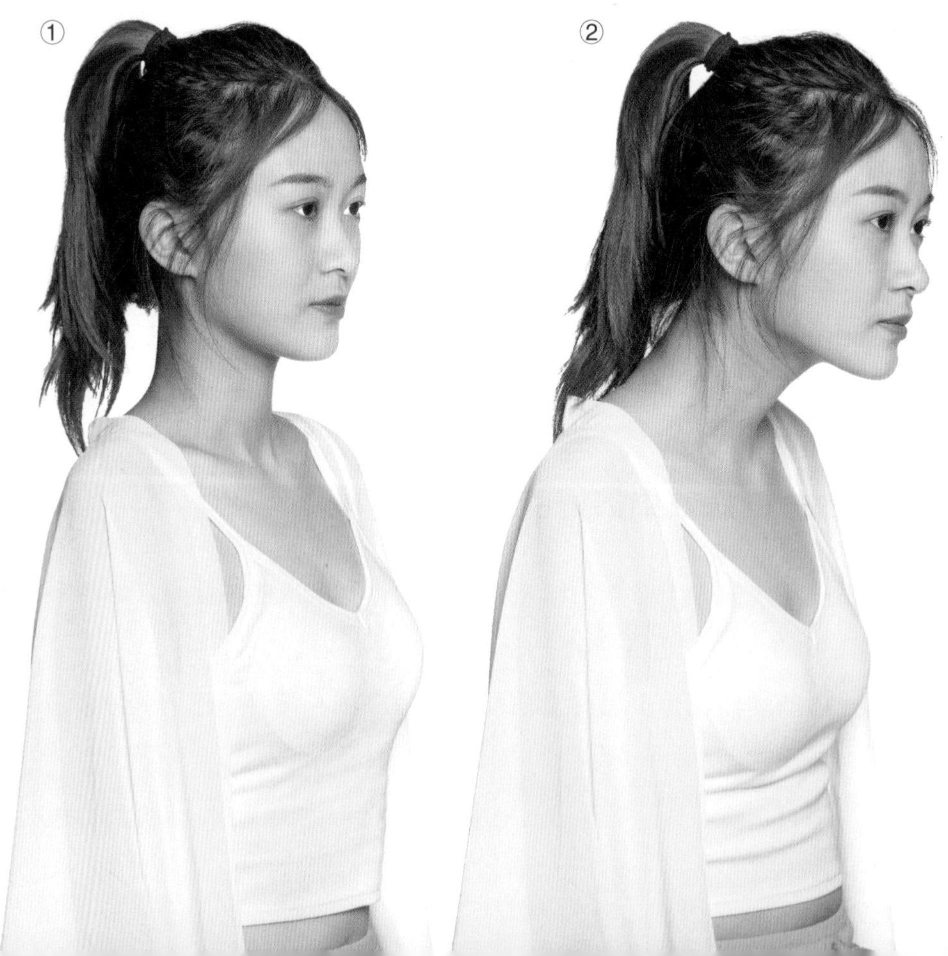

自制中药药枕，每天热敷肩颈

治疗颈椎病，还有一个中药外用的方子。

这个方子的第一味药是威灵仙，它的威力很大，可以通十二经络、通关节、通韧带、通肌肉，所以骨质增生、肌肉紧张都可以用这味药来调理和治疗。

再加上一味靶向药，比如专门治疗颈椎、脊柱方面疾病的狗脊。狗脊可不是狗的脊椎，而是一味草药，只不过长得特别像狗的脊背，故名狗脊。很多脊柱方面的疾病，用这个药来调治都非常有效。

接下来是伸筋草和透骨草这两味药，看名字就能大概猜出它们的功效。伸筋草可以让筋骨、经脉拉伸松弛；透骨草可以透过骨头来祛风除湿，舒筋活血。

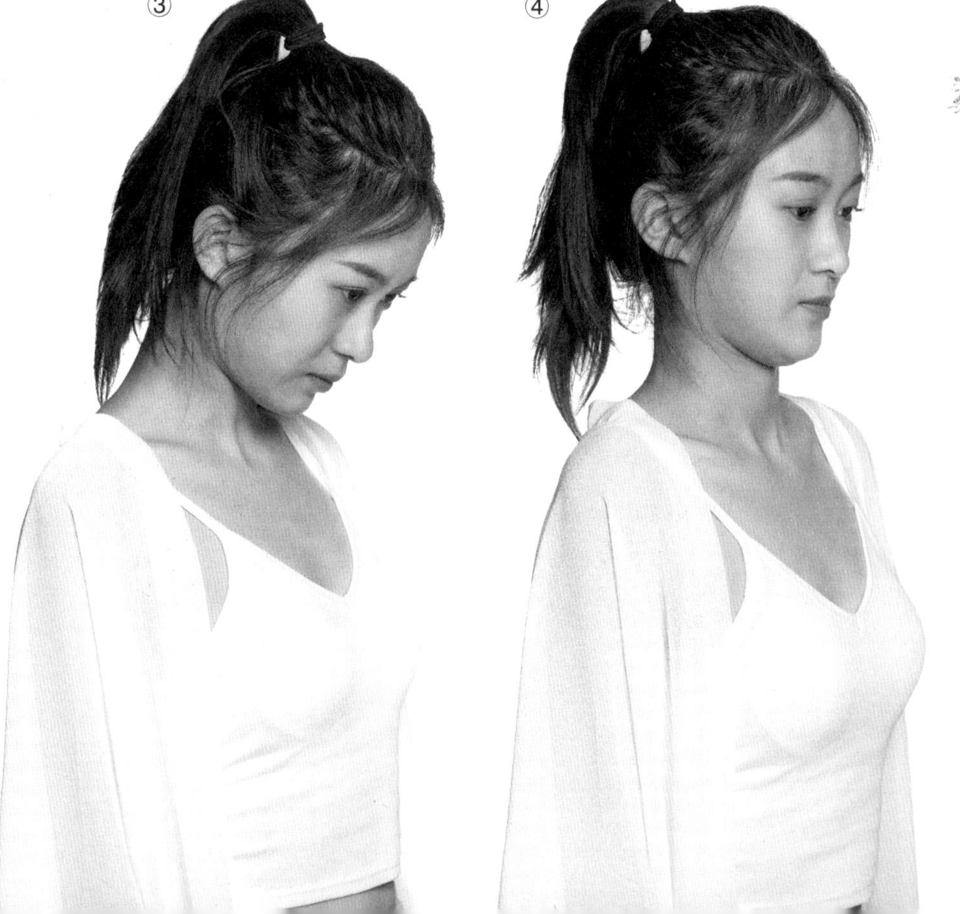

颈椎病外治名方

配方 威灵仙、狗脊、伸筋草、透骨草、川芎各 50 克，葛根 300 克，冰片 3 ～ 6 克。

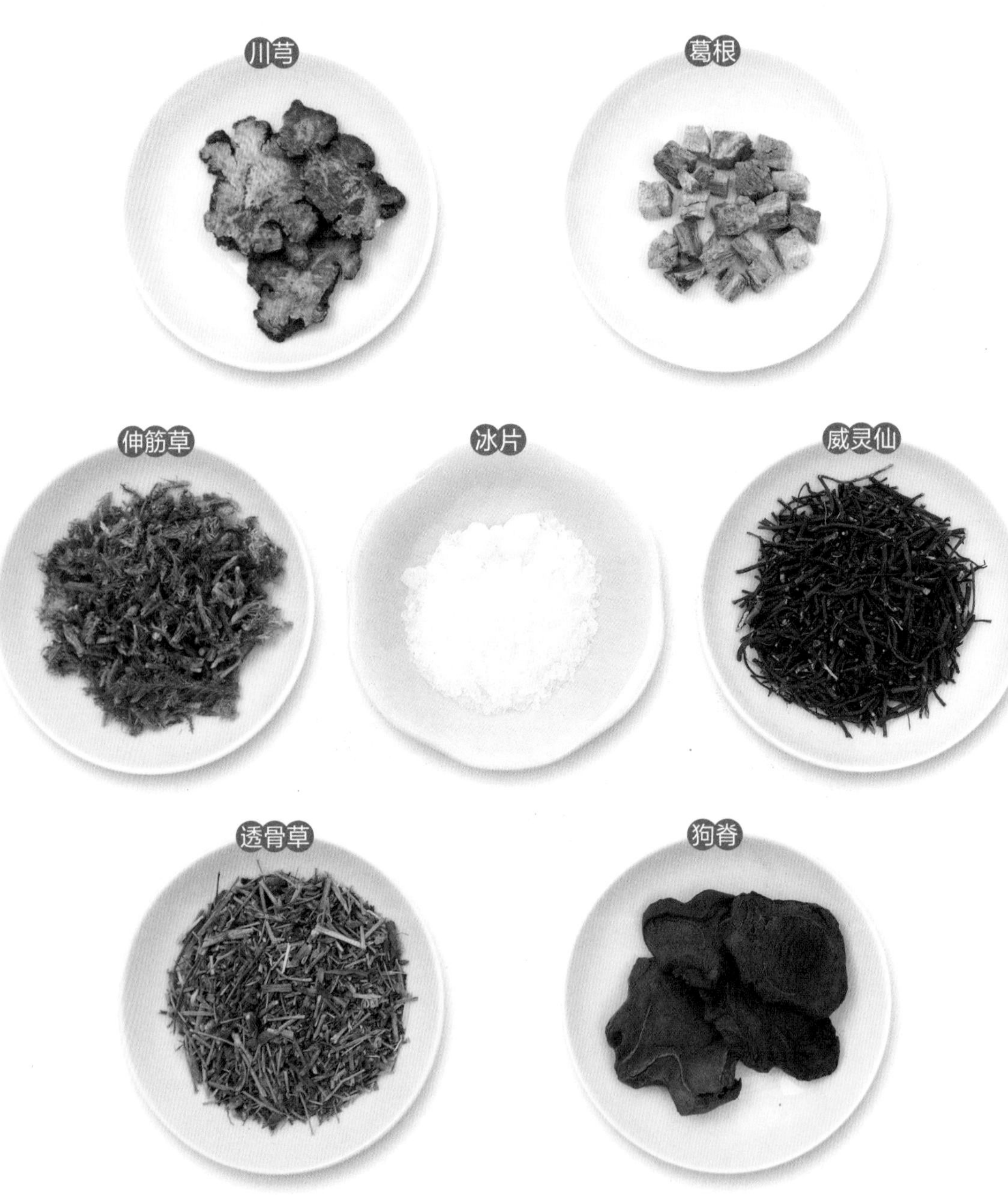

做法 ① 把上述药材打成细粉，装到布袋中，热敷肩部、颈椎就可以了（怎样让药粉热起来呢？可以在外敷的位置加一个暖宝宝，或者热水袋）。每天热敷 1 ～ 2 次，每次 2 小时左右，15 天为一个疗程。

② 也可以把上述药材打成细粉，做成药枕，每天睡觉时枕于头颈部就可以了。15 天换一次药，1 个月为一个疗程。

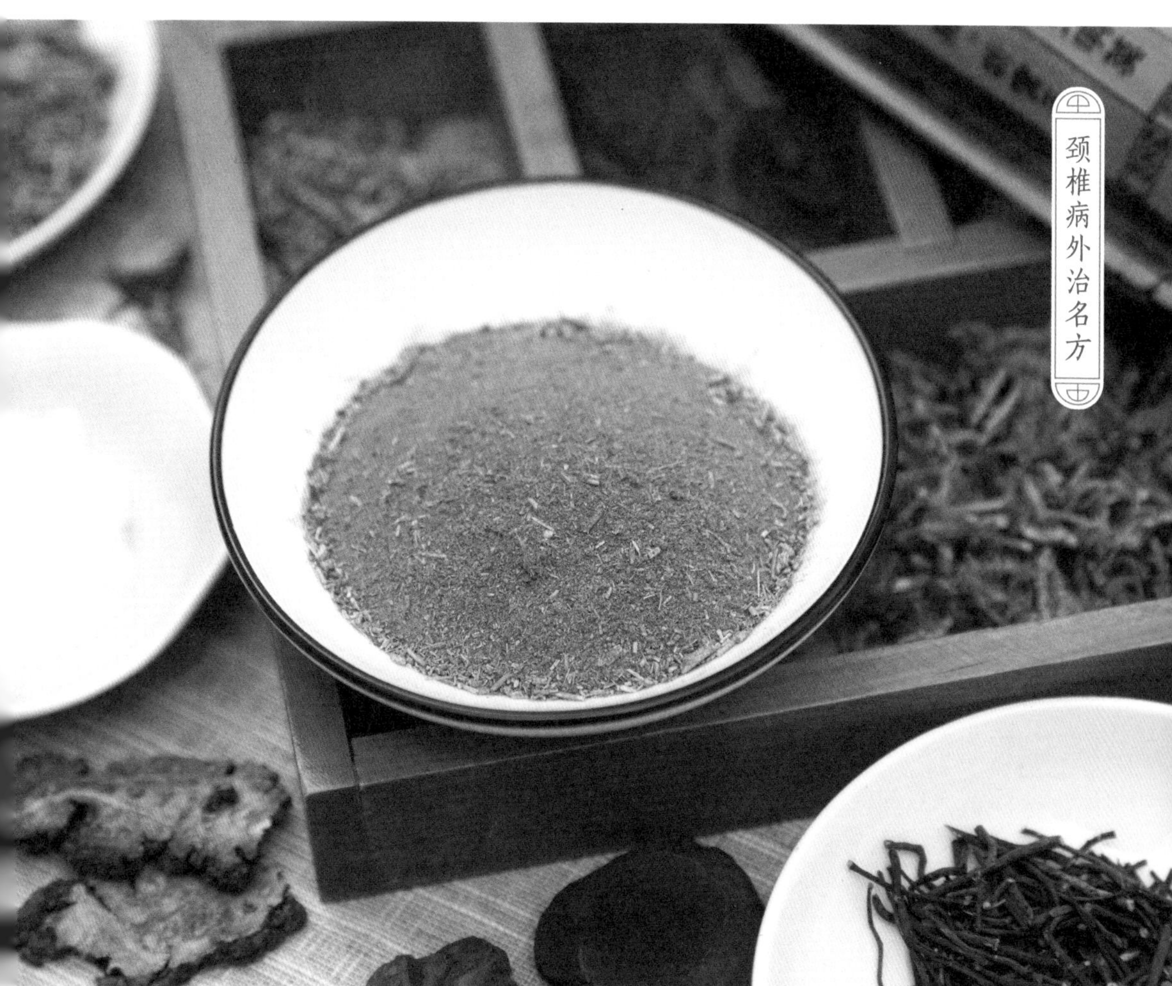

还有一味药是川芎，川芎可以上达头面扩张血管，改善颈部的血液循环。川芎还是治疗头痛的要药，它可以引着其他药物一直往上走，直达到颈椎的位置。

然后还需要加入一味特殊的药材——葛根。葛根具有拟雌激素的作用，可以丰胸。大部分女性的肌肉比男性的要柔软一些，就是雌激素在起作用。葛根在这里就具有放松肩颈部肌肉的作用。

最后加上冰片，起到透皮、促进药物吸收的作用。

颈部按摩要在专业人士的指导下进行

中医里面有一种正骨的方法，可以用来治疗颈椎病。但是在正骨前，您最好先做一下检查，如果您颈部的椎管被压迫了，就不适合做正骨。有些人做完正骨以后，会出现更强烈的头晕或头痛症状，这是因为在正骨的过程中，其他小关节压迫了颈椎周围的椎动脉，影响了颈椎部的血供应。

一些人在正骨的时候用力比较大，甚至能听到咔咔咔的声音，听着很过瘾，但是这样做有时候会拉伤病人的韧带，会加重病情。

另外，很多同事、家人之间，如果一个人颈椎不舒服了，大家会互相帮忙捶打一下颈椎的位置。有的人甚至会在颈椎部位给您掰一下，听到咔嚓响一下。在没有专业大夫指导的情况下，最好不要这样做。因为如果您颈部的椎管被压迫了，咔嚓一下就很可能把病人的颈椎掰断了或者掰变形了。

我上面介绍的两种外治法非常安全，选用的药物也都非常平和，没有任何不良反应，您可以放心使用。

Chapter 7

五官科篇

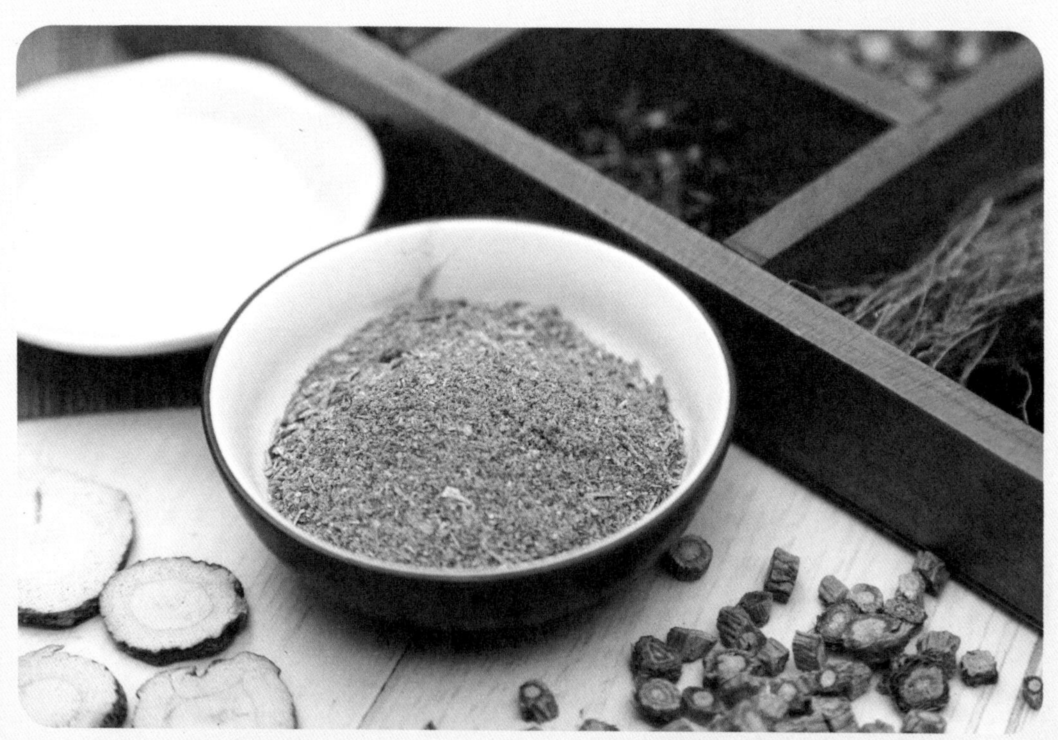

35 快速秒杀一切牙痛的固齿神方

治牙痛若神的固齿神方

俗话说："牙疼不是病，疼起来真要命。"那么中医外治法有什么治牙痛的绝招呢？今天给您隆重推出一个治牙痛的妙方叫固齿神方。

这个方子跟我渊源非常深。

大约在十几年前，我口腔后面有一颗龋齿，因为这颗龋齿的神经已经暴露在外面了，每次吃饭的时候，一受到冷刺激或者是食物的刺激就会钻心地疼。后来我去看牙科，不知道什么原因，当时那个大夫说他治不了，让我回去。

当时年轻气盛，我就想大夫不给我治，我就自己治，因为我自己就是中医嘛。那怎么治呢？后来我翻遍了各种中医书，真让我找到了一个固齿神方，说治牙痛若神。

这个方子也不复杂，我就按照方子配了药。当牙疼的时候，只要用了这个药在比较短的时间内就可以止痛。而且当时我是龋齿牙痛，牙神经已经暴露在外面，所以这个方子还有局部麻醉的作用。

当然这颗龋齿我后来还是补了，因为这个方子只能止疼，它没法儿补牙。后来我在临床不断的验证中发现，这个方子除了拔牙、补牙、洗牙这些必须用器械才能处理的问题，其他有关牙齿疾病的疼痛它都可以解决。

比如牙齿疏松了，用了这个方子之后，它可以使牙齿更坚固。之前，我有一个朋友的父母在海南生活，他父亲有一颗牙要掉了，想去拔掉它，结果在当地找了一圈也没找到牙科诊所，最后给我打电话问怎么治。我就把这个固齿神方发给了老先生，老先生在当地的药房配好了药，结果用了一冬天这个配方，这颗牙又长好了。

还有一个病人因为牙痛找我看牙，我把这个方子告诉他，他按照方子配药使用之后，很快牙痛就好了。后来他给我发了个信息说："王大夫，您这个方子对牙齿的美白效果，比美牙仪效果还好。"

实际上，这个固齿的方子不仅有美白牙齿的作用，还可以治口腔溃疡。**几乎口腔里的所有病，除了需要用器械处理的，这个方子都有效。**

如何使用固齿神方？

这个方子我已经用了十多年了。我每天刷三次牙，全是用这个方子，可以说我个人受益匪浅。

固齿神方首先需要食盐 15 克，主要是因为盐可以杀菌。第二味药是生石膏。生石膏具有清热解毒的作用，而且石膏富含钙质，您看市面上是不是有很多钙盐牙膏。这是因为生石膏既补钙，又可以缓解各种牙龈上火。

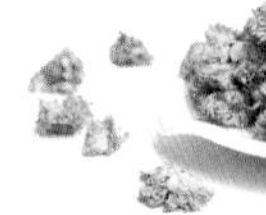

五官科篇

第三味药是补骨脂，补肾的。有的人的牙齿为什么很白很坚固？就跟他的肾有关。您看年轻人，尤其是二三十岁的男生、女生，大多牙齿是不是像珍珠一样白亮，可是为什么年龄大了之后，牙齿会变得枯槁呢？就像《黄帝内经》中说的："发堕齿槁"。

因为口腔中富含性激素，而这些性激素可以让钙质沉积在牙齿上，

固齿神方

配方 食盐、生石膏各 15 克，补骨脂 12 克，花椒、白芷、细辛各 5 克，防风、薄荷、旱莲草各 8 克。

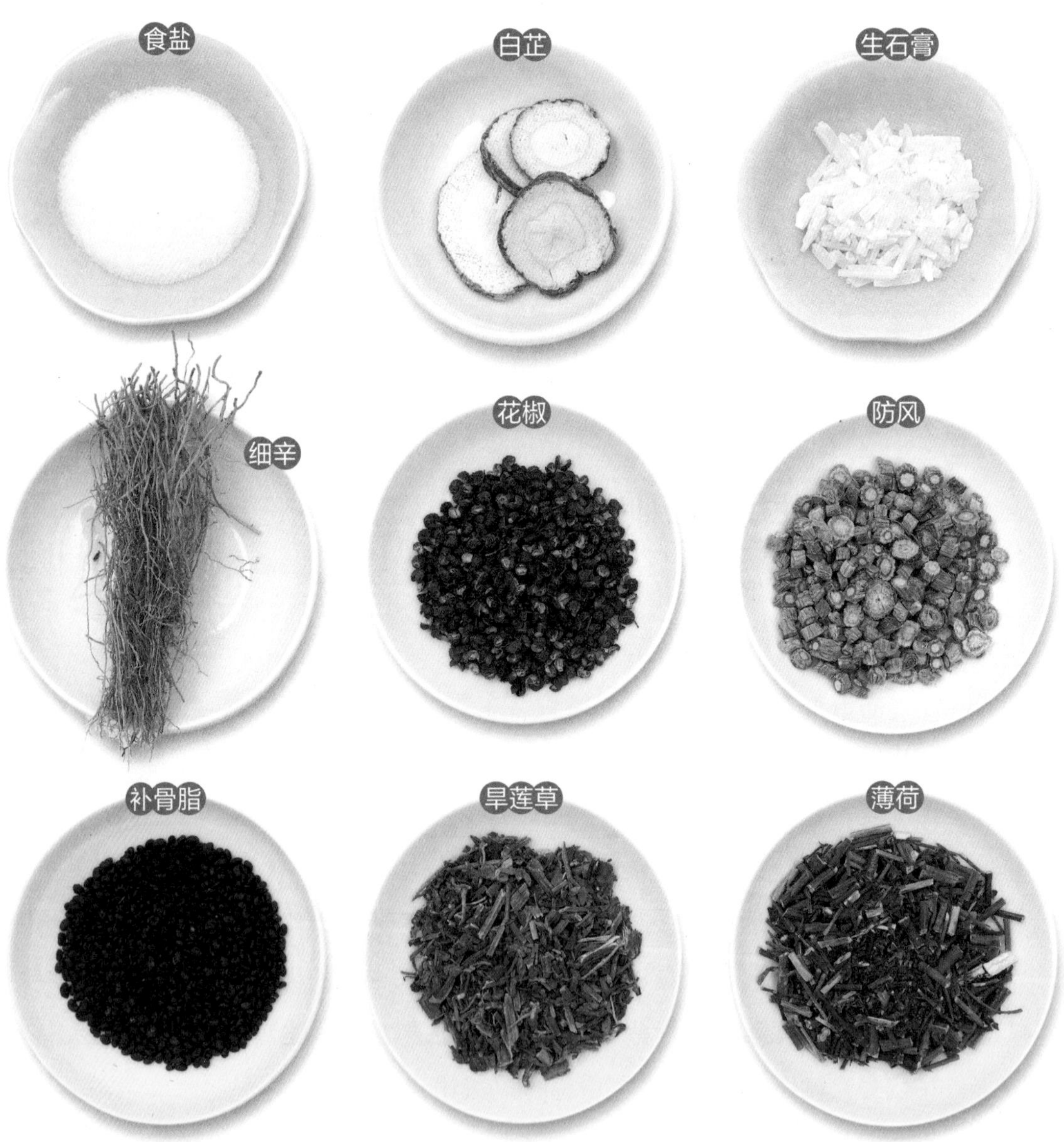
食盐
白芷
生石膏
细辛
花椒
防风
补骨脂
旱莲草
薄荷

做法 将上述药材打成细粉，密封备用。用的时候，先用日常牙膏刷牙至口腔充满泡沫，再用牙刷蘸少许药粉刷牙，最后漱口就可以了。

当衰老之后，口腔里的性激素随之降低，牙齿就变得没有光泽了。而补骨脂就是一个补充性激素、补充钙质的药，它可以使钙沉积在牙齿上。

第四味药是花椒。很多人都知道，牙疼的时候，含上一粒花椒很快就不疼了。这是因为花椒中的花椒宁碱具有局部麻醉的作用。花椒宁碱还有另一个作用，就是可以杀虫。口腔中的很多病原微生物，食盐、花椒都可以杀灭。这就是这个方子可以治牙周炎、龋齿的原因。

第五味药是白芷。这个方子之所以能够美白牙齿，就是因为含有白芷，白芷中含有香豆素，香豆素就具有美白牙齿的作用。

第六味药是防风，防风可以使牙龈更能抗过敏。很多人的牙齿是敏感的，不敢吃生冷刺激的食物，防风能降低牙齿的敏感性。

第七味药是薄荷。薄荷能够清新口气。

第八味药是旱莲草。旱莲草也具有补肾的作用，可以坚固牙齿。

最后一味药是细辛。细辛是一个止疼、抗过敏消炎的药材。

总观全方，固齿神方集杀菌、美白、泻火、固齿、抗过敏、清新口气、治疗口疮等功效于一体，所以基本上牙齿方面的问题，它都能解决。

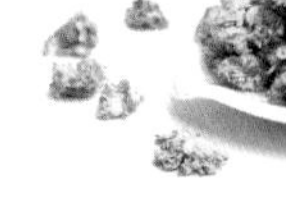

固齿神方还能止痛经和腹泻

我出差的时候总会带上这个药粉，有一次和我一起出差的一位女性朋友痛经。非常神奇的是，我把这个固齿神方敷到她的肚脐上后，当时就止住了她的痛经。这是因为细辛和花椒都具有局部麻醉、温阳散寒的作用。

还有一次我出差，有一位朋友腹泻、腹痛，当我把这个药粉敷到他的肚脐上时，他的腹泻竟然也好了。

这个固齿神方唯一不太好用的地方就是，它是一个传统的粉末剂型，还没有把它做成现代的膏状剂型，这给使用带来了不便。如果有专门做牙膏的朋友，能把这个固齿神方做成牙膏，会让更多的人受益。

那是什么原因引起的牙痛呢？现代医学认为原因有很多，比如牙周炎、龋齿、长智齿等。中医认为引起牙痛的原因有三种，实证就是风火牙痛、胃火牙痛，虚证就是肾虚牙痛。但用固齿神方治疗牙痛不需要辨证，它适用于各种原因引起的牙痛。

这个方子还可以作为一个日常护牙的保健品来使用，能让您免受牙痛之苦。我已经用了十多年了，每天用三次。

中医认为，肾主骨，齿为骨余。《黄帝内经》中说男子五八，也就是 40 岁左右就可能发堕齿槁，但是在生活中，经常看到 90 多岁的老人还有一口好牙，希望这个固齿神方能让您 90 多岁的时候也拥有一口好牙。

读者反馈

李莉：用了几次王栋老师推荐的固齿神方之后，我牙龈出血的毛病好了。

36 明眼精微方，有效缓解、治疗近视眼、老花眼、视疲劳等眼部问题

28岁以前，是调理近视的黄金时期

现在青少年近视的人数越来越多，让很多家长非常头疼。其实，很多孩子的近视是可以治好的，只是我们错过了最佳治疗时间。

人一般是 28 岁以后，眼睛的结构已经固定了，这时候的近视就是真性近视了。有很多小孩也是真性近视，这可能跟遗传基因有关。

总体来说，28 岁以前，在眼睛的结构没有固定之前，合理的调治仍有可能把近视治好。

据统计，现在中国有将近 4 亿人戴眼镜，其中就有很多小学生，而且这个数字还在增加。这跟长时间观看电子产品有很大关系。

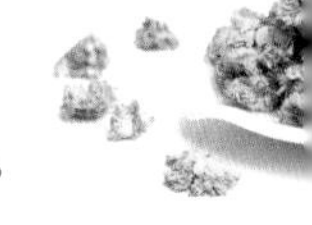

孩子在长时间电子产品的刺激下，视力会快速下降，比如很多小朋友都是放假之前视力还很好，过了一个假期，一开学就戴上眼镜了。

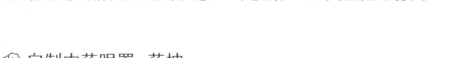

自制中药眼罩、药枕，对近视等各种眼部疾病均有良效

下面给您介绍一个缓解、减轻近视、老花眼等眼部问题的妙方。

其实这个方子是现代人非常需要的，它可以缓解视疲劳，对预防

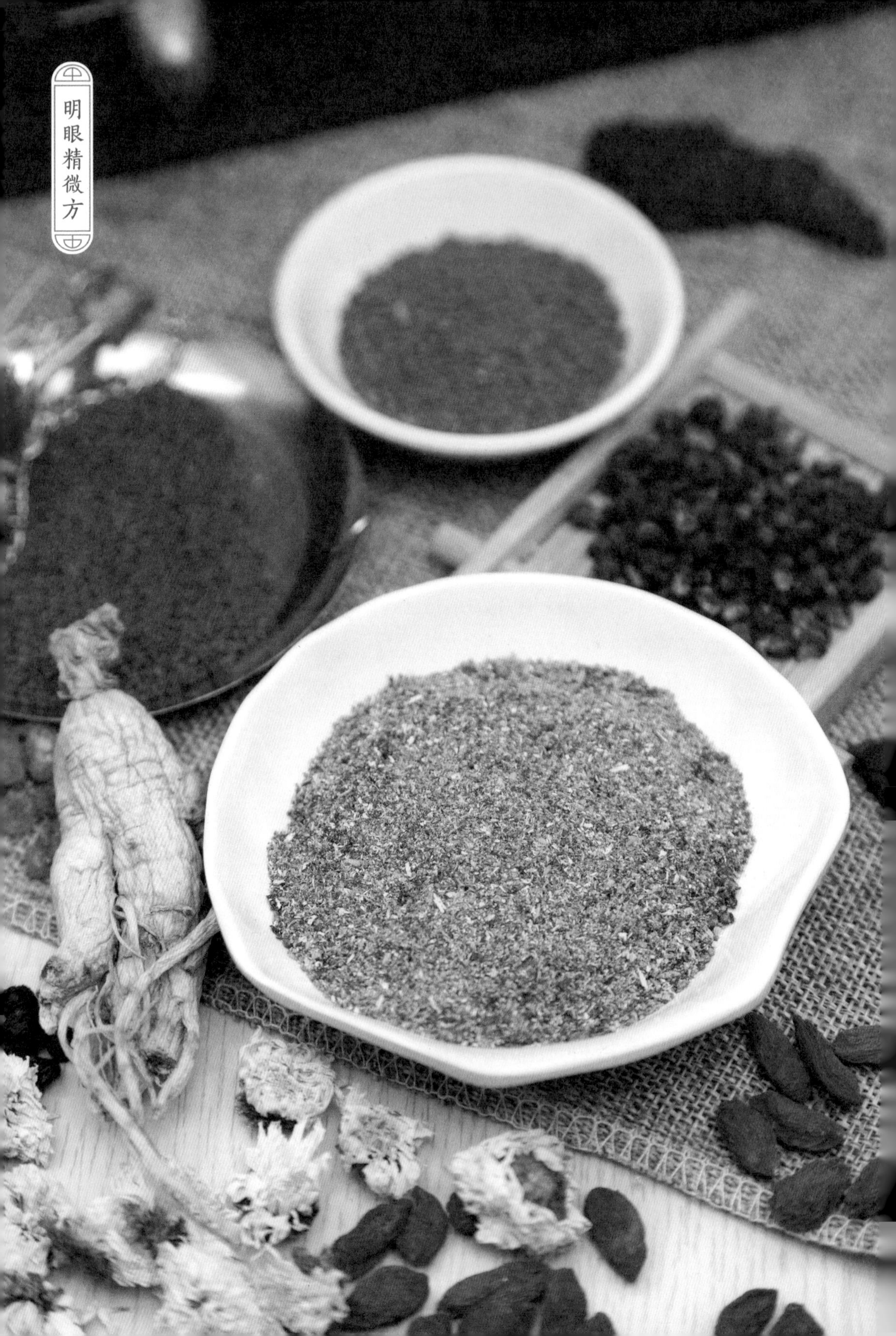
明眼精微方

各种眼部疾病均有良效。这个方子还有一定的助眠作用，无论是对青少年还是成人来说，都是一个很好的方子。因为这个方子主要是补肾的，中医认为眼睛为肝肾所主，所以肾虚了或肝虚了就容易近视。

明眼精微方

配方 楮实子、枸杞、五味子、乳香、花椒、人参、地黄、菟丝子、菊花各 15 克。

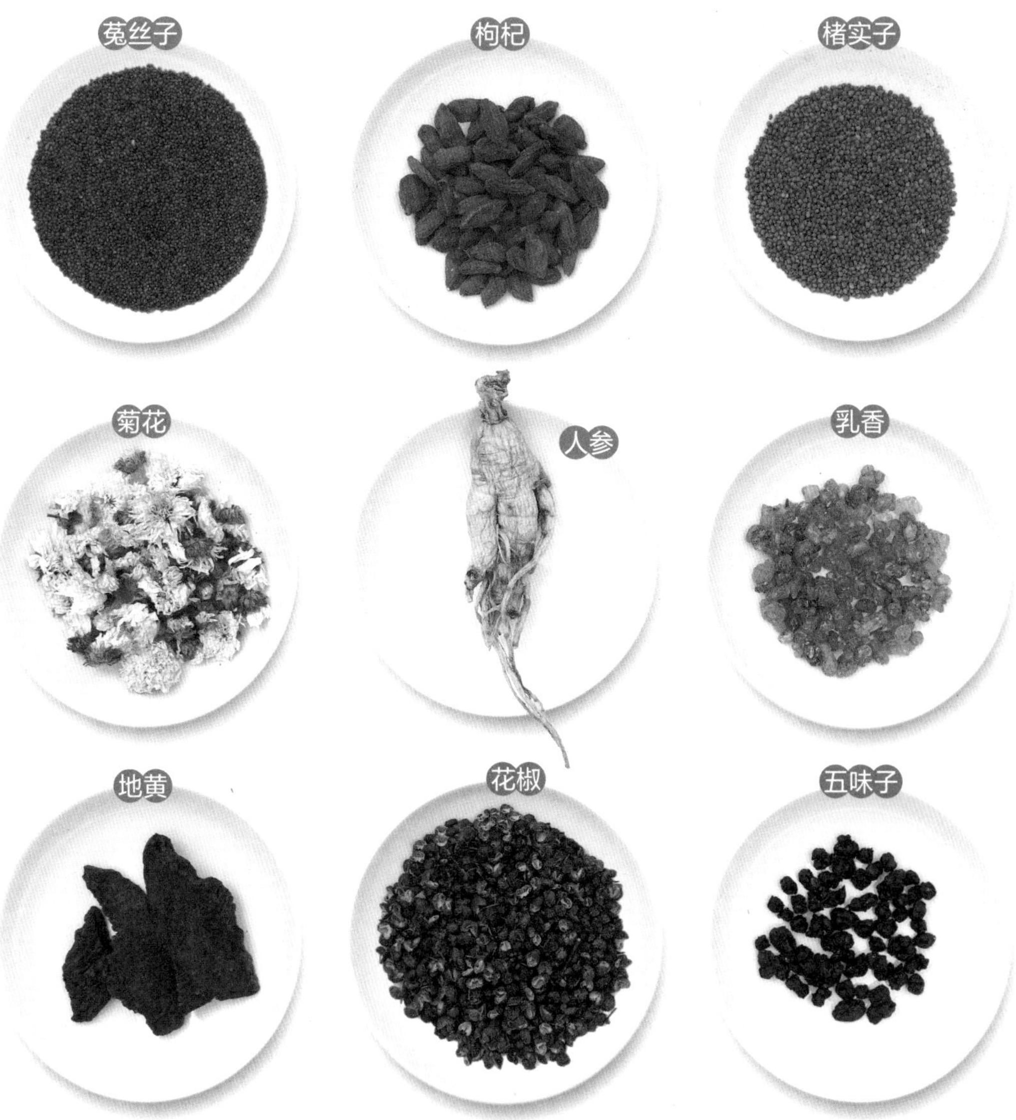
菟丝子
枸杞
楮实子
菊花
人参
乳香
地黄
花椒
五味子

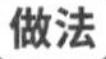

① 把这些药材打成细粉，装到中药外敷袋中，再放入中空眼罩里面，每天晚上睡觉的时候戴到眼睛上，早上起来摘下来就可以了。

② 把这些药粉装到枕头里面，每天枕着药枕睡觉。

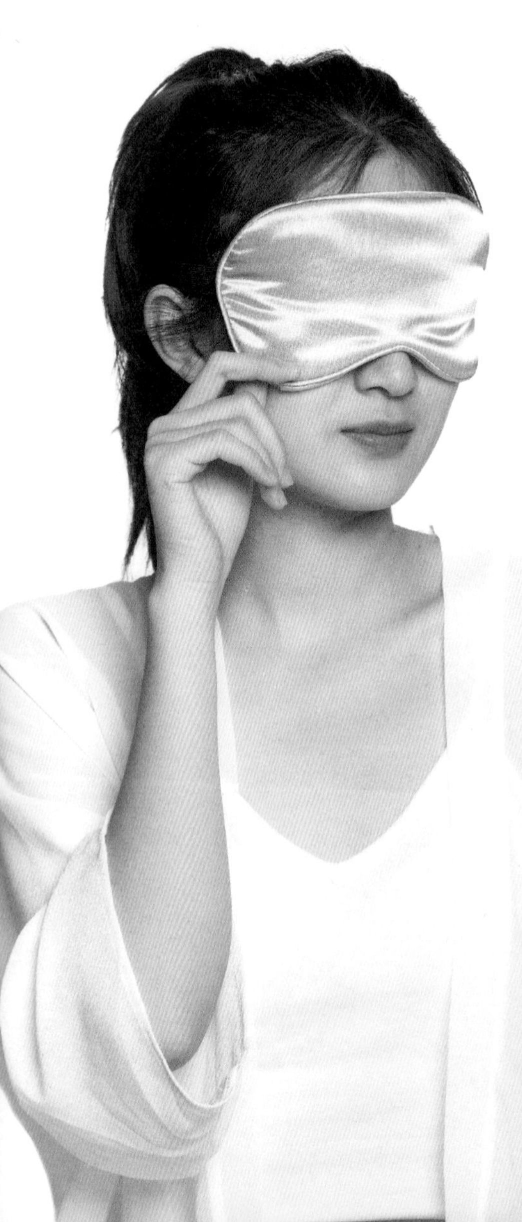

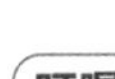

这两个方法建议您一块儿使用，这样就多了一个给药途径，疗效会叠加。1 个月为一个疗程。

Chapter

8

男科篇

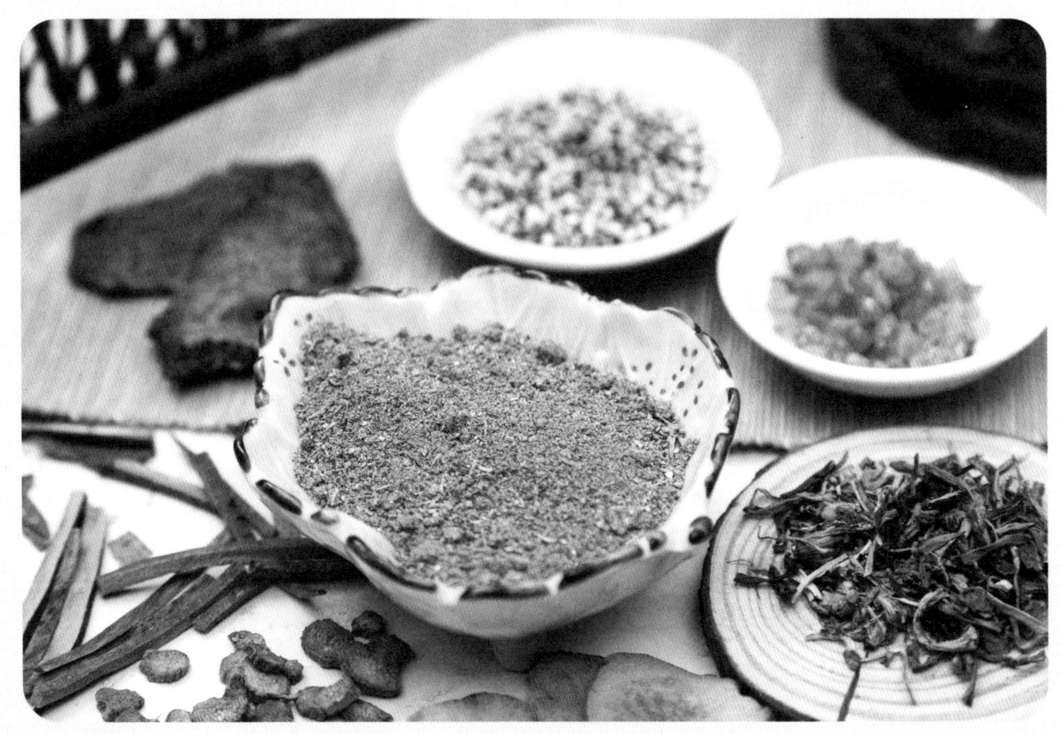

37 前列腺增生，用特制中药眼罩敷肚脐，来对抗雄性激素

反复地性冲动、性幻想，就容易得前列腺增生

在男科病里面，有一个常见病就是前列腺增生。前列腺是男性特有的一个器官，它是连接男性尿道和输精管的一个连接部，会分泌前列腺液。

它为什么会增生呢？因为前列腺会受男性雄性激素的刺激，如果雄性激素反复刺激前列腺，就会引起前列腺增生。前列腺增生具体表现为尿急、尿痛、尿频，还有阴囊部的下坠感这些症状，多发于中老年人。

为什么多发于中老年人呢？因为在整个生命过程中，从青春期的发育到老年后的衰老，前列腺一直在受雄性激素的控制和刺激，刺激多了就容易引起前列腺增生。

为什么年轻人也会得前列腺增生？欲而不得

那为什么年轻人也会得前列腺增生呢？因为男性在青春期之后，

就开始有了性的想法和冲动。如果反复看一些色情视频，或者总是想男女之事，那么他的雄性激素就会反复刺激前列腺，也就是说，雄性激素处于一个异常的分泌状态。

前列腺增生常见于新婚夫妇度蜜月结束之后，因为两个人在度蜜月的时候，男性的性冲动是比较频繁的，所以在蜜月结束之后，男性很容易出现前列腺增生。

那蜜月期过了以后，前列腺增生会不会自愈呢？随着雄性激素的减退，男性的性异常冲动少了，有的前列腺增生可以自愈，但有的病情不会减轻，反而会加重。

我太太就是搞肾内科研究的，这个病属于肾内科的病。在我们读研究生的时候，我太太的老师，经常用一个词来形容年轻人为什么会得前列腺增生。只要是年轻人得了前列腺增生，这个老师就用一个词来形容，叫“欲而不得”，意思就是反复地性冲动、性幻想，反复地阴茎异常勃起，就容易得前列腺增生。

治前列腺增生，关键要对抗雄性激素

得了前列腺增生以后，中医有什么好的治疗办法呢？一个是对抗病人的雄性激素；一个是改善前列腺的微循环，减轻它的增生。前列腺增生看起来不是一个大问题，但如果不管它，它甚至会发展到影响生育，还有可能发展为前列腺癌。

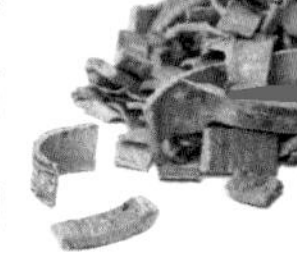

下面是一个治前列腺增生的外治妙方。

这个方子能起到治疗、减轻前列腺增生的作用。如果想预防，只要减少性刺激就可以了。

前列腺增生外治方

配方 大黄、黄柏、川牛膝、炮山甲、王不留行各 10 克，土茯苓、蒲公英各 15 克，乳香 6 克。

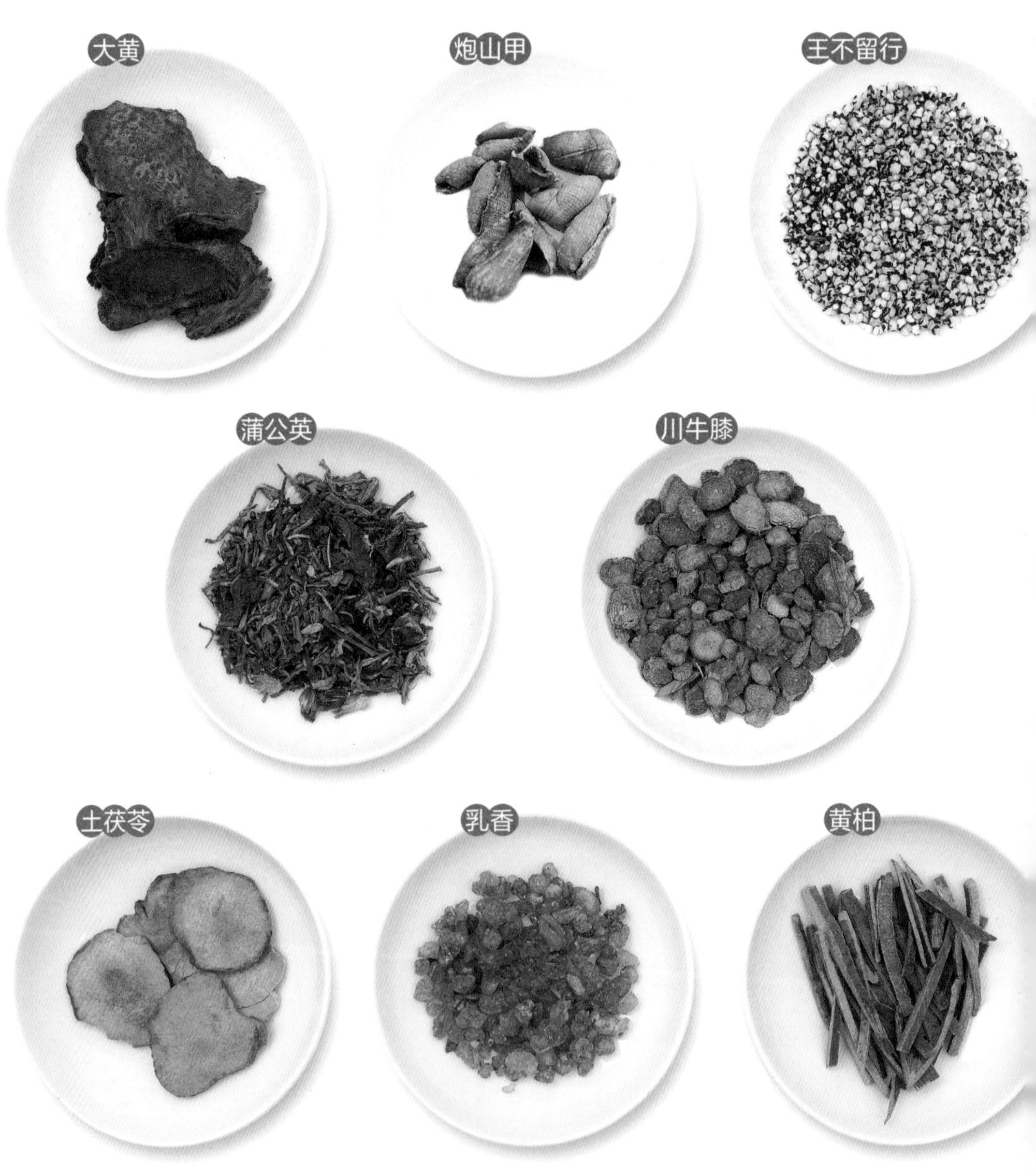

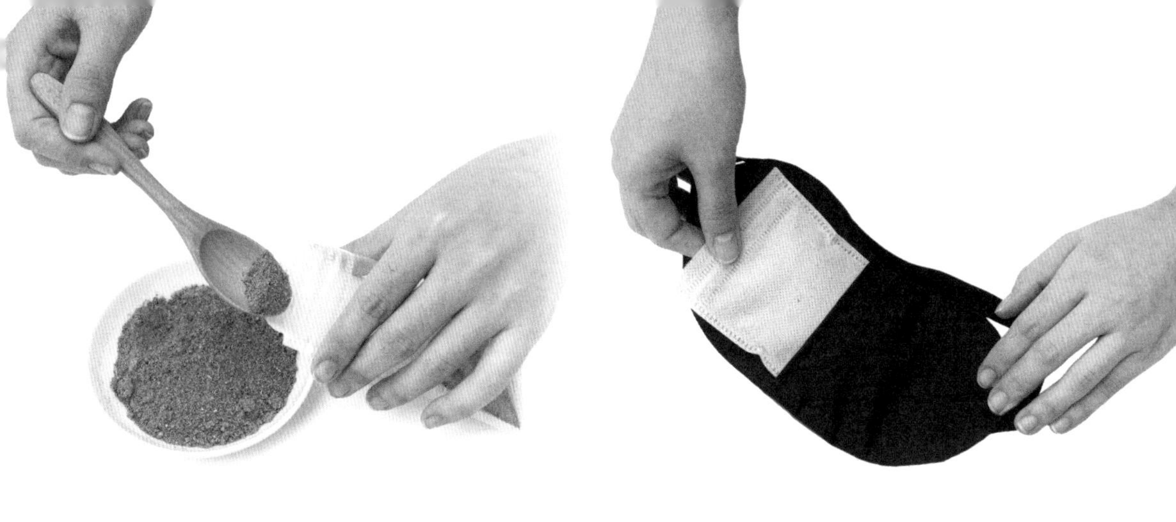

做法 ① 将上述药材打成细粉。

② 将药粉装入中药外敷袋中，然后放入眼罩中。

③ 每天睡觉前戴到肚脐上，早晨摘下。

叮嘱 眼罩中的药粉一个月更换一次。在增生治好以后，就可以不戴这个中药眼罩了，如果复发了再戴上。

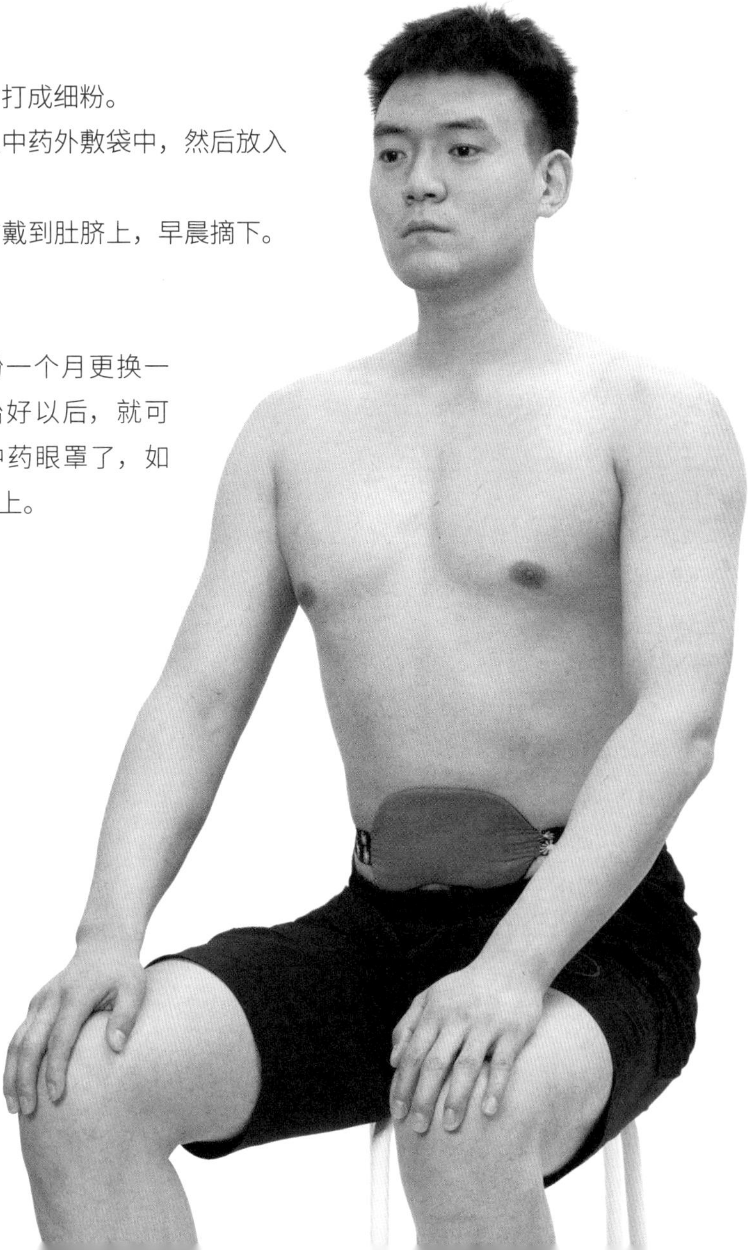

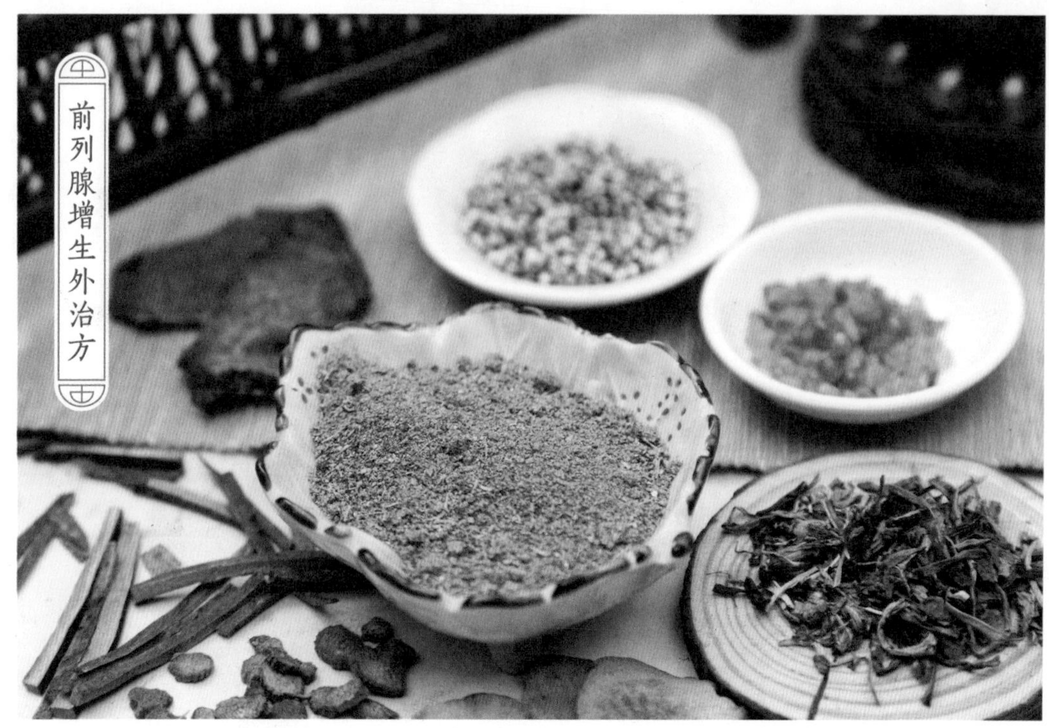

前列腺增生其实是一个很麻烦的病，增生之后是不太容易完全消失的，因为增生是它已经纤维化了，想完全逆转是比较难的。这个方子里用了炮山甲和王不留行，这两味药都是对抗纤维化的。

有这样一种情况，一些病人经过手术治疗以后，大概 4 ～ 5 年后，前列腺又会出现增生。这时候就需要通过对抗雄性激素来治疗了。这个方子里的黄柏，就是一种特异性的对抗雄性激素的药物。也就是说，如果您已经做过前列腺手术，术后前列腺增生又复发了，同样可以用这个方子来治疗和缓解。

38 用十六锭金子来换的提肛缩肾功，治早泄、强身健体、益寿延年

焦虑的人更容易早泄

其实早泄的定义很宽泛。最早的时候，男性的阴茎插入阴道不足三分钟完成射精的，叫早泄。现在标准放宽了，有的把阴茎插入阴道不足两分钟或者一分钟就完成射精的，叫作早泄；有的把它定义为对方不能获得满意的性交感受，就叫早泄。

为什么会出现早泄呢？当男性接收到性冲动的信号之后，他的大脑会发出一个神经冲动给骶丛神经，也就是尾骨这个地方的低级神经中枢。这个部位一兴奋，就会促进阴茎勃起。在人体胸腰这一段的脊神经是控制射精的，如果一个人异常焦虑，或者反复手淫，他的神经功能就会减退，抑制射精的功能会减弱，就会出现早泄。

在生活中，早泄很常见。其实这种人，一眼就可以看出来。什么样的人会早泄呢？这种人会特别焦虑，他说话的时候坐卧不安，一说话手心就出汗，很容易紧张胆小。

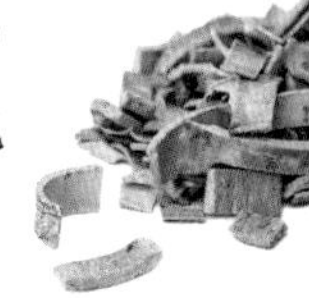

西医治这个病多使用抗焦虑的药物。这是因为早泄的人的神经一般是异常兴奋的，所以用一些抗焦虑的药物，才能让他镇静下来，从而获得更长的性交时间。

中医通过内服药物治疗早泄，多用一些知母、黄柏等清泻相火

（肝火）的药，这个病在中医上叫相火妄动；同时还会用一些远志、木香等具有安神作用的药物。由此可见，中西医在这个病的治疗上认识是一致的。

不知道您有没有发现，阳痿和早泄有一个共同的病因，就是年轻时过度手淫，身体在敏感期一下子就变得特别敏感了。

其实当男孩第一次遗精或者是性焦虑的时候，他把自己封闭在一个空间里，是很焦虑的，接下来他要缓解自己的焦虑，也许只能通过手淫来缓解，缓解以后又产生一种负罪感。长此以往，对孩子的身心发育肯定是不好的。

早泄的治标之法——蜂房、白芷粉敷肚脐

下面分享一个中医外治法治疗早泄的方子——蜂房、白芷粉敷肚脐。这个方子的制作和使用方法很简单。

为什么选择这两味药呢？首先蜂房具有拟雄激素的作用。蜂房和鹿茸一样，是治疗阳痿和早泄非常好的药物。

白芷这个药，在中医上用处非常广，妇科用它来治疗黄褐斑、卵巢囊肿、乳腺炎、白带等，而男科可以用它治早泄。

那有没有一个早泻的方法治本呢？其实，在早泄的治本上，中西医的观点是一样的。

现代医学发现，早泄的人的龟头神经末梢，也就是神经感受器异常发达，所以促使他早泄，因此现代医学就有了一个办法，就是把龟头的神经切断一些。这个方法确实效果好，但是它有一个弊端，就是有的人会出现阳痿。所以，正规医院一般不会推荐手术治疗早泄。

早泄的治标之法——蜂房、白芷粉敷肚脐

配方 蜂房、白芷各 30 克。

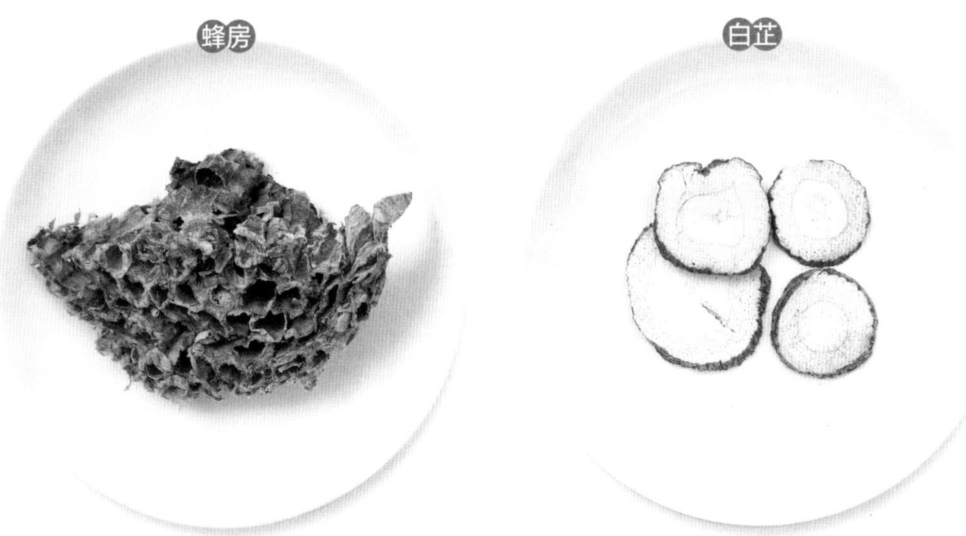

做法 ① 将上述药材打成细粉。

② 将药粉装入中药外敷袋中，然后放入眼罩中。

③ 每天戴到肚脐上，可以白天戴晚上摘下来，或者是晚上戴白天摘下来。

叮嘱 一个月换一次药粉，需要每天佩戴，对药物过敏者禁用。

西医治早泄、阴道松弛、子宫脱垂的功法——PC肌提肛锻炼法

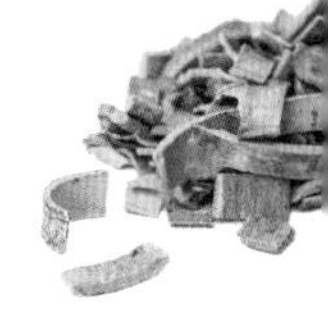

治疗早泄，很多大夫会推荐给您一个方法，叫 PC 肌提肛锻炼法。这是西方人治疗早泄的一个方法。PC 肌就是您阴部的一块肌肉，它起于小腹的耻骨部位向后到达肛门上方的尾骨，控制着盆腔的收缩力。

为什么会出现女性子宫脱垂、阴道松弛和男性早泄呢？其实就是这块肌肉的收缩没有力量了。很多女性在生完孩子之后，会出现阴道松弛的现象，西医会建议她用这个方法。

这个方法非常简单，就是每天提肛。什么是提肛呢？您肯定有过腹痛、腹泻的经历。您感觉大便马上就要出来的时候，您的肛门就要提起来，不让大便在不适合的场合出来，这就是提肛运动。

西医会建议您天天做这个运动，每天可以做 3 ～ 9 组，20 个一组，一般做 2 个月就见效了。

治早泄，用十六锭金子来换的提肛缩肾功

中医在治疗早泄上也有一个方法，叫十六字金锭功，又叫提肛缩肾功。为什么叫十六字金锭功呢？其实这个方法不只是治疗早泄，它还可以锻炼身体，强壮人的元气。因为在盆腔里面有两节神经，这两节神经一个相当于中医说的阳气，一个相当于中医说的阴气。阴阳在这个地方汇聚，如果您每天锻炼这里，就可以强壮您的阴阳，起到强身健体、益寿延年的作用。

这个方法在古代是不轻易外传的，它的口诀一共有十六个字，如果您想学的话，一个字拿一锭金子来换，所以叫十六字金锭功。

这十六个字分别是：

一吸便提。就是当您吸气的时候，把您的肛门和生殖器用意念和肌肉收缩提起来，这时候想的是提到肚脐，当然生殖器和肛门是提不到肚脐的，这里是用意念提到肚脐。

息息归脐。中医认为人要长寿，呼吸就要有深度，您的呼吸深度越

长越深，寿命就越长。如果您觉得自己吸的气越来越少，出的气越来越多，那就是衰老的表现。一吸便提，息息归脐，延长您呼吸的深度，就像我刚才说的，您的意念要放在肚脐上。

一提便咽。就是当您吸气，把肛门和生殖器用意念提到肚脐的时候，这时候把您的口水慢慢地咽下去。

水火相见。何为水，何为火呢？您的唾液就是阴，也就是水，然后用您的意念把它送到肚脐，阳气和阴气就在肚脐这里发生了化学反应，产生了人体的阴阳，经常这样做就可以练精化气、强身健体。

平常您可以经常练习用意念把唾液咽到肚脐下面丹田这个位置，有时候真的能感觉到唾液到达了这个位置。

现代医学发现，人的口水中含有很多生长因子、抗癌因子、消化酶和性激素。所以经常乱吐口水的人，身体一般都不太好，因为这是在损耗自己的精。当然口水和痰是两回事，一个是人体的精华，一个是人体的废弃物。

十六字金锭功，又叫提肛缩肾功。缩肾怎么理解呢？中医认为肾有内肾和外肾之分，其中男女的生殖器就叫外肾，所以您提肛缩的是您的外肾。

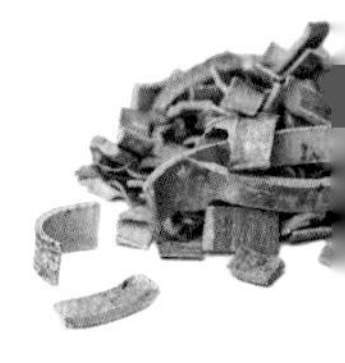

名家推荐
见微知著的外治妙法

大道无外乎阴阳，医术亦然。以人体而言，内为阴，外为阳。以病症而言，体内之疾，为阴；体外之疾，为阳。而天地自然，阴阳互根。古之圣贤，观天地之大道，生医术之千秋。人体之阴阳，须臾不离，相互作用，互为根本，故医者不可不知。余以为，或内之疾，常表象于外；或外之疾，会作用于内。于此，内外之疾，无外乎一体而无分也。疾病内外之关联，即天地阴阳之法律，故我辈不可不察。

以此而言，外疾可外治，内疾亦可外治。诸如传统医术，内外之疾兼可内治，其道理亦然。内外医治之术，各有所长，故学者不可失之偏颇，心中亦不可自分轻重主次。我巍巍之中华，为人行事，均不离中道；我中华之医术，自古传承，亦不离中道。医术之精髓，效验之快慢，亦取决于医者对中道的把握，此医道之机也。

今闻王栋、常虹博士发慈悲之宏愿，致力外治之疗法。余为之庆幸，而发微言二三。试论外治之长，长于其为显像之端。诸如内腑之疾，凭断分晓，无不需医者年久之功。而诊断之准确，病源之分析，内外五行之取用，亦为医者之难。然而，疾病显著之症，是此即此，是彼即彼，无用分辨，浅显易见，故能使之深入百姓人家为福为宝，以造福于民。所以，民众得之以为福，医者得之以为助。再加之方法安全，操作简单，故余以为，此乃发挥中华医术之绝佳道路。

病理之形成，也无非阴阳内外。诸病多是发于内，而表现于外。除外之病灶，必可作用于内疾。而体外，则仿佛就是体内的一面镜子。百姓无察体内之患，必能以体外之疾而断之。既可断之，亦可治之。再者，体内之疾可深藏日久。如若突发大病，无不是体内深藏之疾，而不易为人之见所致。人性如是，身体发肤，不以为关注。五脏六腑，却以为身主。若是以外治之学，使我民众关乎于外，有疾不积，则重大病源可断。诸等对身体时时常关照，日日常备惜，不但能断我身体之忧患，亦有造福家庭，践行孝道之效应。推而广之，则使诸民爱惜身命，尊重自然，能够反观其身，能够趋避习性之不良。从小处说是，自我疗病；往大处看，无不是内观自身，而可行返璞归真之道。

古今之世，无有医者能医人。医者所为，无非医病、医疾，而非医人也。故古今之大医，也未有可保全他人之康寿者。故古之有言：“人的命，天注定”。细参人之康寿，究竟何为根源？余以为，无不是唤醒人之本体的自觉、自醒，从而自医所能为之。故古之有言："我命在我，不在天"。以此观之，外治之法，亦不可小觑，更不可视之为小术。且观自古以来，方术并无大小。能祛疾，小术亦有大道；不能祛疾，大术亦不足以为道。

细想，或能医治又或不能，权柄、机关在于何处？医者而已矣。医者之权柄、之机关，又在于何处？病人而已矣。子曰："君子务本，本立而道生。"吾辈医术之高超，方术之广博，纵观其理，无非是用之以调动病人身体之枢机。故医病之效在人，而不在医。若不如此，那一方能医一人，亦能医治百人、千人、万人，如何又有效验之反复乎？故可知，人若不能自治，医亦不可治之。古之有言曰"自助者天助"，此亦可为我医术之法则。自助为先，天助、人助、法助为后。此天地法则，医者不可不知，不可不察也。

《易》曰："天之所助者，顺也；人之所助者，信也。履信思乎顺，又以尚贤也。是以'自天佑之，吉无不利'也。"正所谓"天之所助者，顺也"，何为"顺"？顺其自然而已。天道无私无为，无非是助其可助而已。"人之所助者，信也"，何为"信"？知行合一是也。故外治之法，能令人知之，亦能令人行之。而内治之法，皆医者为主治，故令人不能知其妙处，亦不能自行操作。此一条，是外治之殊胜之处。"履信思乎顺"，秉持信德而思治愈之法，即是本人道以求乎天道，本自身之诚，而用外治之法，次第本末于此，病可祛矣。"又以尚贤也"，此则说明，无自信之机，亦无信人之基。故而，当世之人，用医而疑医者，众矣。此皆是未能唤起病人本身之信德所致，医者即便方术超群，亦是为“无米之炊”，效验不可得矣。

天机，为何？不外乎顺其自然，此所以成势也。人机，为何？不外乎自信而信贤，此所以效验也。医者上承天机，下拨人机，余以为，此大医之途无二也。故人谓医者即为道者，而道者亦为医者是也。天道昭彰，普天之方术，何离大道之机理。普天之功德事业，何离大道与人心。人无远虑必有近忧，医无大志必不可久。此外治之学，能在简、易、微之处，拨动人心玄机，见微知著复以优良之法，既可疗病祛疾造福百姓，亦可弘道归真接济群生。余欣闻而喜，并祝顺利。

悟心道人

（独立国学学者杨春志）

於辛丑年元月

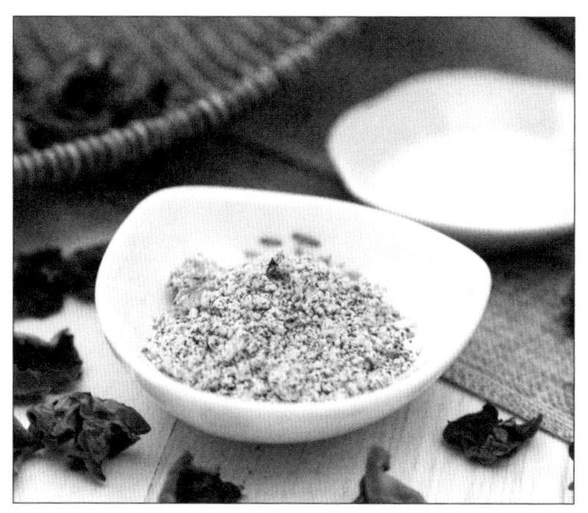